DIE TUBERKULOSE UND IHRE GRENZGEBIETE IN EINZELDARSTELLUNGEN

BEIHEFTE ZU DEN BEITRÄGEN ZUR KLINIK DER TUBERKULOSE UND SPEZIFISCHEN TUBERKULOSEFORSCHUNG

HERAUSGEGEBEN VON

H. WURM-WIESBADEN UND **E. GAUBATZ**-HEIDELBERG

BAND 14

BEITRÄGE ZUR ANGIOGRAPHIE CHIRURGISCHER LUNGENERKRANKUNGEN

VON

H. H. LÖHR · W. GRILL
H. SCHOLTZE · P. SCHÖLMERICH

MIT EINEM GELEITWORT VON

PROF. DR. H. E. BOCK · PROF. DR. R. ZENKER

MIT 78 ABBILDUNGEN IM TEXT

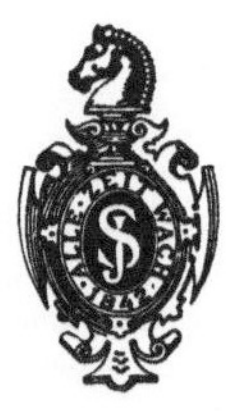

Springer-Verlag Berlin Heidelberg GmbH

1964

ISBN 978-3-642-85737-9   ISBN 978-3-642-85736-2 (eBook)
DOI 10.1007/978-3-642-85736-2

Library of Congress Catalog Card Number 64-14189

Titel Nr. 6832

Geleitwort

Eine enge Zusammenarbeit zwischen der Chirurgischen und Medizinischen Universitätsklinik in Marburg/Lahn und dem benachbarten Sanatorium „Sonnenblick" der Landesversicherungsanstalt Hessen (Chefarzt: Dr. H. BETHGE) ermöglichte es, größere Erfahrungen mit allen Formen der Lungenresektionen bei der chronischen Lungentuberkulose, aber auch beim Bronchialcarcinom und bei den verschiedenen anderen Lungenerkrankungen zu sammeln. Dabei bot sich die Gelegenheit, Lungenteile, die durch gezielte Angiographie nach BOLT untersucht und dann reseziert worden waren, durch postmortale Angiogramme und histologische Untersuchung zu kontrollieren. Die Ergebnisse ihrer Untersuchungen haben frühere und jetzige Mitarbeiter von uns, die Herren LÖHR, GRILL, SCHOLTZE und SCHÖLMERICH, in der vorliegenden Arbeit zusammengefaßt.

Die Lungenangiographie hat für die Differentialdiagnose kaum Bedeutung erlangt. Bei der Beurteilung des Verlaufs der chronischen Lungentuberkulose und damit der Indikationsstellung für chirurgische Eingriffe hat sie sich jedoch als sehr wertvoll erwiesen. Lokalisation, Ausdehnung und Schweregrad der im Parenchym ablaufenden Degenerationsprozesse lassen sich angiographisch genauer darstellen als mit den übrigen diagnostischen Methoden, da die Veränderungen des Parenchyms bei chronischen Lungenerkrankungen allgemein dem obliterierenden Prozeß am Segmentarterienbaum parallel laufen. Daher ist auch aus dem Lungenangiogramm das Ausmaß einer notwendigen Resektion bei den verschiedenen Lungenprozessen zumeist schon im voraus zu bestimmen. Bei Lungentumoren erlaubt die Angiographie zusätzliche Schlüsse auf die u. U. schon eingetretene Inoperabilität, so daß diese verhältnismäßig einfache Untersuchungsmethode oft eine Probethorakotomie erübrigt.

Wie die gezielte Segmentangiographie im Rahmen der üblichen klinischen und röntgenologischen Untersuchungsmethoden angewendet werden kann, wie sie auszuwerten ist und welche Ergebnisse sie liefert, soll die vorliegende Arbeit zeigen, die allgemeine Beachtung verdient.

H. E. BOCK   R. ZENKER

Direktor d. Med. Univ.-Klinik Tübingen   Direktor d. Chirurg. Univ.-Klinik
München

Vorwort

Die ausgezeichneten diagnostischen Ergebnisse mit der von BOLT, FORSSMANN und RINK eingeführten Methode der selektiven Lungenangiographie regten uns an, das Verfahren bei der präoperativen Diagnostik eines vorwiegend chirurgisch orientierten Krankengutes anzuwenden. Da die Darstellungen bei der selektiven Lungenangiographie bis unmittelbar vor den Capillarkreislauf reicht, überschreiten ihre diagnostischen Möglichkeiten den Rahmen der üblichen röntgenologischen Untersuchungsmethoden. Das Verfahren gewährleistet eine erheblich verfeinerte Parenchymdiagnostik, die allerdings nur unter den besonderen Voraussetzungen der Spezial-Lungenklinik ihre Berechtigung hat.

Wir haben versucht, die Ergebnisse der übrigen radiologischen Untersuchungsverfahren, die am offenen Thorax erhobenen Befunde und die histologischen Veränderungen der Operationspräparate den im Segmentangiogramm auftretenden Veränderungen gegenüberzustellen und auf diese Weise ihr Zustandekommen zu klären. Dabei fiel auf, daß wesentliche Parenchymveränderungen bei chronischen Lungenerkrankungen nur da zu finden sind, wo auch eindeutig erkennbare Veränderungen im Segmentangiogramm vorliegen. Schwere, Ausmaß und Lokalisation des chronischen Parenchymprozesses laufen den histologischen Gefäßveränderungen und damit der Symptomatologie des Segmentangiogramms so weitgehend parallel, daß sich aus dem röntgenologischen Gefäßbefund der Grad der Parenchymschädigung ablesen läßt. Wie sich diese Beobachtungen bei der Diagnostik der chronischen Lungenerkrankungen ausnutzen lassen, sollen die folgenden Ausführungen zeigen.

Unseren besonderen Dank sagen wir Herrn Prof. Dr. R. ZENKER, München, Herrn Prof. Dr. H. E. BOCK, Tübingen, Herrn Prof. Dr. G. HEBERER, Köln, und Herrn Chefarzt Dr. H. BETHGE, Marburg a. d. Lahn, die uns die Möglichkeit zur Ausführung der Untersuchungen gaben und sie durch zahlreiche Anregungen förderten. Herr Prof. Dr. W. BOLT, Köln, und Herr Prof. Dr. H. RINK, Marienheide, haben die Arbeit mit sehr wertvollen Hinweisen und freundlicher Beratung unterstützt. Herr Prof. Dr. J. LINZBACH, Göttingen, Herr Prof. Dr. J. SCHOENMACKERS, Aachen, und Herr Priv.-Doz. Dr. HORT, Göttingen, standen uns mit ihren besonderen Erfahrungen bei der Beurteilung der pathologisch-anatomischen Präparate zur Seite. Herr Prof. Dr. Dr. E. H. GRAUL, Marburg, ermöglichte die Untersuchungen mit radioaktiv markiertem Human-Albumin im Zusammenhang mit der selektiven Lungenangiographie. Außerdem danken wir Herrn Prof. Dr. R. PRÉVÔT, Hamburg, Herrn Prof. Dr. H. VIETEN, Düsseldorf, Herrn Prof. Dr. K. SOLT, Marburg, Herrn Doz. Dr. W. KLINNER, München, Herrn Doz. Dr. H. HUNDESHAGEN und Herrn Dr. E. BETZ, Marburg, für ihre freundliche Mithilfe.

LÖHR · GRILL · SCHOLTZE · SCHÖLMERICH

Inhaltsverzeichnis

Inhaltsverzeichnis

A. Geschichtliches

Die ersten Versuche, mit modernen experimentellen Methoden in die Physiologie des Herzens und der großen Gefäße einzudringen, stammen aus der Mitte des vergangenen Jahrhunderts. Die Entwicklung ist zunächst gekennzeichnet durch tastende Versuche, die unter den verschiedensten Gesichtspunkten ausgeführt wurden. Im Jahre 1855 benutzte CLAUDE BERNARD in Paris den Gefäßkatheterismus beim Hund, um Blutproben aus den verschiedenen Abschnitten des Kreislaufes zu gewinnen. Seine Versuche galten dem Studium der Leberphysiologie und des Zuckerstoffwechsels, die er in seinen berühmten «Leçons de Physiologie Opératoire» 1879 zusammengefaßt hat. Er führte eine Hohlsonde aus Metall durch die V. jugularis ext. zum rechten Herzen vor. 1861 gelang CHAUVEAU und MAREY im Tierexperiment die Sondierung des rechten und linken Herzens durch Einführung von Manometerkapseln von den Halsgefäßen aus mit der Aufzeichnung von Kurven des Herzinnendruckes. BLEICHRÖDER (1912) hatte ursprünglich die Absicht, schwere Fälle von puerperaler Sepsis durch intraarterielle Injektion von Collargol zu beeinflussen. Es gelang ihm auch in 4 Fällen, einen Katheter von der A. femoralis aus bis zur Bifurkation der Aorta und zur Abzweigung der A. ovarica vorzuschieben. In Vorversuchen führte er am Hunde in über 100 Fällen den Venenkatheterismus von der V. femoralis aus bis zur Einmündung der V. hepatica durch, ohne Störungen zu beobachten. Schließlich ließ er sich in 2 Selbstversuchen zunächst einen Ureterenkatheter von einer Armvene aus bis zur Achselhöhle, später von der V. femoralis aus bis zur V. cava inferior einführen.

Die ersten Versuche einer Kontrastmitteldarstellung des rechten Herzens und der A. pulmonalis stammen von FRANCK und ALWENS (1910). Sie injizierten narkotisierten Kaninchen und Hunden eine 20—35%ige Wismutöl-Mischung in die V. femoralis oder durch direkte percutane Punktion in das rechte Herz und beobachteten unter Durchleuchtung den Weg der Kontrastmitteltröpfchen durch das Herz bis in die Lungenarterie.

1929 gab FORSSMANN, damals in Eberswalde bei Berlin, seine inzwischen berühmt gewordenen und mit dem Nobelpreis ausgezeichneten Untersuchungen bekannt. Zunächst experimentierte er an der Leiche. ,,Ich sondierte von einer beliebigen Vene der Ellenbeuge aus herzwärts und gelangte, ohne auf Widerstand zu treffen, mit federleichtem Gleiten bis in die rechte Herzkammer. Die Lage der Sonde wurde nachher bei der Leichenöffnung nachgeprüft.'' Nachdem dies geglückt war, unternahm er seinen ersten Selbstversuch: ,,Ich machte in örtlicher Betäubung eine Venaesectio in meiner linken Ellenbeuge und führte den Ureterenkatheter widerstandslos in seiner ganzen Länge, 65 cm, ein. Die Lage des Katheters überprüfte ich im Röntgenbild, und zwar beobachtete ich das Vorschieben des Katheters selbst in einem von einer Schwester vor den Durchleuchtungsschirm gehaltenen Spiegel. Auch den in unserer Anstalt ziemlich weiten Weg vom Operationssaal zur Röntgenabteilung, auf dem ich auch Treppen steigen mußte, mit im

Herzen liegender Sonde zu Fuß zurückzulegen, war nicht mit Unannehmlichkeiten verknüpft." Im Jahre 1930 berichtete FORSSMANN in einer Versammlung des ärztlichen Vereines Eberswalde über seinen ersten Versuch zur Kontrastdarstellung der Lungengefäße, in dem er 20 ml einer 40%igen Uroselektanlösung durch eine Ureterensonde in das rechte Herz injizierte, die er bei sich selbst bis zum rechten Vorhof vorgeführt hatte. Infolge der Unzulänglichkeit der Röntgenapparatur waren aber keine verwertbaren Bilder zu erzielen. Dagegen gelang ihm als erstem die Kontrastdarstellung der Herzinnenräume und der Lungengefäße am lebenden narkotisierten Kaninchen und Hund. Die Röntgenbilder sind in der Arbeit von FORSSMANN (1931) und in der Monographie von BOLT, FORSSMANN und RINK (1957) wiedergegeben. FORSSMANN führte damals einen Katheter von der Halsvene aus bis in den rechten Vorhof und injizierte wäßrige Natrium-Jodidlösungen, später 50%iges Uroselektan. Auf diese Weise gelang es ihm im Jahre 1930, das Einströmen des Kontrastmittels aus dem Katheter in das rechte Herz und in die Lungenarterie beim narkotisierten Hunde im röntgenkinematographischen Film nach GOTTHEINER zu zeigen. Damit war die Möglichkeit der Kontrastdarstellung der Herzinnenräume und der Lungengefäße grundsätzlich erwiesen. FORSSMANN gab schon damals seiner Überzeugung Ausdruck, daß sich seine Methode zu einer exakten Diagnostik der Herzfehler ausbauen und zur Erforschung der Herzphysiologie verwenden ließe. Mit diesen Ideen war er allerdings seiner Zeit weit voraus. Die psychologische Situation der damaligen Zeit hat FORSSMANN in seinem einleitenden Vortrag auf der Tagung der Deutschen Gesellschaft für Kreislaufforschung in Nauheim 1951 treffend gekennzeichnet.

Im Jahre 1930 berichtete auch KLEIN aus der Klinik von NONNENBRUCH in Prag über 11 erfolgreiche Herzkatheterisierungen beim Menschen, um venöses Mischblut zur Messung des Herz-Minutenvolumens nach dem Fickschen Prinzip zu erhalten. Die weitere Entwicklung der Lungenangiographie ist aufs engste mit der Erforschung der Pathophysiologie des Herzens durch den Herzkatheter und die Kontrastdarstellung der Herzhöhlen bei angeborenen und erworbenen Herzfehlern verknüpft. Hier soll jedoch nur die Vervollkommnung der Lungenangiographie verfolgt werden.

Kurze Zeit nach der ersten Veröffentlichung von FORSSMANN konnten DE CARVALHO, MONIZ und LIMA (Lissabon 1931, 1932 und 1933) nach mühsamen und enttäuschungsreichen Voruntersuchungen über erfolgreiche Versuche berichten, den Lungenkreislauf zunächst am Tier, dann am Menschen mit Kontrastmitteln darzustellen. Die Verwendung der Technik von FORSSMANN führte, wie DE CARVALHO, MONIZ und LIMA ausdrücklich hervorheben, schließlich zur Lösung des Problems. Die erste Mitteilung erfolgte am 19. 2. 1931 vor der Akademie der Wissenschaften in Lissabon. In ihrer 1932 erschienenen Arbeit berichteten sie über lungenangiographische Untersuchungen bei 12 Kranken mit Lungentuberkulose. Die ersten Versuche am Kaninchen begannen im Oktober 1930. Nach der Punktion des rechten Ventrikels durch die Brustwand hindurch injizierten sie 5 ml einer 40%igen, später einer 80%igen Natrium-Jodidlösung. Damit gelang ihnen die Darstellung des Lungenkreislaufes. MONIZ, dem wir auch die Hirnarteriographie verdanken, untersuchte Natrium-Jodidlösungen verschiedener Konzentrationen hinsichtlich ihrer Toxicität und Schattendichte. Man wagte damals nicht, größere Mengen von Natrium-Jodid wegen seiner Toxicität zu geben. Dies war eine der Hauptschwierigkeiten bei der Entwicklung der Lungenangiographie. Die Versuche, beim Kaninchen den venösen Rückstrom zum Herzen durch Anlegen elastischer Binden an den Extremitäten zu drosseln und damit die Konzentration des in die V. basilica injizierten Kontrastmittels (25%iges Natrium-Jodid) im Herzen zu erhöhen, also eine Angiokardio-Pneumographie auszuführen, scheiterten, da das Kontrastmittel den Lungenkreislauf trotzdem nicht in genügender Konzentration erreichte. Die gleichzeitige Injektion von 30%iger Natrium-Jodidlösung in die beiden Ellenbogenvenen endete mit dem gleichen Ergebnis. Beim Hunde gelang schließlich eine brauchbare Darstellung des Lungenkreislaufes durch Injektion einer 100%igen Natrium-Jodidlösung in die V. jugularis ext. Auch die Einführung eines Katheters in die V. cava inferior bis zum rechten Vorhof beim Affen mit Injektion einer 100%igen Natrium-Jodidlösung hatte Erfolg. Daraufhin wagten DE CARVALHO, MONIZ und LIMA die ersten Versuche beim Menschen mit steigenden Dosen von Kontrastmittelmengen und -Konzentrationen (25—50%ige Natrium-Jodidlösung). Sie injizierten das Kontrastmittel so schnell wie möglich in die beiderseitigen Armvenen und suchten den venösen Blutstrom zum Herzen durch Anlegen von elastischen Binden an den Beinen und Kompression der Halsvenen im Augenblick der Injektion zu drosseln, um die Verdünnung des Kontrastmittels nach Möglichkeit zu verhüten. Diese Versuche blieben aber erfolglos, da die verwendeten Kontrastmittelmengen zu gering waren. Größere Kontrastmitteldosen wagte man aber wegen der Gefahr des Jodismus nicht zu geben. Daraufhin wurde versucht, zunächst an der menschlichen Leiche die V. cava superior oder die V. brachiocephalica durch Einführen einer Kanüle zwischen dem sternalen und claviculären Teil des M. sternocleidomastoideus zu punktieren. Beim lebenden Menschen ereigneten sich aber öfter paravenöse Injektionen, weshalb die Versuche wieder aufgegeben wurden. DE CARVALHO, MONIZ und LIMA versuchten dann, einen Katheter durch die oberflächlichen Halsvenen so weit wie möglich in die obere Hohlvene einzuführen, um das Kontrastmittel möglichst nahe und unverdünnt an das rechte Herz heranzubringen. Beim Kaninchen, Hund und Affen hatten sie damit auch Erfolg. Beim Versuch, den Katheter am lebenden Menschen von der V. jugularis ext. aus in den rechten Vorhof einzuführen, ergaben sich Schwierigkeiten, da sich der verhältnismäßig starre Ureterenkatheter im Venensystem der oberen Thoraxapertur öfter verfing. „Das Problem der Darstellung der Pulmonalgefäße schien also keine leichte Lösung zu finden."

„In diesem Stadium der Versuche kam uns die Arbeit von FORSSMANN [Klin. Wschr. 8, 2085 (1929)] in die Hände, in der er ausführte, wie er bei sich selbst einen Röntgenschatten gebenden Katheter von den Venen des Armes aus in den rechten Vorhof eingeführt habe. Wir entschlossen uns, diesen Weg zu wählen." „Im Februar 1931 erhielten wir unser erstes brauchbares Angiopneumogramm mit 80%iger Natrium-Jodidlösung" (DE CARVALHO und MONIZ 1933). Sie verwendeten zunächst röntgendichte Uretersonden von 70 cm Länge, dann ließen sie weniger starre Spezialkatheter anfertigen. Zunächst folgten ausgedehnte Untersuchungen über die Injektionsgeschwindigkeit, über die erforderliche Mindestkonzentration und -menge des Kontrastmittels, um eine sichere Darstellung des kleinen Kreislaufes beim Menschen zu erreichen.

Die neuen diagnostischen Möglichkeiten ihrer Methode haben DE CARVALHO, MONIZ und LIMA (1933) folgendermaßen umrissen: „Die Angiopneumographie gibt die Möglichkeit, das Respirationssystem von einem völlig neuen Blickpunkt aus zu untersuchen. Diese Methode wird ohne Zweifel viele Probleme der Pathologie des kleinen Kreislaufes lösen. Außerdem hat die Methode spezielle Bedeutung für die Untersuchung des Gefäßbildes der Lungenwurzel, der Tuberkulose, des Zirkulationszustandes bei Kranken mit künstlichem Pneumothorax. Auch die Behandlung der verschiedenen Lungenkrankheiten wird anhand dieser neuen Methode weitere Fortschritte machen." Sie konnten die damals heftig diskutierte Frage nach der Art der dem Hilusschatten im Röntgenbild zugrunde liegenden Strukturen eindeutig klären. „Unklare Verschattungen der Lungenperipherie können durch die Angiopneumographie leicht lokalisiert werden." „In der Nähe von sklerosierenden Herden ist die Durchströmung verlangsamt, ebenso in der Kollapslunge. Die Kollapslunge wird weniger durchblutet, denn man sieht auf dieser Seite eine Verringerung der Kontrastmitteldichte oder überhaupt keine Gefäßdarstellung im Gegensatz zur gesunden Seite."

1933 hatten auch CONTE und COSTA (Turin) mit der Kontrastdarstellung der A. pulmonalis beim Menschen Erfolg. Sie verwendeten einen mit metallischem Führungsdraht versehenen Ureterenkatheter, dessen Spitze von der Armvene bis in den rechten Vorhof vorgeführt wurde. Als Kontrastmittel diente eine Mischung aus Abrodil und Natrium-Jodid.

Nach experimentellen Untersuchungen von RAVINA, SOURICE und BENZAQUEN (1932, 1934) gelangen im Jahre 1936 AMEUILLE, RONNEAUX, HINAULT und DEGREZ in Frankreich die ersten Lungenangiographien am lebenden Menschen. Sie übernahmen die Technik von FORSSMANN, DE CARVALHO, MONIZ und LIMA. Ihre Arbeiten beschäftigten sich hauptsächlich mit der Lungentuberkulose. In den erkrankten Lungenpartien fanden sie einen deutlich verlangsamten, verminderten Kontrastmitteldurchfluß. Sie beschrieben auch das röntgenologische Erscheinungsbild der Lungengefäße beim Absceß, beim Pneumothorax und bei der Pleuritis mit ihren Folgezuständen. Sie zeigten schon damals, daß der Grad der Verarmung des Lungenarterienbaumes an Seitenzweigen Schlüsse auf die Schwere und Ausdehnung der zugrunde liegenden Parenchymveränderungen zuläßt. Von einigen Fällen von Jodismus abgesehen, hatte AMEUILLE unter seinen 65 untersuchten Kranken keinen ernsthaften Zwischenfall zu verzeichnen. Trotzdem galt das Verfahren als gefährlich, es ließ sich nicht allgemein einführen. Die Hauptschwierigkeit lag um diese Zeit beim Kontrastmittel, da Natrium-Jodid im Blut Jod freisetzt und deshalb zu den gefürchteten Reaktionen des Jodismus führte. Seit der Verwendung der organischen Jodpräparate, zum erstenmal erprobt von CASTELLANOS, PEREIRAS und GARCIA (Kuba 1937) kamen solche Zwischenfälle nicht mehr vor. Diese Autoren stellten das rechte Herz und die Lungenarterie durch i.v. Injektion des Kontrastmittels dar, sie hatten aber nur Erfolg bei Kindern unter 6 Jahren.

Seit 1936 begannen ROBB und STEINBERG (New York) mit ihrer Schule, die Methode der i.v. Angiokardiographie systematisch auszubauen. Die Entwicklung von Serienaufnahmegeräten und die Verwendung organischer Jod-Kontrastmittel ermöglichte ihnen, den ganzen Lungenkreislauf einschließlich der Aorta auch beim Erwachsenen darzustellen und damit die Röntgendiagnostik der angeborenen Herzfehler und der Veränderungen des Lungenkreislaufes bei den verschiedenen chirurgischen Lungenerkrankungen auf exakte Grundlagen zu stellen. Sie begannen ihre ersten Untersuchungen am Kaninchen im Januar 1936, die erste erfolgreiche

Darstellung des rechten Herzens und des Lungenkreislaufes am Menschen glückte im Januar 1937, die erste Darstellung des linken Herzens und der Aorta im Mai des gleichen Jahres. In einer vorläufigen Mitteilung (1938) berichteten ROBB und STEINBERG über 238 Untersuchungen. Dabei beschrieben sie auch Veränderungen des Lungenkreislaufes bei Tuberkulose, Lungenfibrose, Bronchiektasen und Bronchialcarcinom. „Die Untersuchung ist wichtig für die Erkennung von Veränderungen der Mediastinal- und Hilusgefäße, die entweder durch eine Gefäßerkrankung oder durch eine Verlagerung und Behinderung von außen bedingt sind, und für die Unterscheidung dieser Prozesse von Mediastinal-Tumoren, Hilusadenitis, Lungencysten und Verkalkungen. Weniger beeindruckende Aufschlüsse erhält man bei Lungenparenchymerkrankungen: Eine verminderte Vascularisierung wurde nachgewiesen beim Lungenemphysem, bei lokalisierten Fibrosen infolge Tuberkulose oder Lungeneiterungen. *Die Methode gibt aber keine Hilfestellung bei der Differential-Diagnose der tuberkulösen Kavernenbildung, des Lungenabscesses oder eines zerfallenden Neoplasma.* Es ist jedoch möglich, daß bei den einzelnen Lungenerkrankungen charakteristische Abweichungen des Gefäßbildes von der normalen Gefäßanordnung der Lunge herausgearbeitet werden können" (ROBB und STEINBERG 1938). In den folgenden Jahrzehnten wurden die morphologischen und funktionellen Veränderungen des Lungenkreislaufes mit dieser Untersuchungsmethode eingehend erforscht (ROBB und STEINBERG 1939, 1940, 1946; STEINBERG und ROBB 1938, 1939; STEINBERG, McCOY und DOTTER 1950, 1951, 1952; STEINBERG und FINBY 1956; SUSSMAN, STEINBERG und GRISHMAN 1942, 1947; SUSSMAN, NEUHOF und NABATOFF 1949). Auf diese Arbeiten soll später noch eingegangen werden (s. S. 83).

In Deutschland wurde die Methode der Kontrastdarstellung der Herzinnenräume und des Lungenkreislaufes unter Zuhilfenahme von Serienaufnahmen durch JANKER (Bonn) entwickelt, der mit der Photographie des Leuchtschirmbildes schon 1926 begonnen hatte. 1936 konnte JANKER schon verhältnismäßig schnelle Serien der Lunge und des Zwerchfelles auf Kinofilmformat (24/36 mm) anfertigen; später ging er auf das Mittelformat (70/70 mm) über. In den Jahren nach dem Kriege hat JANKER die Verfahren der direkten und indirekten Serienaufnahmetechnik, in neuester Zeit unter Verwendung des Fernsehverfahrens, zu hoher technischer Vollendung entwickelt und in zahlreichen Arbeiten, z. T. in Zusammenarbeit mit dem Bonner Arbeitskreis für Kardiologie (GROSSE-BROCKHOFF, SCHAEDE, THURN) und seinem Schüler VIETEN (Düsseldorf), ihre Anwendung in der röntgenologischen Herz- und Lungendiagnostik gezeigt. In der 1954 erschienenen Monographie über Röntgenologische Funktionsdiagnostik hat JANKER die Entwicklung und Ergebnisse der von ihm entwickelten Untersuchungsmethoden für die Herz-Kreislaufdiagnostik eingehend beschrieben.

Im Jahre 1934 begann LÖFFLER (Bamberg), damals an der Klinik von SAUERBRUCH in Berlin, seine Versuche zur Angiopneumographie beim narkotisierten Kaninchen durch Injektion von wenigen ml Thorotrast in die V. jugularis ext. Das Kontrastmittel ist heute wegen seiner geschwulstinduzierenden Eigenschaften verlassen. Sein Ziel war, „eine Methode auszubauen, die eine bessere Erforschung der Lungengefäße ermöglicht, um Gefäßanomalien, z. B. einen offenen Ductus Botalli zu Lebzeiten außer auf Grund der bekannten klinischen Symptome nachzuweisen, eine vermutlich vorliegende Pulmonalisstenose darzustellen, die Beziehungen von hilusnahen Fremdkörpern zu den Lungengefäßen sowie allgemein die Lage der Fremdkörper in Lunge und Herz besser feststellen zu können, sowie primäre oder metastatische Tumoren der Lunge an Gefäßveränderungen frühzeitiger erkennen zu können" (LÖFFLER 1946). Er führte in Evipannarkose eine Gummisonde von einer Vene des Ellenbogens aus bis in die rechte Herzkammer und injizierte 30 bis 60 ml Uroselektan B (Schering). Im Jahre 1946 verfügte LÖFFLER über Erfahrungen mit 64 Untersuchungen an 56 Kranken. Er fand eine vermehrte Gefäßfüllung bei akuten Lungenprozessen, eine verminderte Vascularisierung bei chronischen Entzündungen, besonders bei der Tuberkulose. Die stärker befallenen und Kavernen tragenden Lungenteile zeigten eine geringere Gefäßfüllung als die gesunde kontralaterale Lunge. Im Bereich von Lungentumoren beobachtete er eine mangelhafte bzw. völlig aufgehobene Vascularisierung mit Unregelmäßigkeiten der Gefäßkonturen, bei Lungenmetastasen dagegen eine Verdrängung der A. pulmonalis und fingerförmig um den Herd herumgreifende Äste der Lungenarterie. Außerdem zeigte er die Möglichkeiten der Differentialdiagnose zwischen extra- und intrapulmonalen Erkrankungen mit Hilfe der Angiopneumographie. 1955 erschien eine zusammenfassende Monographie von LÖFFLER.

1949 gab EULER (Erlangen) die perbronchiale Kontrastmittelinjektion in die Lungenarterie durch das Bronchoskop an. Bei dieser Methode geht man mit einer 45 cm langen Nadel mit Ansatzkanüle durch das Bronchoskop etwa 1 cm unterhalb der Bifurkation in Richtung nach vorne und unten durch den rechten oder linken Hauptbronchus hindurch in die Lungenarterie ein. Dann zieht man den Mandrin heraus und injiziert, nach dem das stoßweise Herausspritzen des Blutes die richtige Lage der Nadelspitze in der Lungenschlagader anzeigt, das Kontrastmittel mit einem Druckgerät. Die Untersuchung wird in Evipannarkose ausgeführt. EULER berichtete 1949 über 8 auf diese Weise untersuchte Kranke, 1954 demonstrierte er die mit seiner Methode gewonnenen Pulmonalis-Druckkurven, nachdem er die Lungenschlagader über 100mal ohne Komplikationen punktiert hatte. Weite Verbreitung hat das Verfahren aber offenbar nicht gefunden.

Eine aussichtsreiche Methode der Lungenangiographie ist die 1954 von NORDENSTRÖM (Sabbatsbergs Sjukhus, Stockholm) entwickelte Kontrastdarstellung der A. pulmonalis unter Blockierung eines Hauptastes der Lungenschlagader mit Hilfe des Doppellumenkatheters nach DOTTER-LUKAS. In ausgedehnten experimentellen Arbeiten untersuchte NORDENSTRÖM zunächst die Grundlagen der Methode am Hund. Er führte in Narkose einen Doppellumenkatheter mit aufblasbarer Manschette an der Spitze durch die V. jugularis ext. oder V. femoralis in die Lungenarterie ein und blockierte einen Ast vollständig durch Aufblasen der Manschette mit Kontrastmittel, so daß die Lage der Manschette und der Katheterspitze im Durchleuchtungsbild leicht zu kontrollieren war. Störungen der Atmung oder der Herztätigkeit wurden nicht beobachtet, es erfolgte auch keine Druckänderung in der A. pulmonalis. Bei der Messung der Sauerstoffaufnahme jedes Lungenflügels durch Bronchospirometrie ließ sich in der blockierten Lunge keine Sauerstoffaufnahme nachweisen. Später wurde die Methode in Lokalanaesthesie am Menschen ausgeführt. HANSON (1954) benutzte die Methode zur Funktionsdiagnostik des einzelnen Lungenflügels vor chirurgischen Eingriffen, NORDENSTRÖM zur röntgenologischen Diagnostik der Lungengefäße. Seine Untersuchungen erstreckten sich zunächst auf die mit dieser Methode erforderliche Kontrastmittelmenge und die Bedeutung der Änderungen der Hämodynamik der Lungengefäße in Verbindung mit der einseitigen Blockade. Durch Kontrastmittelinjektion distal vom blockierenden Ballon konnten die Gefäße der verschlossenen Lunge, durch Kontrastmittelinjektion proximal vom blockierenden Ballon die Gefäße der nicht blockierten, kontralateralen Lunge abgebildet werden. Densographische Messungen mit der Photozelle zeigten, daß der Blutgehalt der blockierten Lunge während der Blockade abnimmt. Infolge der Unterbrechung des Blutstromes genügen kleine Kontrastmittelmengen zur Angiographie. Die Äste der Lungenarterie bleiben peripher von der Blockade sehr viel länger als normalerweise mit Kontrastmittel gefüllt. In der Regel dauert es 1—2 min, bis das Kontrastmittel abgeflossen ist. Dabei konnten röntgenologisch Anastomosen zwischen den Bronchial- und Lungengefäßen nachgewiesen werden. NORDENSTRÖM konnte zeigen, daß das peripher von dem blockierenden Ballon injizierte Kontrastmittel durch die Bronchialgefäß-Anastomosen abfließt, denn der Kontrastmittelabfluß war erheblich verzögert, wenn man die Bronchial-Anastomosen durch Injektion einer Bariumsulfat-Aufschwemmung blockierte.

Die Methode erwies sich auch am Menschen bei der Untersuchung der verschiedensten Lungenerkrankungen (Tuberkulose, Carcinom, Mittellappensyndrom, arterio-venöse Aneurysmen, Hypertonie im kleinen Kreislauf) als sehr aufschlußreich (NORDENSTRÖM 1954). Wir haben sie ebenfalls ausgeführt, wenn aus bestimmten Gründen keine hohen Kontrastmitteldosen gegeben werden durften. Abb. 13a zeigt die Gefäßveränderungen bei einem ausgedehnten Emphysem des rechten Unterlappens infolge Schrumpfung des Oberlappens durch eine Kaverne mit spezifischer Streuung.

In den Jahren nach dem Kriege begann die Schule um KNIPPING in Köln, BOLT, VALENTIN, VENRATH und RINK in Marienheide im Rahmen ihrer Arbeiten über die pathologische Physiologie der Herz- und Lungenerkrankungen mit der gezielten segmentalen Darstellung der Lungenarterien mit Hilfe des Herzkatheters und zeigte in zahlreichen Arbeiten ihre vielfältigen Anwendungsmöglichkeiten. Die von BOLT, FORSSMANN und RINK entwickelte „selektive Angiographie" ermöglichte eine außerordentliche Verfeinerung der regionalen Lungendiagnostik. Die Kölner Schule erforschte, aufbauend auf den grundlegenden Untersuchungen von COURNAND und seiner Schule (New York) vor allem patho-physiologische Zusammenhänge von Herz- und Lungenerkrankungen. RINK zeigte anhand eines großen Tuberkulose-Krankengutes die vielseitigen Veränderungen der Lungengefäße im selektiven Angiogramm, um die Indikationsstellung für die Teilresektionsverfahren an der Lunge weiter zu verfeinern. In einer 1957 erschienenen Monographie faßten BOLT, FORSSMANN und RINK ihre Erfahrungen an 2000 selektiven Lungenangiographien zusammen. Sie zeigten, daß das rechte Herz und die Lungenstrombahn funktionell ein auf das engste gekoppeltes Organsystem sind. Die Einführung der Herzsondierung durch FORSSMANN, ihre Anwendung bei der Untersuchung des Lungenkreislaufes durch BOLT, erlaubte es, die Veränderungen der kardialen Rechtsinsuffizienz und des Cor pulmonale quantitativ zu analysieren. Die funktionelle Beurteilung des rechten Herzens und des Lungenkreislaufes hat erhebliche praktische Bedeutung bei der präoperativen Indikationsstellung der Thoraxchirurgie. BOLT, FORSSMANN und RINK zeigten, daß für die funktionsanalytische Herz-Lungendiagnostik die Kombination von intrakardialer Druckmessung, die Blutgasanalyse zur Bestimmung der Kreislaufgrößen nach dem Fickschen Prinzip und die selektive Lungenangiographie in einem Untersuchungsgang besonders aufschlußreich ist und die präoperative Indikationsstellung bei thoraxchirurgischen Eingriffen auf sichere Grundlagen stellt.

In den letzten 10 Jahren erschien eine große Anzahl von Arbeiten über die *diagnostische Bedeutung der Lungenangiographie bei den verschiedensten Lungenerkrankungen.* Zum großen Teil wurden diese Untersuchungen mit der Technik von FORSSMANN, DE CARVALHO, MONIZ und LIMA, aber auch in Form der i.v. Angiokardio-Pneumographie nach CASTELLANOS, PEREIRAS, GARCIA sowie ROBB und STEINBERG ausgeführt. Die Veränderungen der Lungengefäße beim Bronchialcarcinom wurden untersucht von AMEUILLE, RONNEAUX, HINAULT, DEGREZ und LEMOINE (1936); MONOD und KATEB (1951); KEIL, VOELKER und SCHISSEL (1950, 1952); DOTTER, STEINBERG und HOLMAN (1950); SANTY, BÉRARD, PAPILLON und SOURNIA (1951); BARIETY, MONOD, CHOUBRAC und JOLY (1951); STUHL, HATT und SÉBILLOTTE (1951). Die Arbeiten von NEUHOF, SUSSMAN und NABATOFF (1949); KEIL und SCHISSEL (1950); ANDERSEN, ELTORM, POULSEN, GLISTRUP und PETERSEN (1951); MELOT, DE CLERCQ, BOLLAERT und DE COSTER (1952); STEINBERG und DOTTER (1952); SAUVAGE und HATT (1952); ISRAEL, HERTZOG und PERSONNE (1952); KRALL (1955) beschäftigen sich mit dem Problem der Differential-Diagnose der Lungentumoren und der Beurteilung der Operabilität auf Grund der Angiographie. 1949 diskutierten ABBOTT, HOPKINS und LEIGH den Wert der Angiopulmographie auf Grund von 36 Fällen von Lungen- und Mediastinaltumoren. Sie halten die Angiographie für ein sehr wertvolles Verfahren bei der Abgrenzung von malignen Tumoren, besonders der Lungenoberlappen, und bei der Differential-Diagnose von vasculären und avasculären Veränderungen. MONOD und KATEB zeigten 1951, daß die Serienangiographie der Lunge wichtige Hinweise für die Differential-Diagnose der kardio-vasculären Mißbildungen, der Veränderungen des Mediastinums und der Lunge liefert. *Die Hauptmöglichkeiten der Differential-Diagnose durch die Angiographie beruhen nach ihren Erfahrungen auf einer topographischen Differenzierung, nicht auf einer spezifischen Krankheitsdiagnose.*

Die chronische Lungentuberkulose wurde ebenfalls, besonders im Hinblick auf funktionelle Gesichtspunkte, Fragen der Teilresektion und der Wirksamkeit der medikamentösen Behandlung, von vielen Autoren angiographisch untersucht: BOURGEOIS, DURAND, V. DUPONT, HATT und CARAMANIAN (1949, 1950) benutzten die Angiopneumographie, um den Grad der Vascularisierung spezifischer Veränderungen festzustellen und daraus Schlüsse auf die Wirkungsmöglichkeiten der auf dem Blutwege gegebenen Antibiotica abzuleiten. RIMINI, RODRIGUEZ, DUOMARCO, SAPRIZA und SURRACO (1952) führten 41 angiopneumographische Untersuchungen bei der Tuberkulose aus. Sie verglichen die Ergebnisse der Angiopneumographie und der Bronchospirometrie bei 24 Kranken zur funktionellen Beurteilung.

Die Straßburger Schule: WEISS, SCHMIDT, WITZ, HOLLENDER und KOEBELE (1949) untersuchte die Störungen der Lungenzirkulation bei Lungentumoren, Silikose und Bronchiektasen mit Hilfe der Angiopneumographie. LENÈGRE, MAURICE, SCÉBAT, HATT und JACQUOT (1950); STUHL, HATT und SÉBILLOTTE (Paris, 1951) zeigten die Veränderungen der arteriellen Lungenzirkulation bei segmentalen Belüftungsstörungen im Angiogramm. HATT und SÉBILLOTTE veröffentlichten 1952 ihre Erfahrungen mit der Angiopneumographie bei 10 Kranken mit Lungenembolie. STUHL, MAURICE, SCÉBAT, HATT und SÉBILLOTTE (Paris, 1952) wiesen angiopneumographisch nach, daß beim Asthma bronchiale oder bei der Bronchitis mit asthmatiformer Dyspnoe die Lungengefäße extrem eng gestellt werden, und daß man sich mit dieser Untersuchung eine Vorstellung von der Schwere der Zirkulationsstörung in der Lunge und der Belastung des rechten Herzens machen kann. Diese Indikationsstellungen haben aber nur akademisches Interesse.

SCARINCI (1953), WEISS, WITZ und KOEBELE (1950) wiesen bei Bronchiektasen Engstellung und Abbrüche der Gefäße mit Rarefizierung nach und zeigten, daß die Veränderungen der Gefäße das Ausmaß der Lungenzerstörung genau erkennen lassen. 1956 berichtete DEGOY über die Angiopneumographie beim Kinde mit Hilfe von Serienaufnahmen mit dem Schirmbildverfahren.

ZORN und WORTH verwenden die selektive Lungenangiographie zum Nachweis von Gefäßzerstörungen durch silikotische Schwielenbildungen und zur Beurteilung der Fibrosierung des Lungengewebes (Atlas der Staublungen im Röntgenbild, 1952). In dem jüngst erschienenen Atlas der selektiven Lungenangiographie von SEMISCH, GESSNER, KÖLLING und WITTIG (1958) sind die Erfahrungen der Chirurgischen Universitätsklinik Jena niedergelegt. Die Autoren vermitteln einen zusammenfassenden Überblick über die Möglichkeiten selektiver Kontrastdarstellung der Lungengefäße und legen besonderen Wert darauf, die Bedeutung dieser Methode für die Funktionsdiagnostik im Rahmen der präoperativen Indikationsstellung zu zeigen.

B. Stellung der Lungenangiographie im Rahmen der übrigen röntgenologischen Untersuchungsmethoden

Indikationen zu den beiden wichtigsten Verfahren der Lungenangiographie: Der selektiven Segmentangiographie und der Angiopneumographie bei der präoperativen Diagnostik chirurgischer Lungenerkrankungen

Die Lehre vom Segmentaufbau der Lunge hat die Diagnostik und die chirurgische Behandlung chronischer Lungenerkrankungen stark gewandelt. Der entscheidende Anstoß zur Entdeckung der Tatsache, daß die Lungensegmente anatomisch und funktionell selbständige Untereinheiten der Lungenlappen sind, ging von den beiden Amerikanern KRAMER und GLASS aus, die 1932 bei Untersuchungen über den Lungenabsceß die Lunge als erste in 11 bronchopulmonale Segmente einteilten. Die Bedeutung der Segmentlehre liegt in der Beobachtung, daß viele Lungenerkrankungen, wie der Lungenabsceß, die Lungencysten, die Bronchiektasen, die Lungentuberkulose, das Bronchialcarcinom sich im Beginn segmental ausbreiten und daß die einzelnen Einheiten der Lungenlappen getrennt für sich entfernt werden können. Im Jahre 1938 führten CHURCHILL und BELSEY die erste Segmentresektion in Form einer Lingulektomie bei Bronchiektasen aus. Seitdem haben die Forderungen der modernen Lungenchirurgie nach einer möglichst genauen Lokalisation des Krankheitsherdes innerhalb bestimmter Segmente und nach der pathologisch-anatomischen und funktionellen Beurteilung des einzelnen

Lungensegments im Rahmen der präoperativen Diagnostik immer mehr an Berechtigung gewonnen. Zur Lokalisation eines Prozesses innerhalb eines bestimmten Lungensegments gibt es verschiedene röntgenologische Methoden:

1. *Die Kombination von frontaler und seitlicher Übersichtsaufnahme* unter Zuhilfenahme der Durchleuchtung. KRAUSE und LUBERT (1951) und COCCHI (1951) haben übersichtliche Schemata angegeben, die zeigen, wie Verschattungen der einzelnen Segmente durch Atelektase oder Infiltration im Übersichtsbild aussehen und wie man sie einem bestimmten Segment zuordnen kann.

2. *Die Kombination von frontaler und seitlicher Schichtaufnahme.* Wie HORNYKIEWYTSCH und STENDER (1953—1955) in ausführlichen Arbeiten gezeigt haben, kann man die Lungengefäße und das Bronchialsystem im Schichtbild genau analysieren. Die tomographischen Möglichkeiten der Klärung von Lungengefäßveränderungen sind aber durch die Abnahme des Gefäßkalibers nach der Lungenperipherie hin begrenzt. Jenseits der Abgänge der Subsegmentararterien wird eine Strukturanalyse der Lunge im Schichtbild schwierig. Trotzdem haben sich uns bei folgenden Indikationen besonders seitliche Schichtaufnahmen der Lunge bewährt:

a) zur Lokalisation eines Befundes innerhalb eines bestimmten Segmentes;

b) bei der Suche nach versteckten Zerfallshöhlen oder Restkavernen nach länger zurückliegenden kollapstherapeutischen Eingriffen, wenn trotz gezielter konservativer Maßnahmen die Ausscheidung von Tuberkelbacillen nicht aufhört;

c) zur Feststellung des Ausmaßes und der Dichte einer Streuung bei der Beurteilung des Umfanges einer geplanten Teilresektion;

d) zur Darstellung von Empyemresthöhlen vor der Dekortikation wegen spezifischer oder unspezifischer Lungeneiterungen.

3. Eine wichtige Methode, Parenchymveränderungen zu untersuchen und einem bestimmten Segment zuzuordnen, ist die *Bronchographie.* Sie liefert auch schon aufschlußreiche Befunde für die Beurteilung der Funktion des einzelnen Segmentes, allerdings nicht in dem Maße wie das Lungenangiogramm. Verziehungen, Einengungen und Büschelung kleinerer Bronchialäste im Bronchogramm deuten auf eine anatomische Schädigung des Lungenparenchyms und damit auf eine Einschränkung der Funktion. Da das Kontrastmittel bei der Angiographie den Capillarkreislauf durchläuft, erlaubt die Angiographie aber, viel weiter in die Lungenperipherie vorzudringen als die Bronchographie, bei der man durch Erhöhung der Viscosität des Kontrastmittels dafür sorgt, daß es nur bis zu Bronchen mit einem Durchmesser von 1 mm vordringt (VIETEN), um eine Parenchymschädigung durch Retention des Kontrastmittels in den Alveolen zu vermeiden.

Selbstverständlich müssen die allgemeinen klinischen Untersuchungen, die üblichen Röntgenuntersuchungen und die lungenphysiologischen Funktionsprüfungen der Angiographie vorausgehen. In jedem einzelnen Falle ist eine sorgfältige Indikationsstellung zur Lungenangiographie schon allein vom Standpunkt des Strahlenschutzes aus erforderlich. *Erst wenn die lungenphysiologischen Funktionsprüfungen ergeben haben, daß der Kranke operiert werden kann und wenn nach den üblichen klinischen und röntgenologischen Untersuchungen die Frage nach dem Zerstörungsgrade der einzelnen Segmente und dem Ausmaß der geplanten Lungenresektion auftritt, soll die selektive Angiographie ausgeführt werden.*

Damit ergeben sich folgende Indikationen für die selektive Lungenangiographie:

1. Die Feststellung des Schädigungsgrades des Lungenparenchyms auf Grund der Gefäßveränderungen in den einzelnen Segmenten erlaubt die präoperative Planung des Ausmaßes einer Teilresektion an der Lunge (Segmentresektion, Lobektomie, u. U. bilateral und in Kombination, Pneumonektomie).

2. Die Veränderungen der capillaren Füllungsphase lassen den Schluß zu, ob eine reversible oder eine irreversible Parenchymschädigung eines Lungenteiles vorliegt.

3. Durch die Beurteilung der Gefäß- und Parenchymschädigung kann entschieden werden, ob ein unter Kollaps stehender Lungenteil sich voraussichtlich nach einer geplanten Dekortikation wieder entfalten und seine Funktion in ausreichendem Maße aufnehmen wird.

4. Die Veränderungen im Segmentangiogramm lassen Schlüsse über die Ausbreitung und die Schwere einer regionalen emphysematösen Veränderung des Parenchyms zu.

5. Das Segmentangiogramm hat in Verbindung mit der intrakardialen Druckmessung große Bedeutung bei der Feststellung eines latenten Cor pulmonale, das infolge Rarefizierung und Engstellung der Lungengefäße bei chronischen Pneumopathien zustandekommt. Dieser Befund ist ebenfalls für die Indikationsstellung bei chronischen Lungenerkrankungen von großer Bedeutung. Diese Gesichtspunkte sollen im klinischen Teil erläutert werden.

6. Schließlich gestattet die Untersuchung der Lungengefäße wertvolle Schlüsse auf den Schweregrad und die funktionelle Bedeutung der sekundären Pulmonalsklerose bei Herzfehlern. Diese Veränderungen können die Indikationsstellung zu Eingriffen am Herzen einschränken. Bezüglich weiterer Einzelheiten zu dieser Frage wird auf die Monographie von Köhn und Richter (1958) verwiesen.

Die Lungenangiographie kann technisch auf 2 verschiedenen Wegen ausgeführt werden:

1. In Form der von Forssmann (1931), de Carvalho, Moniz und Lima (1931), Conte und Costa (1933), Robb und Steinberg (1938), Löffler (1944) ausgearbeiteten Verfahren der Angiopneumographie, bei denen man das Kontrastmittel ungezielt entweder durch den Katheter in die Lungenarterie injiziert oder die mittlere Phase der Angiokardiographie zur Darstellung des kleinen Kreislaufes ausnutzt.

2. In der von Bolt, Forssmann und Rink angegebenen Form der selektiven Darstellung der einzelnen Segment- und Lappenarterien, bei der ein Herzkatheter bis in den Abgang dieser Gefäße vorgeschoben wird.

Wir entscheiden uns bei der Parenchymdiagnostik in der Regel aus folgenden Gründen für die zuletzt genannte Methode: Die Bilder der Angiopneumographie sind wegen Überlagerungen der Pulmonalisäste schwieriger zu deuten. Insbesondere scheint uns dieses Verfahren weniger geeignet für die Erfüllung der strengen Forderungen der modernen Lungenchirurgie nach einer genauen Lokalisation und Abgrenzung eines Lungenprozesses innerhalb bestimmter Segmente. Diese Forderung wird damit begründet, daß es mit Hilfe der lungengewebssparenden Segmentresektion möglich ist, einen isolierten Krankheitsherd oder bei spezifischen und unspezifischen Lungeneiterungen den Ausgangspunkt der Streuung unter möglichst weitgehender Schonung der Lungenfunktion zu entfernen (VAN DER TRIFT 1952; KRAAN und VAN DER TRIFT 1952; HIRDES 1952; DERRA 1954). Bei der Angiopneumographie kommt das Kontrastmittel trotz Verwendung größerer Mengen, mit denen man den Kranken momentan überschütten muß, nur stark verdünnt im Ausbreitungsgebiet beider Pulmonalisäste an, so daß die Kontraste leiden und eine ins einzelne gehende Beurteilung der Gefäßveränderungen sehr schwierig wird. Dagegen läßt die selektive Angiographie mit Hilfe des Herzkatheters die einzelnen Segmentarterien klar und deutlich hervortreten. Ein vollständiger Verschluß eines Gefäßes läßt sich mit Sicherheit immer nur durch gezielte Injektion des Kontrastmittels nachweisen, während angiopneumographisch eine Gefäßstenose nicht immer einwandfrei von einem Verschluß zu trennen ist. Der Vergleich der Wiedergaben von Gefäßveränderungen, die wir einmal mit der gezielten Segmentangiographie, anschließend mit der Angiopneumographie dargestellt hatten, zeigt, daß die ungezielte Kontrastmittelinjektion noch vorhandene Gefäßreste nicht abbildet, da das Kontrastmittel morphologisch stark veränderte oder unter Kollaps stehende Lungenteile umfließt. Die gleiche Erfahrung haben BOLT und RINK gemacht. Die Veränderungen des Gefäßsystems der aus der Funktion ausgeschalteten Lungenbezirke, deren Beurteilung bei der Aufstellung des Behandlungsplanes besonders wichtig ist, können durch die selektive Angiographie genau wiedergegeben werden. Mit ihrer Hilfe kann man besonders interessierendeLungenteile systematisch mit kleinsten Kontrastmittelmengen untersuchen. Voraussetzung ist die Kenntnis der Segmentanatomie der Lunge und die Beherrschung einer subtilen Technik, um die Katheterspitze in die gewünschte Lungenarterie einführen zu können.

Bei der Indikationsstellung wird gegenüber der selektiven Darstellung manchmal der Einwand erhoben, sie sei keine physiologische Methode, da man bei diesem Verfahren das Kontrastmittel unter unphysiologisch hohem Druck in die Segmentarterien injiziert, während die i. v. Angiopneumographie ein getreues Abbild der Lungenfunktion ergäbe, indem das Kontrastmittel zusammen mit dem Blut nur die normal belüfteten Lungenteile in voller Stärke durchfließt, die erkrankten Lungenbezirke aber je nach dem Grade ihrer Schädigung teilweise oder überhaupt nicht passiert. Die Angiopneumographie ist ohne Zweifel eine wichtige Methode der angiographischen Funktionsdiagnostik (s. auch VIETEN 1953, 1955). Auch bei der Darstellung von arterio-venösen Fisteln, bei der Differential-Diagnose zwischen Lungen- und Mediastinaltumoren und bei der Beurteilung der Operabilität von Lungentumoren leistet die Angiokardio- bzw. Angiopneumographie Vorzügliches. Ihr Anwendungsbereich liegt vor allem in der Diagnostik von Veränderungen im Bereich der zentralen Lungengefäß-Abschnitte. Auch wir führen in diesen Fällen die Angiopneumographie aus. In allen Fällen aber, in denen eine genaue Parenchymdiagnostik vor allem in der Lungenperipherie im Vordergrund steht, benutzen wir die gezielte Darstellung, da sie den differenziertesten Einblick in die anatomischen Veränderungen des einzelnen Segmentes gibt, wie der Vergleich mit den histologischen Befunden selektiv dargestellter und dann resezierter Lungenteile zeigt. Aus den z. T. hochgradigen morphologischen Veränderungen darf man sicher auf eine Veränderung der Funktion des einzelnen Segmentes schließen, die dem Grad der anatomischen Schädigungen etwa parallel läuft. Wenn es wünschenswert erscheint, können wir den Katheter nach der Segmentdarstellung bis in den Stamm der A. pulmonalis zurückziehen und von dort aus noch eine gezielte Angiopneumographie durchführen.

Die Funktionsprüfungen (Spirometrie, Blutgasanalyse) geben summarische Urteile über die Funktion beider Lungenflügel oder in speziellen Fällen eines ganzen Lungenflügels ab. Sie sind deshalb bei der Gesamtbeurteilung des Kranken im Hinblick auf seine Operationsfähigkeit ebenfalls nicht zu entbehren.

C. Krankengut, Untersuchungsmethoden und Anästhesie

300 Patienten mit chirurgischen Lungenerkrankungen wurden im Rahmen der präoperativen Diagnostik mit Hilfe der selektiven Angiographie untersucht. Von diesen Kranken liegen zur Beurteilung und Ergänzung der angiographischen Befunde die während der stationären Beobachtung gewonnenen Ergebnisse der klinischen und röntgenologischen Untersuchungen und der lungenphysiologischen Funktionsprüfungen vor [Spirometrie; p_H-Messung; Blutgasanalyse; Bestimmung der Größe der alveolär-arteriellen Sauerstoff-Druckdifferenz ($AaDO_2$) bei verschiedenen Konzentrationen des Sauerstoffes in der Einatmungsluft; Druckmessungen im kleinen Kreislauf; Messung der mittleren Kreislaufzeit mit J^{131}-markiertem Humanalbumin]. 250 Kranke wurden einer Lungenteilresektion (Pneumonektomie, Lobektomie, Segment-Resektion, z. T. in Kombination oder bilateral) unterzogen, so daß es möglich war, die während des Eingriffes erhobenen Befunde am offenen Thorax, die Ergebnisse der makroskopischen und mikroskopischen Untersuchungen der Operationspräparate, z. T. auch Röntgenaufnahmen der mit Kontrastmittel injizierten Präparate mit den präoperativen Angiogrammen zu vergleichen.

Technik der selektiven Lungenangiographie

Da gleichzeitig mit der Angiographie Druck- und Gasstoffwechselwerte gemessen werden, soll die Untersuchung des Kranken nach Möglichkeit unter Grundumsatzbedingungen erfolgen. Sehr wichtig ist auch die psychologische Führung des Kranken, indem man ihn behutsam über den Zweck und den Ablauf der Untersuchung aufklärt und vor allem darauf hinweist, daß sie schmerzfrei verläuft. Am Abend vor dem Untersuchungstag erhalten die Kranken eine Schlaftablette, am Morgen 50 mg Atosil i. m. und 0,2 g Pyramidon per os zur Verhütung etwa auftretender allergischer Reaktionen, $^1/_2$ Std vor Beginn der Untersuchung je nach dem Kräftezustand 0,5—1,0 ml SEE schwach i. m.

Der Kranke wird bequem auf dem Tisch des Durchleuchtungsgerätes gelagert. Da die Untersuchung einige Zeit beansprucht, empfiehlt sich die Lagerung auf einer röntgenstrahlendurchlässigen Schaumgummimatte. Die Angiographie wird in gleicher Weise wie die Herzkatheterisierung bei angeborenen und erworbenen Vitien mit Hilfe eines Cournand-Katheters der Größe 7—10 Char. in Lokalanästhesie ausgeführt. BARRAN (1953) und LÖFFLER (1944) empfehlen zur Durchführung der ungezielten Kontrastdarstellung mit dem Katheter die Allgemeinbetäubung. Wir halten sie auch auf Grund unserer Erfahrungen mit der Angiokardiographie bei Verwendung der heutigen, relativ reizlosen Kontrastmittel nicht mehr für

erforderlich. Nur bei einem sehr unruhigen Jungen führten wir die Allgemeinnarkose einmal aus. Die Eröffnung der Ellenbogenvene erfolgt unter aseptischen
Kautelen. Es empfiehlt sich, den Katheter immer in die median gelegene V.
basilica des Armes einzulegen, da die Katheterspitze infolge der Einmündungsweise
dieses Gefäßes in die V. axillaris einen bogenförmigen Verlauf nehmen muß, dem
sich der Katheter gut anpassen kann. Beim Vorführen des Katheters in die V.
brachio-cephalica (anonyma) hat man so nur selten Schwierigkeiten zu erwarten.
Dringt der Katheter von der lateral gelegenen V. cephalica des Armes aus in die
V. axillaris ein, so kann die Spitze am Zufluß der V. jugularis int. senkrecht auf die
Venenwand stoßen, so daß ernsthafte Schwierigkeiten bei dem Versuch entstehen
können, den Katheter in die V. brachiocephalica hineingleiten zu lassen. Durch
kleine Gaben von Kontrastmittel kann man sich über die Lage der Katheterspitze
bei der Durchleuchtung orientieren, wie überhaupt das Einführen des Katheters
immer unter Durchleuchtungskontrolle vorgenommen werden soll, um ein Abirren
in die Halsgefäße oder in die V. brachiocephalica sofort zu erkennen. Den Zugang von der V. saphena magna des Oberschenkels aus haben wir kaum benutzt.
Eine Krümmung von etwa 30° kurz unterhalb der Sondenspitze erleichtert die
Führung in der gewünschten Richtung, so daß sich der Katheter unter Rotation
um die eigene Achse durch das re. Herz in einen Pulmonalis-Hauptstamm und von
da in die gewählte Lappen- oder Segmentarterie hineindirigieren läßt. Eine weitere
Möglichkeit, den Weg der Katheterspitze zu beeinflussen, besteht in der Einführung eines dünnen Stahlmandrins in den Katheter, wodurch die Abknickung
der Spitze ausgeglichen wird. Die Länge des Mandrins muß vor der Untersuchung
genau ausgemessen werden, er darf nie über die Katheterspitze hinausragen, da die
Gefahr einer Wandperforation sonst sehr groß ist. In regelmäßigen Abständen injiziert man mit einer Rekordspritze sterile physiologische Kochsalzlösung, der zur
Verhinderung einer Blutcoagulation innerhalb des Katheters Liquemin (La Roche,
0,5 ml Liquemin auf 100,0 ml physiologische Kochsalzlösung) zugesetzt wird. Das
Durchspülen des Katheters macht auch während der Einlage des Mandrins keine
Schwierigkeiten, wenn man das proximale Ende des Stahldrahtes durch den Konus
in den Spritzenzylinder einführt. Der Luer-Lok-Ansatz für Spritze und Konus
des Katheters hat sich sehr bewährt. Es empfiehlt sich, die das Kontrastmittel und
die Kochsalzlösung enthaltenden Injektionsspritzen durch verschiedene Metallstreifen zu kennzeichnen, die mitsterilisiert werden können, um eine Verwechslung
im Dunkel des Durchleuchtungsraumes zu vermeiden.

Schwierigkeiten können auftreten, wenn die Katheterspitze sich im Trabekelsystem der Herzspitzengegend oder im Sinus venosus verfängt. Man zieht dann
den Katheter etwas zurück und versucht, unter Drehung des Katheters um die
eigene Achse eine Abknickung der Spitze schon im rechten Vorhof zu erreichen.
Der Katheter gleitet dann leichter in die Ausflußbahn des re. Ventrikels hinein.
Schlingenbildungen durch zu starke Rotation des Katheters müssen vermieden
werden. In der Regel erreicht die Katheterspitze zunächst infolge der natürlichen
Krümmung dieses Weges die Unterlappenarterien rechts oder links. Die Aufgabe
des Untersuchers ist es dann, durch Vorschieben und Zurückziehen des Katheters,
Rotation um die Achse, Einführung und Entfernen des Mandrins die verschiedenen
Lungenbezirke mit der Sonde zu erreichen. Es empfiehlt sich, immer mit der angiographischen Darstellung der basalen Segmentarterien zu beginnen, da sich die

Krümmung des Katheters infolge der Erwärmung durch den Blutstrom im Laufe der Untersuchung langsam ausgleicht. Es ist dann gegen Ende der Untersuchung leichter, die Segmente der Oberlappen darzustellen als umgekehrt. Mit zunehmender Erfahrung wird man diese Manipulationen in kürzester Zeit bewältigen, was bei der Begrenzung der Durchleuchtungszeit sehr wesentlich ist. Die Verwendung einer Bildwandlerröhre gestattet längere Durchleuchtungszeiten.

Beim Vorschieben des Katheters in die Lungenperipherie und der Auslösung der capillären Füllungsphase ist darauf zu achten, daß der Katheter immer noch etwas frei im Gefäßlumen flottiert. Die Kontrastmittelinjektion darf nicht zu kräftig sein, da man sonst Gefahr läuft, das Lungengewebe gewaltsam zu zerreißen. Andererseits muß man darauf achten, *daß die Aufnahme im Augenblick des maximalen Kontrastmitteldurchflusses exponiert wird*, wenn man keine Serienaufnahmen verwendet. *Eine zu frühe oder zu späte Auslösung der Aufnahme führt zu einer unvollständigen Darstellung des Segmentarterienbaumes, so daß eine Rarefizierung vorgetäuscht werden kann*. Die Verwendung eines Druckgerätes zur Injektion ist nicht erforderlich.

Als *Kontrastmittel* dient 76%iges Urografin der Firma Schering, Berlin (Gemisch des Natrium- und Methylglucaminsalzes der N,N'-Diacetyl-3,5-Diamino-2,4,6-trijod-benzoe-Säure). Die Verbindung enthält 370 mg Jod/ml als kontrastgebende Substanz. Die Viscosität beträgt 16 cps bei 20°C, 7,5 cps bei 37°C. Nach tierexperimentellen Untersuchungen nach LANGECKER, HARWART und JUNKMANN (1954) ist die Toxicität trijodierter Kontrastmittel wesentlich geringer als diejenige dijodierter Kontrastmittel (DL 50/kg bei Urografin = 14,7 g Ratte gegenüber 2,7−9,0 g Ratte bei dijodierten Kontrastmitteln). Wir haben keine Reaktionen erlebt, die sich auf eine nachteilige Wirkung des Kontrastmittels hätten beziehen lassen. Insgesamt verwendeten wir je nach dem Körpergewicht der Kranken 80−100−120 ml Kontrastmittel (höchstens 1,0−1,2 ml/kg Körpergewicht).

Um Reizleitungsstörungen des Herzens durch die Manipulationen mit dem Katheter sofort erkennen zu können, verfolgen wir das EKG laufend am Sichtgerät (Kathodenstrahl-Oscillograph) und schreiben es sofort mit einem Direktschreiber auf, sobald Reizleitungsstörungen auftreten. Auf diese Weise kann man die Art der Störung schnell erkennen und u. U. eine geeignete Behandlung einleiten. Die beim Durchtritt der Katheterspitze durch Vorhof und rechten Ventrikel auftretenden Extrasystolen sind im allgemeinen harmlos, man muß aber die Katheterspitze sofort zurückziehen, sobald gehäuft Extrasystolen auftreten. Die Gefahr der Auslösung von Reizleitungsstörungen durch die Katheterspitze ist bei herzgesunden Kranken bei weitem nicht so groß, wie bei Herzkranken (COURNAND, BALDWIN und HIMMELSTEIN 1949; MICHEL, JOHNSON, BRIDGES, LEHMAN, GREY, FIELD und GREEN 1950; EPISCOPO 1952; BAYER, DREWES und EFFERT 1952; COURNAND, BING, DEXTER, DOTTER, KATZ, WARREN und WOOD 1953). Näheres über die durch den Katheter ausgelösten Komplikationen s. S. 143.

Wichtig erscheint auch die *Beobachtung der Durchflußgeschwindigkeit des Kontrastmittels* durch die verschiedenen Lungensegmente. Man beobachtet regelmäßig, daß der Kontrastmittelstrom selbst bei geringen Parenchymschäden auffällig verlangsamt ist. *Die Verzögerung der Durchflußgeschwindigkeit steht in direkter Beziehung zur Schwere des Parenchymschadens*, wie die Messung der mittleren Kreislaufzeit mit J^{131}-markiertem Humanalbumin ergeben hat. *Schon die Beobachtung der*

Geschwindigkeit des Kontrastmitteldurchflusses durch das einzelne Segment bei der Durchleuchtung gibt wertvolle Hinweise auf den Grad der Funktionsschädigung. Mit zunehmender Erfahrung kann man selbst leichte Parenchymschäden in den einzelnen Segmenten auf diese Weise erkennen und durch Zielaufnahmen festhalten. Zum Teil konnten wir die Aufnahmen am Seriengerät nach JANKER im Direktverfahren unter simultaner Schaltung der Aufnahmen in ap. und seitlicher Projektion ausführen.

Den Abschluß der Untersuchung bilden Entnahmen von venösem Mischblut aus der A. pulmonalis, die gleichzeitige Punktion der A. femoralis zur Berechnung der arterio-venösen Sauerstoff-Differenz und die Druckmessung in den einzelnen Abschnitten der Lungenarterie und des re. Herzens mit dem Kondensator-Manometer nach HANSON und dem Druckmeßgerät nach NEUHAUS.

Beim Verdacht auf das Vorliegen eines Cor pulmonale wurden die Druckkurven in Ruhe und unter Belastung mit dem Fahrrad-Ergometer vorgenommen.

Zur Messung der Lungendurchblutung nach dem Fickschen Prinzip ist die gasanalytische Untersuchung des aus der A. pulmonalis entnommenen venösen Mischblutes und des durch Punktion der Arm- oder Beinschlagader gewonnenen arteriellen Blutes nach VAN SLYKE erforderlich. Die Sauerstoffaufnahme wird spirographisch ermittelt. Außerdem bestimmt man zur groben Orientierung über die lungenphysiologische Situation des Kranken in einem getrennten Untersuchungsgang folgende Größen, deren Normalwerte hier wiedergegeben seien:

Vitalkapazität (VK): 2,0—5,0 l (nach Lebensalter, Geschlecht und Körperoberfläche verschieden).

Atemgrenzwert (AGW): 70,0—100,0 l (nach Lebensalter, Geschlecht und Körperoberfläche verschieden).

Atemstoß (H. E. BOCK): 70% der VK.

Tiffeneau-Test: 75—85% der VK in der ersten Sekunde der Ausatmung nach maximaler Inspiration.

Apnoische Pause: inspiratorisch 40″, expiratorisch 30″.

Sauerstoff-Partialdruck im arteriellen Blut (PaO_2): 85—95 mm Hg. Ein PaO_2 von 65 mm Hg gilt als unterste Grenze der Operationsfähigkeit eines Kranken, da eine weitere Reduktion der atmenden Oberfläche durch eine Lungenresektion die Gefahr der Atmungsinsuffizienz noch weiter erhöht.

Im übrigen verweisen wir bezüglich der physiologischen Untersuchungen auf die bekannten Monographien von ANTHONY und VENRATH (Funktionsprüfung der Atmung, 1957), BOLT (Klinische Funktionsdiagnostik der Atemstörungen, 1956), ROSSIER, BÜHLMANN und WIESINGER (Physiologie und Pathophysiologie der Atmung, 1956) und MARX (Lungenemphysem und Bronchitis 1963).

Die Lungenresektionspräparate wurden nach der Entnahme und der Ausführung eines postoperativen Angiogrammes sofort fixiert. Von jedem Präparat wurden je nach Größe mehrere, durchschnittlich 6—12 große, den ganzen Querschnitt des Präparates umfassende Blöcke in Paraffin eingebettet oder mit der Gefriermethode geschnitten. Die Blöcke wurden jeweils in zahlreichen Schnitten, an wichtigen Stellen in Stufen- und Serienschnitten aufgearbeitet. Zur Beurteilung dienten vor allem ideale Querschnitte durch die Gefäße und ihre Verzweigungen, da Schrägschnitte auch bei großer Übung zu Täuschungen führen können (BREDT 1942).

Neben der Hämatoxylin-Eosinfärbung wurden die Orcein-Färbung, die Elastica-Färbung nach VAN GIESON, die Fibrin-Färbung und die Fett-Färbung verwendet, da zur sicheren Beurteilung der Gefäßwandveränderungen die Darstellung des elastischen Gerüstes nicht zu entbehren ist und Fetteinlagerungen nachgewiesen oder ausgeschlossen werden müssen.

Technik der postoperativen Angiographie

Nach der Entnahme des Präparates aus dem Thorax wurde in jedes Gefäß und in jeden Bronchus am Hilus ein passender Metallkonus mit Seide eingebunden. Dann wurde der kollabierte Lungenteil auf seine normale Größe entsprechend der Lage in situ mit Luft aufgebläht und der Bronchus unterbunden. Die Injektion des Kontrastmittels (76%iges Urografin) in die Gefäße muß unter Durchleuchtungskontrolle erfolgen, um zu verhüten, daß sich die Gefäße ungenügend füllen (Vortäuschung von Gefäßabbrüchen!) oder daß einzelne Parenchymteile mit Kontrastmittel überspritzt werden. Ist das Präparat ungenügend gebläht, so können verstärkte Windungen der Gefäße, die nur durch den noch teilweise bestehenden Lungenkollaps bedingt sind, einen Parenchymschaden vortäuschen. Die Aufnahmen wurden als Kontaktaufnahmen angefertigt.

D. Die normale Anatomie der Lungengefäße im selektiven Angiogramm

Die Aufklärung der Segmentanatomie der Lungengefäße hat eine lange Geschichte (AEBY 1880; EWART 1889; MELNIKOFF 1923; FELIX 1928; HERRNHEISER und KUBAT 1936, 1942; APPLETON 1944, 1945; BOYDEN mit seinen Schülern SCANNEL, SMITH, FERRY, HAMRE, THOMAS, HARTMANN, BERG 1945—1955; ENGEL 1950; v. HAYEK 1952; HEBERER 1953; ZENKER, HEBERER und LÖHR 1954; KOVATS und ZSEBÖK 1955; ZSEBÖK 1958). Die Aufteilung des Lungenarterienbaumes folgt im allgemeinen den Verzweigungen des Bronchialbaumes, es bestehen aber zahlreiche Abweichungen vom normalen Verhalten, deren systematische Aufklärung und Klassifizierung der anatomischen Forschung lange Zeit große Schwierigkeiten bereitet hat. Der Berner Anatom CHR. AEBY gab im Jahre 1880 in seinem grundlegenden Werk „Der Bronchialbaum der Säugetiere und des Menschen" durch Metallausgüsse menschlicher und tierischer Leichen zum ersten Mal eine genauere Vorstellung von der Gestalt des Bronchialbaumes. Einen weiteren bedeutenden Schritt in der Erforschung des Aufbaues der Lunge bildet das Werk von WILLIAM EWART, Pathologe am Bromptom Hospital in London, der 1889 die Lunge zum ersten Male in 9 „primäre Bronchialdistrikte" einteilte und darauf hinwies, daß sie selbständige anatomische Einheiten sind. 1923 veröffentlichte der russische Chirurg MELNIKOFF in Petersburg eine ausführliche Arbeit über das Gefäßsystem der Lunge und seine Varianten, die aber fast unbeachtet blieb, da sie das Problem der übersichtlichen Gliederung der Gefäße trotz aller Bemühungen nicht lösen konnte. Große Verdienste um die anatomisch-röntgenologische Analyse des normalen Hilusschattens im Röntgenübersichtsbild haben HERRNHEISER und KUBAT (Prag, 1936, 1942). Sie injizierten 40 Lungenpräparate mit einer kontrastgebenden Substanz, identifizierten die einzelnen Gefäße dann durch Präparation und verglichen die Röntgenaufnahmen dieser Präparate mit den Übersichtsaufnahmen des Thorax. Auf diese Weise gelang ihnen die genaue Analyse der Hilusschatten. Ihre topographischen Bezeichnungen der Arterien und Venen der einzelnen Lungenlappen stimmen fast vollständig mit unseren heutigen Bezeichnungen der Segmentarterien und der Intersegmentarterien überein, wie sie von dem amerikanischen Anatomen BOYDEN und seinen Schülern in den Jahren 1945—1955 ausgearbeitet wurden. Weitere entscheidende Arbeiten sind die Monographien von ENGEL (1950) über die Lunge des Kindes, v. HAYEK (1952) über die menschliche Lunge, KOVATS und ZSEBÖK (1955) über die röntgenanatomischen Grundlagen der Lungenuntersuchung und ZSEBÖK (1958) über die Röntgenologie der kindlichen Lunge.

Man unterscheidet heute auf jeder Seite 10 broncho-pulmonale Segmente. Darunter ist das Ausbreitungsgebiet der Segmentbronchen zu verstehen, deren Versorgungsgebiet mit dem der Lungengefäße nicht immer übereinstimmt. Die Segmentbronchen werden nach der internationalen Vereinbarung im Juli 1949 in London mit fortlaufenden Nummern 1—10 von der Lungenspitze bis zur Basis und bestimmten Namen bezeichnet, die ihre topographische Lage innerhalb der Lungenlappen kennzeichnen. Mit dem Erscheinungsbild der Segmentbronchen und ihrer Varianten im Bronchogramm befaßten sich HUIZINGA und SMELT (1949); STUTZ und VIETEN (1955); ESSER (1957) in ausführlichen Monographien. Die Namen und Grenzen des Ausbreitungsgebietes der Segmentbronchen auf der Pleuraoberfläche, wie wir sie bei der Untersuchung von 100 menschlichen Lungen unter Injektion der Segmentbronchen mit verschiedenfarbigem Agar-Agar gemeinsam mit HEBERER auf der Pleuraoberfläche fanden, zeigen die Abb. 1—4. Nähere Erläuterungen der Segmentanatomie finden sich in unserer Monographie (ZENKER, HEBERER und LÖHR 1954). Die Segmentbronchen werden mit dem großen Buchstaben B und der Nummer des zugehörigen Lungensegmentes als Index bezeichnet. Es empfiehlt sich, auch die Segmentarterien mit dem entsprechenden Buchstaben A, die (größtenteils intersegmental liegenden) Venen mit V, die Segmente mit S und der Nummer des Segmentes als Index zu bezeichnen. Die Subsegmente werden mit den kleinen Buchstaben a, b, c gekennzeichnet. Diese Nomenklatur hat den Vorteil größter Einfachheit und leichter Verständigungsmöglichkeit.

Abb. 5 gibt einen schematischen Überblick über die Abgänge der einzelnen Segmentarterien von den beiden Hauptstämmen der Lungenschlagader. Bei der Austastung der Lungenarterie mit der Katheterspitze muß man eine räumliche Vorstellung von der Lage der Segmentarterienabgänge haben, um die Katheterspitze in die Ostien einlegen zu können.

Rechter Oberlappen: Apiko-posteriore Segmentgruppe S^{1+2} mit den Segmentarterien A^1 und A^2. Anteriores Segment S^3 mit der Segmentarterie A^3. Die Venen des rechten Oberlappens heißen: $V^1 = V.$ apicalis, $V^2 = V.$ posterior, $V^3 = V.$ inferior.

Rechter Mittellappen: Laterales Segment S^4 mit der Segmentarterie A^4, mediales Segment S^5 mit der Segmentarterie A^5. Die Venen des Mittellappens sind V^4 und V^5.

Rechter Unterlappen: Apikales Segment S^6 mit der Segmentarterie A^6. Basale Segmentgruppe S^{7-10} mit den Segmentarterien A^{7-10}. Die Venen des rechten Unterlappens sind V^{6-10}.

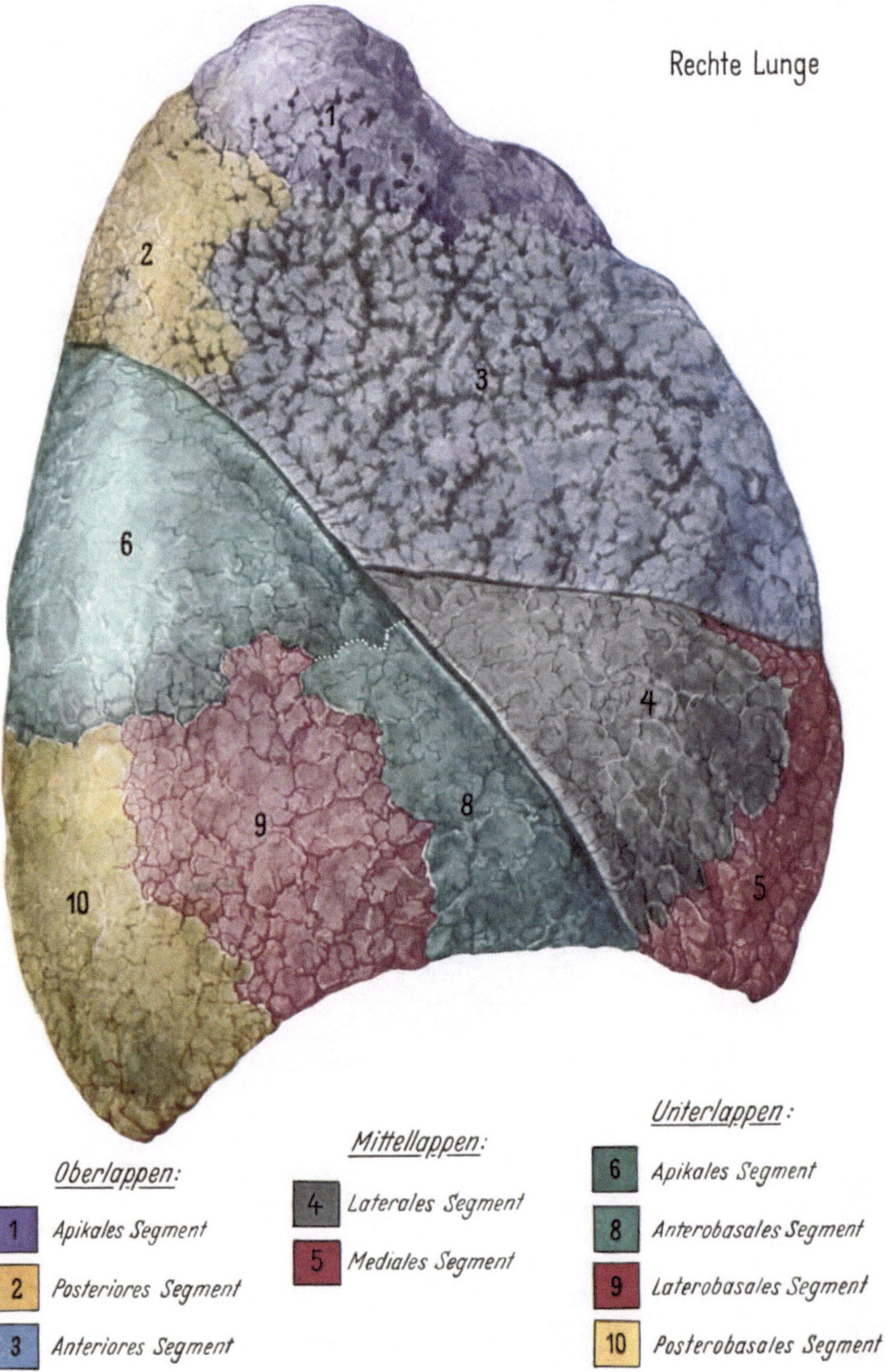

Abb. 1. Grenzen der broncho-pulmonalen Segmente auf der lateralen Oberfläche der rechten Lunge. Die einzelnen Segmente sind mit Agar-Agar verschiedener Farbe injiziert

Rechte Lunge

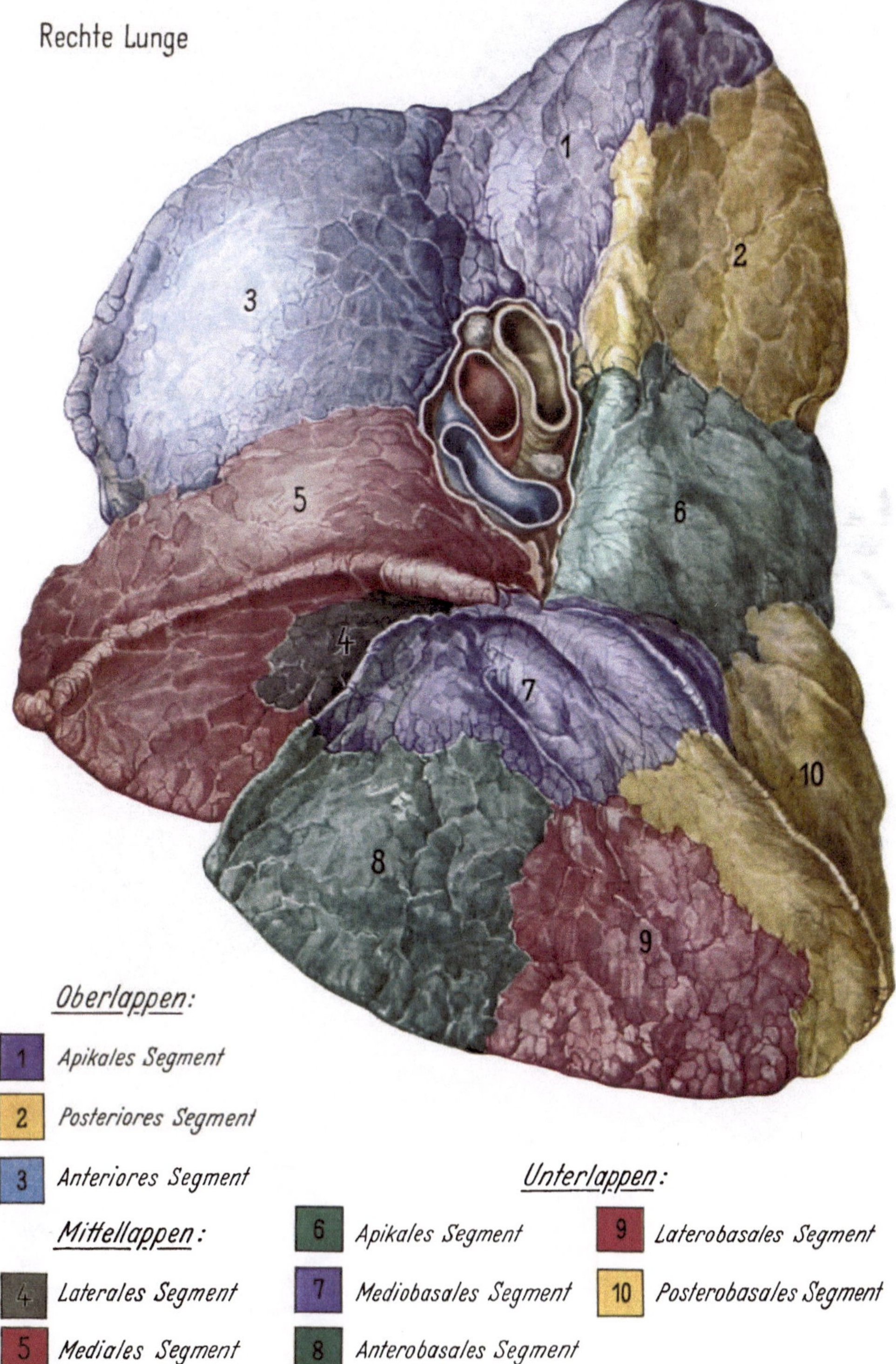

Oberlappen:

1 *Apikales Segment*

2 *Posteriores Segment*

3 *Anteriores Segment*

Mittellappen:

4 *Laterales Segment*

5 *Mediales Segment*

Unterlappen:

6 *Apikales Segment*

7 *Mediobasales Segment*

8 *Anterobasales Segment*

9 *Laterobasales Segment*

10 *Posterobasales Segment*

Abb. 2. Grenzen der broncho-pulmonalen Segmente auf der mediastinalen Oberfläche der rechten Lunge

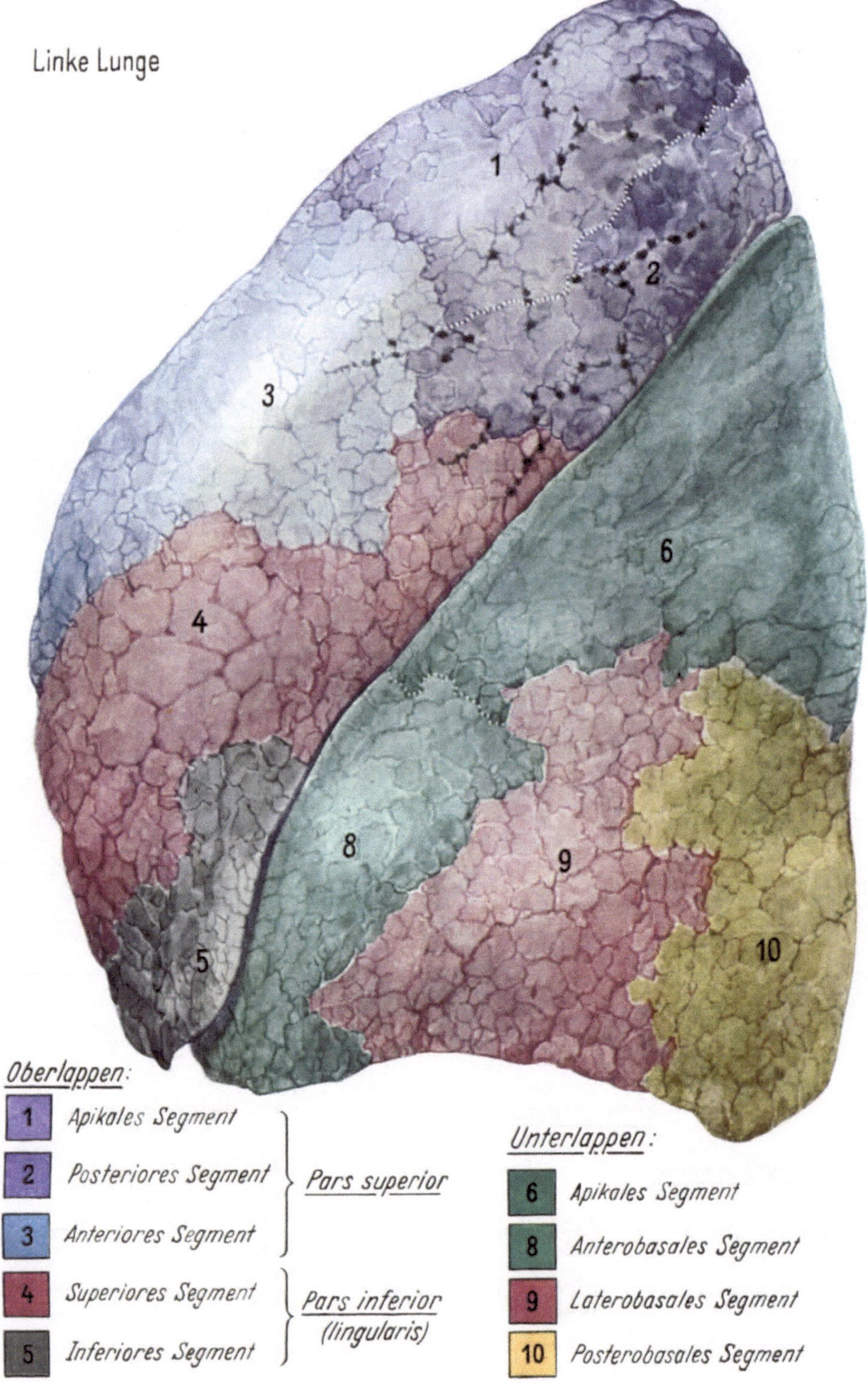

Abb. 3. Grenzen der broncho-pulmonalen Segmente auf der lateralen Oberfläche der linken Lunge

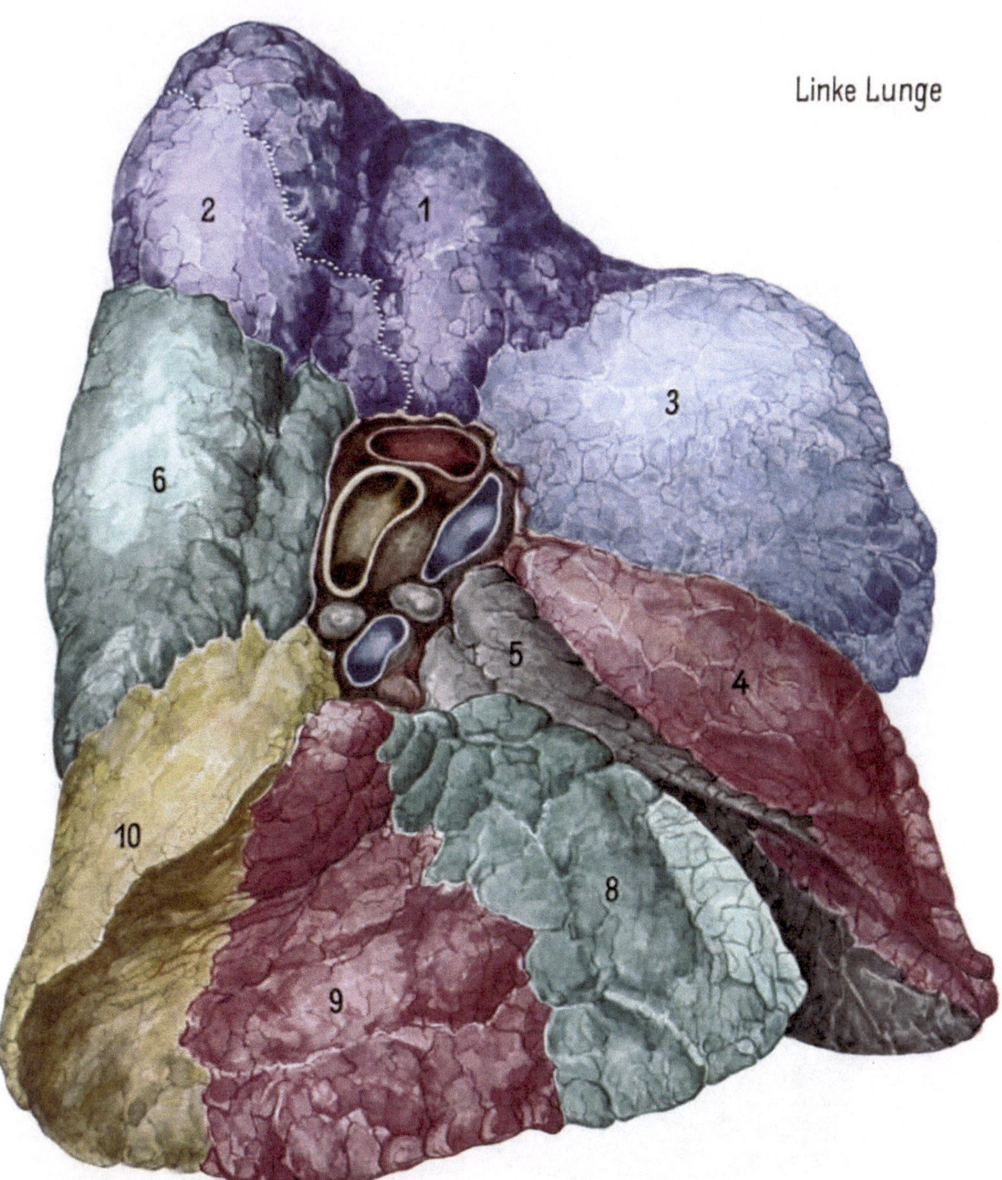

Abb. 4. Grenzen der broncho-pulmonalen Segmente auf der mediastinalen Oberfläche der linken Lunge. (Aus: ZENKER, HEBERER, LÖHR: Die Lungenresektionen 1954)

Die Nomenklatur der Gefäße der linken Lunge ist im wesentlichen die gleiche wie rechts, abgesehen davon, daß die Lingula als Homologon des rechten Mittellappens ein Teil des Oberlappens ist und daß auf der linken Seite ein medio-basales Segment S^7 nur in den wenigsten Fällen deutlicher ausgeprägt ist, weshalb es in die internationale Nomenklatur nicht aufgenommen wurde.

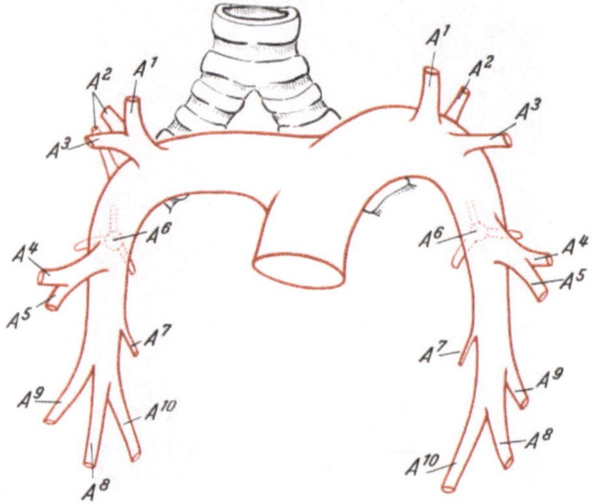

Abb. 5. Schematische Darstellung der Abgänge der Segmentarterien

Da im morphologischen Bild des Segmentangiogrammes auch die feinsten, eben beginnenden Schädigungen des Lungenparenchyms zum Ausdruck kommen, muß man sich eine genaue Vorstellung über die angiographische Gestalt der normalen Segmentarterie verschaffen, um pathologische Veränderungen genauer beurteilen zu können. Es sollen hier nur die wichtigsten anatomischen Tatsachen aufgeführt werden.

Die Segmentarterien des rechten Oberlappens

Die 3 Segmentarterien des rechten Oberlappens sind: die apikale Segmentarterie A^1 (Abb. 6a), die posteriore Segmentarterie A^2 (Abb. 6b) und die anteriore Segmentarterie A^3. In der Regel bildet die Arterie zum rechten Oberlappen eine *Bifurkation* mit den Ästen A^{1+2} und A^3. In etwa einem Fünftel der Fälle besteht eine *Trifurkation* (Abb. 6c), bei der A^2 oder Teile von A^1 oder A^3 den mittleren Ast darstellen. A^1 entspringt vom obersten, medialen Rande der Oberlappenarterie, zieht in latero-dorsaler und kranialer Richtung zur Lungenspitze und versorgt die Lungenspitze und die subapikalen, vorderen und mediastinalen Teile des Oberlappens bis in Höhe der 2. Rippe vorne (apikales Segment S^1). Ursprung und Verlauf von A^2 wechseln sehr. A^2 kommt als einzelner Stamm nur in etwa einem Drittel aller Fälle vor (Abb. 6b), sie entspringt dann entweder an der Hilusvorderseite von der Oberlappenarterie oder an der Interlobärseite von der Pars interlobaris der Lungenarterie. In etwa zwei Drittel aller Fälle ist A^2 durch zwei oder mehrere Äste dargestellt, die dann entweder von A^1, A^3 oder A^6, meist von der Hilusvorderseite und der Interlobärseite des Oberlappens gleichzeitig entspringen. A^2 zieht in der

Regel bogenförmig in dorsaler, kranialer und etwas lateraler Richtung und versorgt den internen und basalen, subapikalen Teil des Oberlappens (posteriores Segment S^2). A^3 entspringt etwa in der Hälfte der Fälle von der Oberlappenarterie als

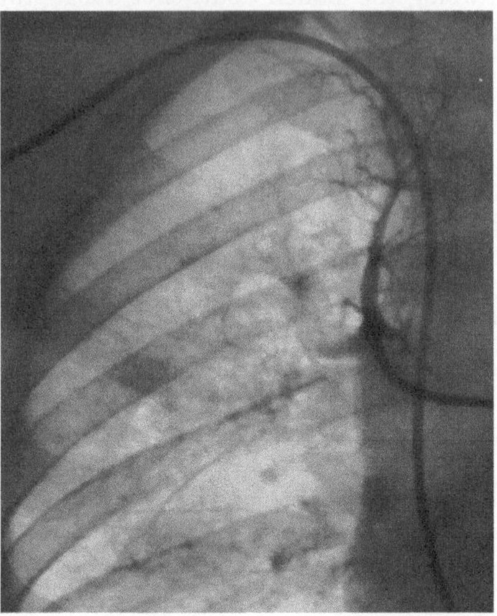

Abb. 6a. Normale A^1 re.

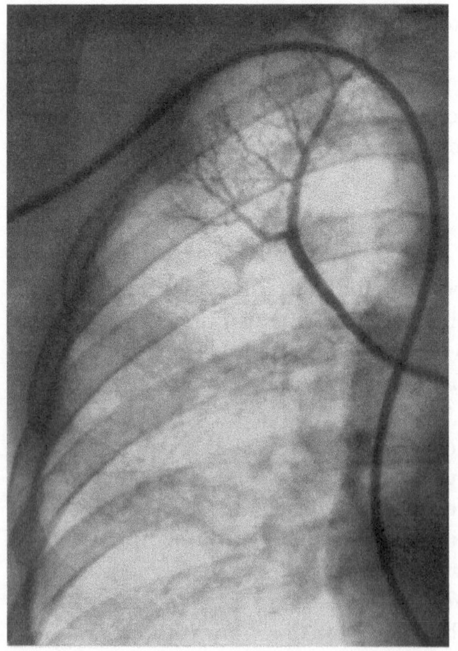

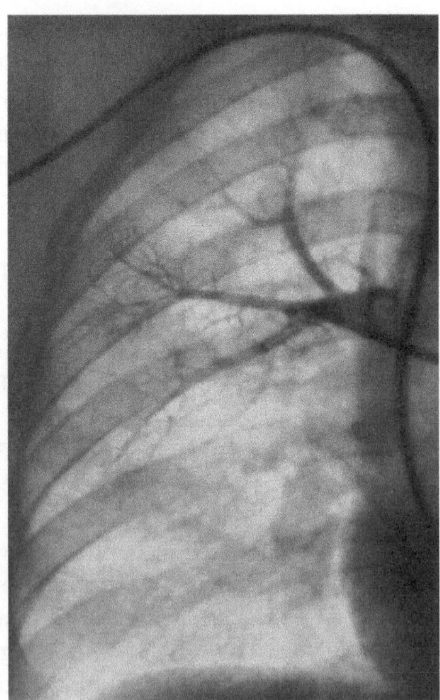

Abb. 6b   Abb. 6c

Abb. 6b. Normale A^2 re.
Abb. 6c. Normale A^3 re. A^1, A^2 und A^3 bilden eine Trifurkation. Die Katheterspitze zeigt nach dem lateralen Subsegment von S^3

selbständiger Ast an der Vorderseite des Hilus, in der anderen Hälfte der Fälle
entspringt ein Subsegmentast von vorne, der andere von der Interlobärseite. Ein
Subsegmentast verläuft horizontal in latero-ventraler Richtung, der andere in fast
sagittaler Richtung nach vorne. Das Versorgungsgebiet, das anteriore Segment S^3,
nimmt die vorderen, seitlichen und unteren Teile des Oberlappens ein.

Die Segmentarterien des rechten Mittellappens

Die beiden Segmentarterien des Mittellappens, A^4 für das laterale Segment S^4
und A^5 für das mediale Segment S^5, entspringen in über der Hälfte der Fälle von

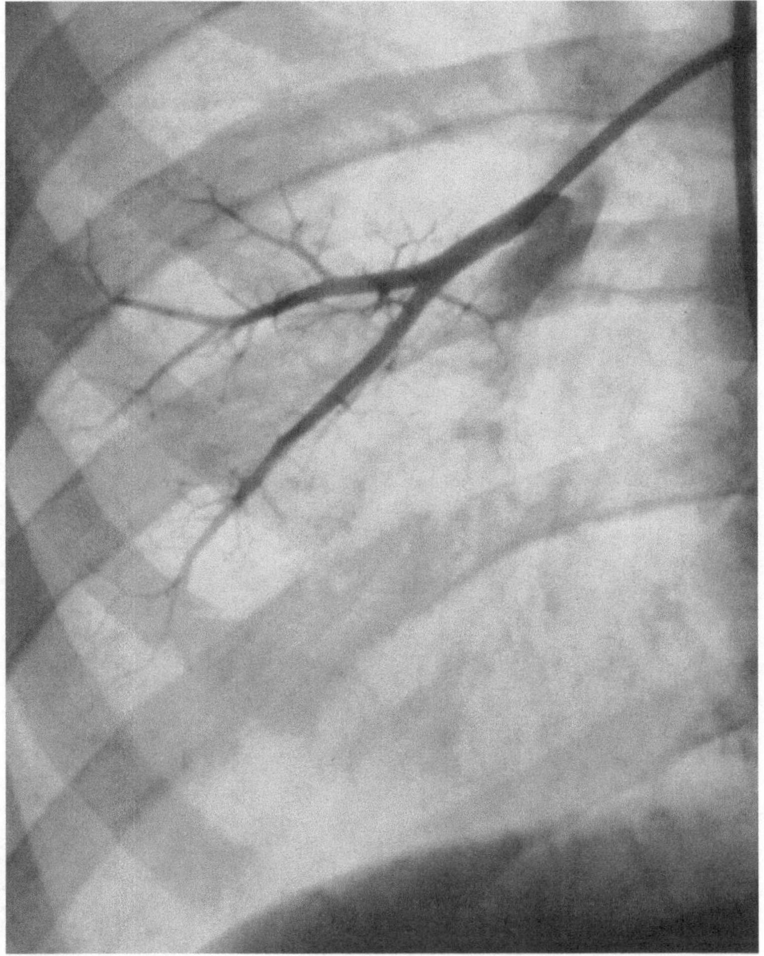

Abb. 7. Normaler rechter Mittellappen mit A^4, der Arterie zum lateralen Segment, und A^5, der Arterie zum medialen
Segment

einem kurzen gemeinsamen Stamm, der seinen Abgang von der Vorderseite der
Pars interlobaris der Lungenarterie in der Interlobärfissur nimmt (Abb. 7). In den
übrigen Fällen finden sich zwei getrennte, von der Lungenarterie abgehende Äste,

die dann aber meist nicht die entsprechenden bronchopulmonalen Segmente ver-
sorgen, sondern teilweise auf das Nachbarsegment übergreifen. Im allgemeinen
kann man sagen, daß A^4 die seitlichen, hinteren Teile, A^5 die vorderen, medialen
Teile des Mittellappens versorgt.

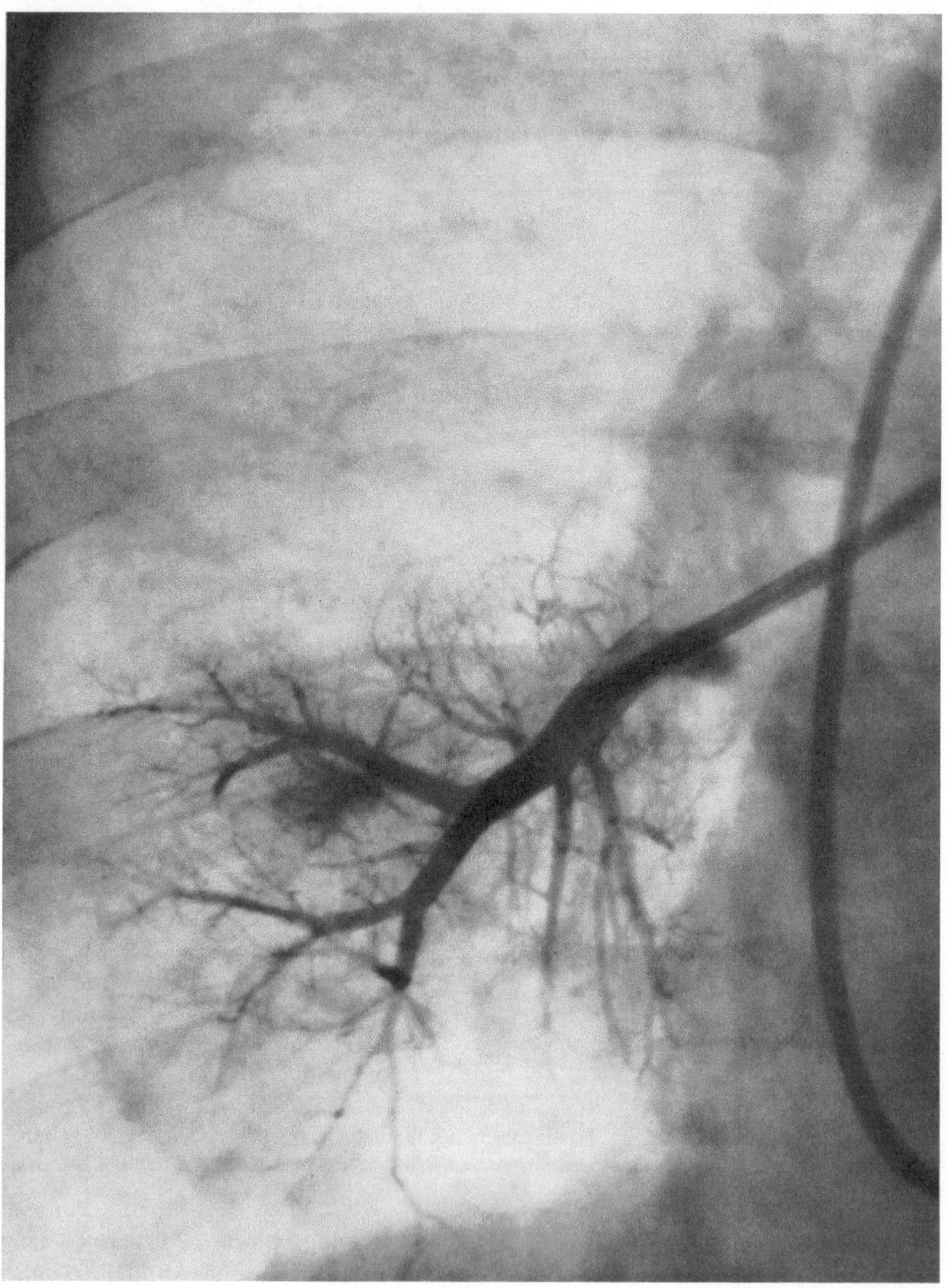

Abb. 8a. Selektive Darstellung der antero-basalen Segmentarterie A^8

Die Segmentarterien des rechten Unterlappens

S^6, das apikale Segment des Unterlappens, sitzt der basalen Segmentgruppe
wie eine Kappe auf und nimmt dem Volumen nach etwa die Hälfte des ganzen

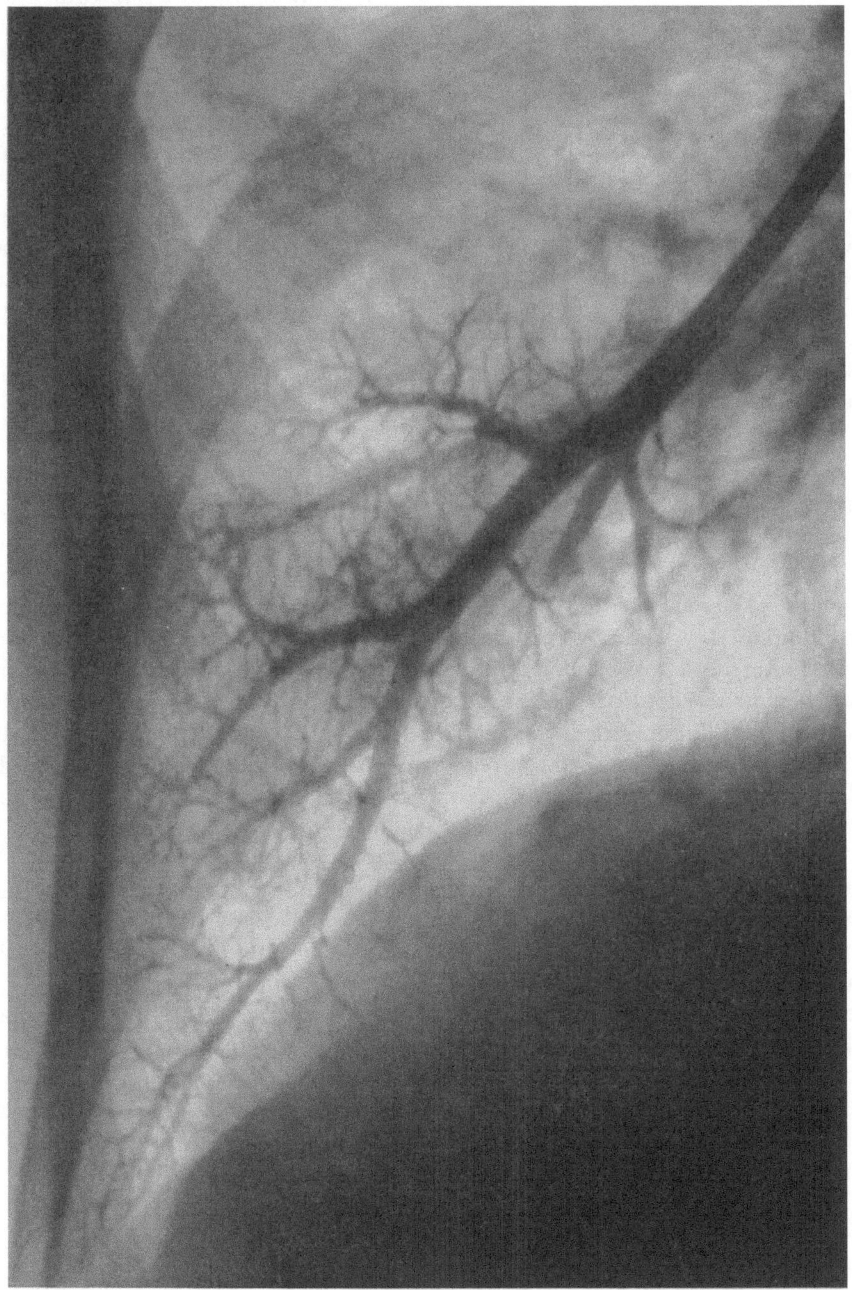

Abb. 8b. Selektive Darstellung der latero-basalen Segmentarterie A^9

Lappens ein. A^6 zeigt im Angiogramm ein sternförmiges Ausbreitungsgebiet dicht neben dem rechten Herzrand etwa in Höhe des Abganges der Mittellappenarterie oder etwas unterhalb davon und zieht nach dorsal. In vier Fünftel der Fälle versorgt eine einzige Arterie A^6 das Segment, d. h. A^6 geht als kurzer gemeinsamer Stamm von der Unterlappenarterie ab, um sich dann in ihre drei Subsegmentäste aufzuspalten. In den übrigen Fällen findet man eine strauchartige Aufzweigung, wobei die einzelnen Äste von den verschiedensten Stellen der Pars basalis der Lungenarterie entspringen können.

Die Arterien der basalen Segmentgruppe des rechten Unterlappens entspringen von einem kurzen gemeinsamen Stamm, der Pars basalis der Lungenarterie, um sich in Form eines Dreifußes (Trifurkation) aufzuspalten. A^{10}, die Arterie des posterobasalen Unterlappensegmentes, ist das kräftigste Gefäß, sie liegt am weitesten medial und dorsal; A^9, die Arterie des latero-basalen Segmentes S^9, am weitesten lateral. Zwischen beiden Arterien verläuft A^8, die Arterie des anterobasalen Segmentes nach vorne (Abb. 8a u. b). A^7, die Arterie des kleinen mediobasalen Segmentes S^7, entspringt etwas höher am medialen Rande der Pars basalis.

Schon diese wenigen Angaben und Abbildungen zeigen den außerordentlichen Formenreichtum der einzelnen Segmente.

Die Segmentarterien des linken Oberlappens

Auf der linken Seite ist die Anordnung der Segmentarterien des Oberlappens durch die Erscheinung, daß die Lungenarterie *über* den Oberlappenbronchus hinwegzieht, gegenüber der rechten Seite grundsätzlich verändert. Meist sind mehr Arterien ausgebildet, als der Zahl der Segmente entspricht, da das anteriore Segment S^3 und die Lingulasegmente durch Arterien von der mediastinalen und interlobären Seite des Lappens gleichzeitig versorgt werden. Außerdem erhalten das apikale Segment S^1 und das posteriore Segment S^2 fast immer getrennte Arterien (Abb. 9a). Die Bildung gemeinsamer Stämme erfolgt von 2 zentralen Punkten aus: Die erste Gefäßgruppe entspringt von der Pars anterior der Lungenarterie an der Vorderseite des Hilus (A^1, Teile von A^1 und A^2, Varianten von A^4 und A^5). Deshalb erhält man bei der Angiographie die verschiedensten Bilder. In der Regel sind die vom obersten Bogen der Lungenarterie entspringenden Gefäße A^1, A^2 und A^3. A^2 ist daran zu erkennen, daß ihre äußersten Ausläufer im Gegensatz zu A^1 nicht bis zur Lungenspitze aufsteigen. Die Versorgungsgebiete der 3 oberen Segmentarterien entsprechen im allgemeinen der Anordnung auf der rechten Seite. Die Lingula besteht aus einem oberen Segment S^4 und einem unteren Segment S^5, da sie die Drehung, die der rechte Mittellappen bei seiner Spaltung vom Oberlappen ausführt, nicht mitmacht. Die entsprechenden Segmentarterien A^4 (Abb. 9b) und A^5 entspringen in der Regel von einem kurzen gemeinsamen Stamm, der aus der Pars interlobaris der Lungenarterie hervorgeht. A^4 versorgt den oberen, ventralen und lateralen Teil der Lingula. A^5 breitet sich nach den unteren, parakardialen Teilen und der Spitze der Lingula aus.

Die Segmentarterien des linken Unterlappens

Die Anordnung der Segmentarterien des linken Unterlappens läßt gegenüber der rechten Seite keine grundsätzlichen Unterschiede erkennen. Auch hier gibt die

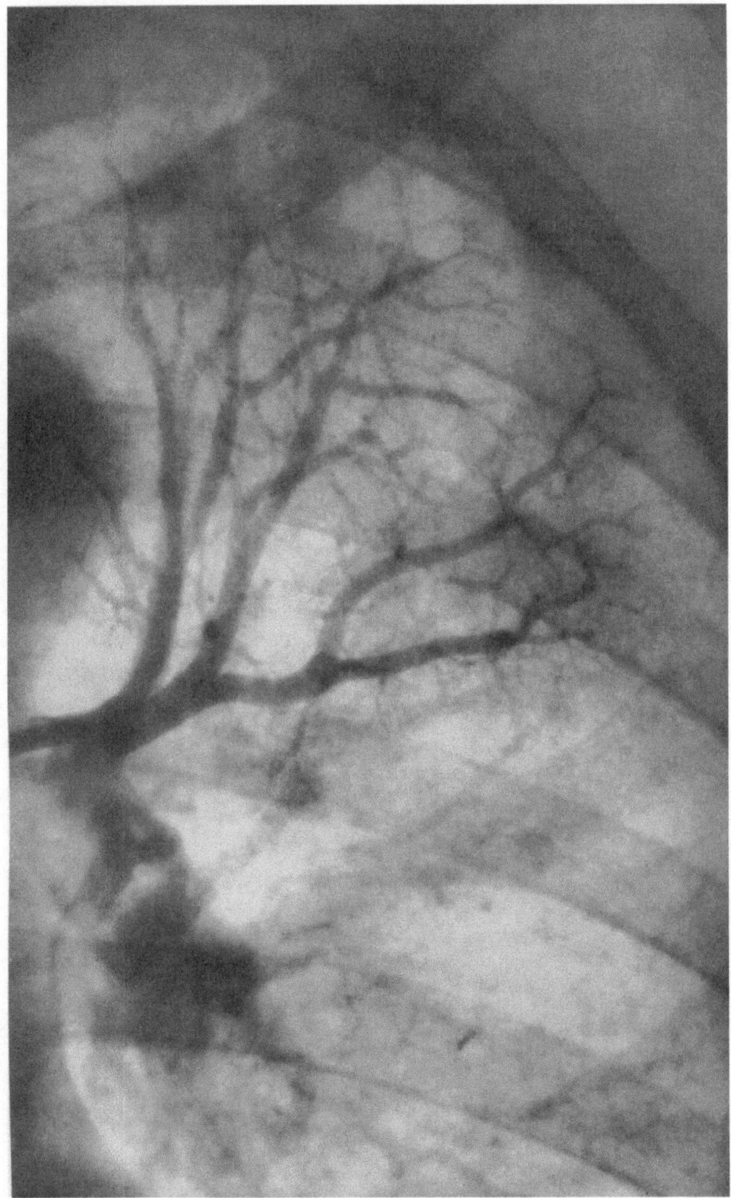

Abb. 9a. A¹, A² und Teile von A³ links entspringen von einem kurzen gemeinsamen Stamm

gemeinsame Unterlappenarterie, die Pars basalis der A. pulmonalis, zunächst die apikale Segmentarterie A^6 nach hinten ab, die sich alsbald in ihre drei Subsegmentäste A^{6a}, A^{6b} und A^{6c} teilt, dann spaltet sich die Pars basalis in die Trifurkation A^8, A^9 und A^{10}, die Arterien der basalen Segmente, auf. A^7 ist auf der linken Seite nur in etwa 10% der Fälle deutlich ausgebildet, sie entspringt dann meist von A^8.

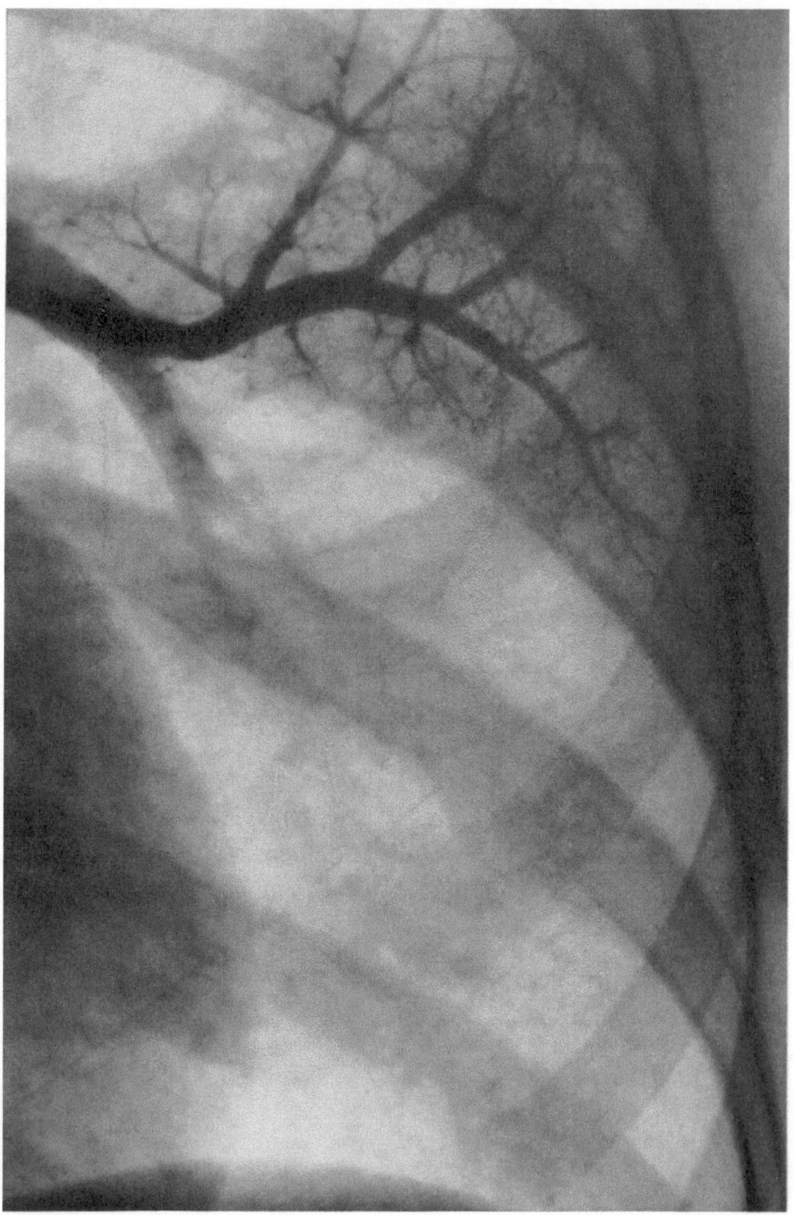

Abb. 9b. Normale Lingula mit A⁴, der Arterie zum oberen Segment, und A⁵, der Arterie zum unteren Segment

Die Lungenvenen

Die Lungenvenen, die bei der Segmentresektion wegen ihrer meist intersegmentalen Lage als Wegweiser für die Spaltebene eine so große Rolle spielen (OVERHOLT
1947; RAMSAY 1949; BOYDEN 1947—1955; HEBERER 1953), haben bei der selektiven Angiographie eine geringere diagnostische Bedeutung, da sie mit dem
Katheter vom rechten Herzen aus nicht unmittelbar erreichbar sind. Bei der Darstellung der capillaren Füllungsphase können sie jedoch abgebildet werden. Sie

sind dann für die anatomische Zuordnung von Arterien zu einem bestimmten Segment eine willkommene Hilfe. Das Capillarblut wird über die intersegmental liegenden Venen zu den entsprechenden zentralen Lungenvenen geleitet. Deshalb läßt sich praktisch nie eine Begleitvene einer Segmentarterie darstellen. Abb. 10a zeigt die V. posterior V^2 des rechten Oberlappens, dargestellt durch Injektion von A^2. In Abb. 10b hat sich die V. inferior V^3 abgebildet.

Die Venen des rechten Ober- und Mittellappens bzw. des linken Oberlappens einschließlich der Lingula entleeren ihr Blut in die obere Lungenvene, die Venen der Unterlappen in die untere Lungenvene. Die topographische

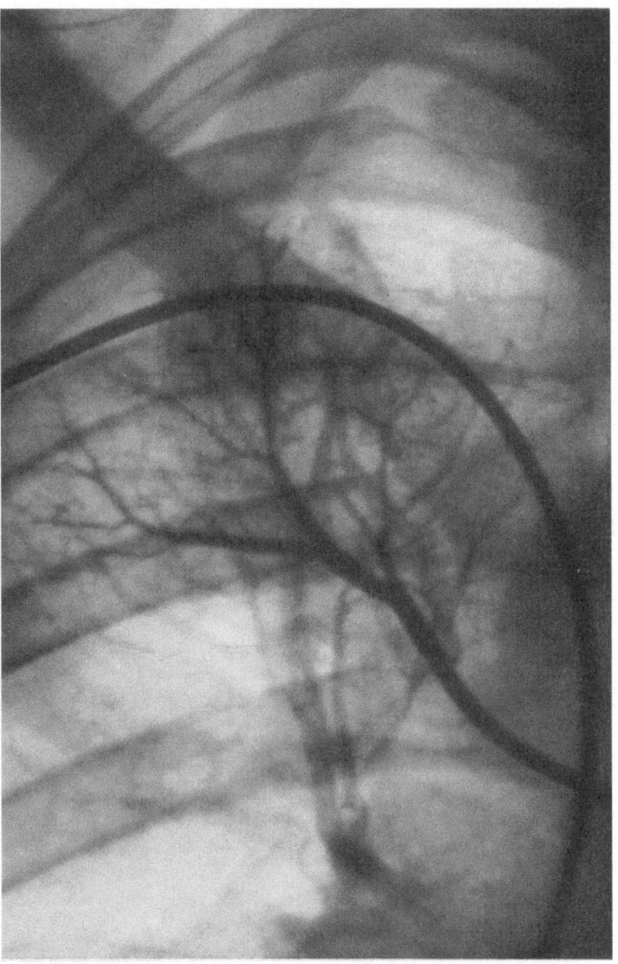

Abb. 10a. Normale A^2 re. mit venösem Rückfluß (V. posterior $= V^2$)

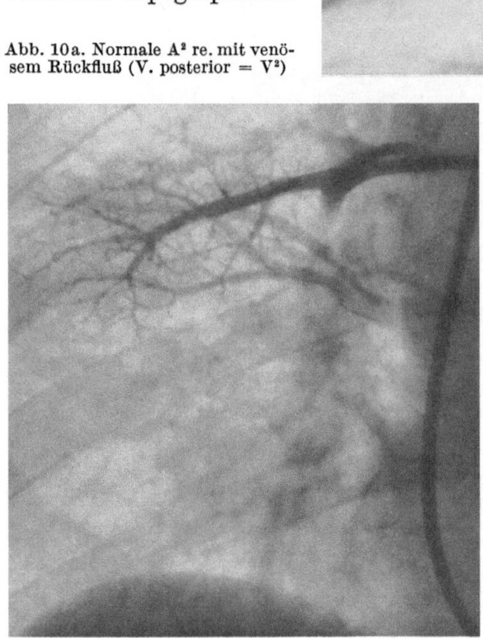

Abb. 10b. Normales Subsegment von S^3 mit venösem Rückfluß ($V^3 =$ V. inferior)

Lage der einzelnen Intersegmentvenen ist in unserer Monographie über die Lungenresektionen (ZENKER, HEBERER und LÖHR 1954) beschrieben.

Allgemeiner Bauplan der Gefäßversorgung eines Lungensegmentes

Die feingewebliche Versorgung des Lungenparenchyms durch Arterien und Venen wurde von KÜTTNER (1878), FELIX (1928), MIYATA (1939), MERKEL (1941), VON HAYEK (1952,

1953), NAGASAWA und YAMASHITA (1952), MÜLLER (1953) u. a. durch Korrosionspräparate und histologische Untersuchungen geklärt. GIESE (1956) und JUNGHANNS (1958) arbeiteten auf Grund von Injektionspräparaten normaler Lungenteile mit dem öllöslichen Kontrastmittel Jodipin (E. Merck, Darmstadt) ein übersichtliches Schema der Aufgliederung der Segmentarterie aus, das etwas modifiziert in Abb. 11a wiedergegeben ist, um es dem angiographischen Bild einer normalen Segmentarterie (Abb. 11b: A^8 links, Kontaktaufnahme eines postoperativen

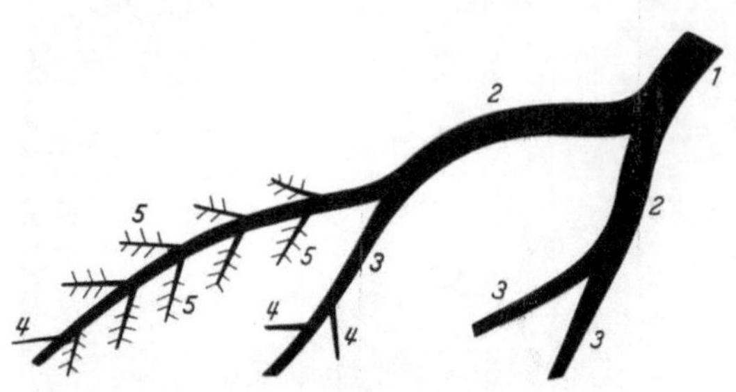

Abb. 11a. Angiographische Gliederung des Lungensegmentes (modifiziert nach GIESE 1958): 1 = Segmentarterie, 2 = Subsegmentarterie, 3 = Prälobulararterie, 4 = Lobulararterie, 5 = Terminalarterie

Angiogrammes) gegenüberstellen zu können. Die *Segmentarterie* teilt sich in der Regel in zwei *Subsegmentarterien auf* (A^6 hat 3 Subsegmentarterien). Aus einer Subsegmentarterie gehen 2 größere Arterien mit einem Durchmesser von

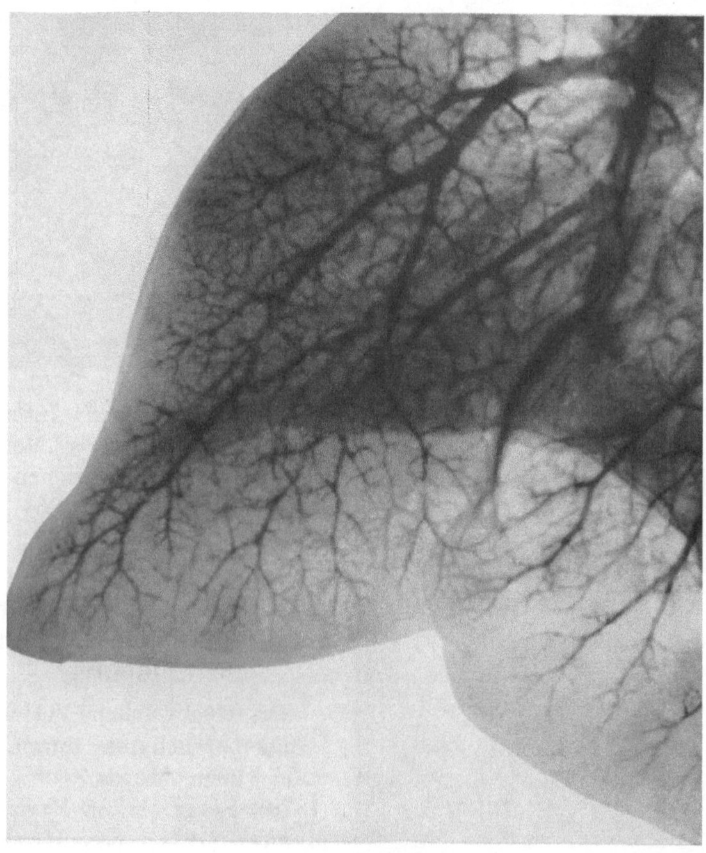

Abb. 11b. Kontaktaufnahme eines Injektionspräparates (anterobasale Segmentarterie A^8) einer operativ entfernten linken Lunge

1,2—1,5 mm, die *prälobularen Arterien*, hervor. Von ihnen entspringen unter spitzen Winkeln dreidimensional im Raume 6—10 *Lobulararterien*, die einen Durchmesser von 0,4—0,8 mm haben. Das zugehörige Versorgungsgebiet, der Lobulus, hat nach den Untersuchungen von GIESE und JUNGHANNS etwa eine Länge von 8—28 mm und eine Breite von 6—15 mm. Von den Lobulararterien zweigen in einem nahezu rechten Winkel die *Terminalarterien* ab, deren Durchmesser etwa 0,2—0,3 mm beträgt. Bis zu dieser Größenordnung reicht nach unseren Messungen im Röntgenbild die angiographische Darstellungsmöglichkeit des Segmentarterienbaumes beim Lebenden. Nach gestrecktem Verlauf von 1—2 mm teilt sich die A. terminalis dichotomisch in die Arteriolen auf, wo die Verzweigung des Bronchiolus terminalis in die Bronchioli respiratorii bzw. alveolares stattfindet. Die Arteriolen gehen in das Capillarnetz über und sind röntgenologisch auch an Injektionspräparaten unter Verwendung eines Feinstfocus nicht mehr als einzelne Strukturen zu differenzieren. Bei den Untersuchungen von GIESE und JUNGHANNS über die „Endstrombahn" der Lunge (Abschnitt des Kreislaufes, der mit der Arteriole beginnt und mit der Venole endet) ließ sich zeigen, daß die Lobulararterien Endarterien sind, von denen keinerlei Verbindungen zu den Nachbarlobuli über irgendwelche Anastomosen oder Gefäßarkaden bestehen. Das arterielle und venöse Versorgungsgebiet überdeckt sich jeweils nur zur Hälfte. Eine Vene nimmt das Blut aus den benachbarten Hälften der zugehörigen Arterien auf, eine Arterie gibt ihr Blut an je zwei benachbarte Venen ab. Die Arterienäste reichen jeweils bis zum Stamm der zugehörigen Interlobularvenen und schneiden hier scharf mit den Lobularsepten ab. Ebenso reichen die Venenäste jeweils bis zum Stamm der benachbarten Lobulararterien und schneiden hier scharf ab. GIESE hat für dieses Verhalten den treffenden Vergleich zweier nebeneinander stehender Bäume benutzt, deren Äste ineinander reichen: Ein Birnbaum, dessen steil ansteigende Äste im Röntgenbild der Arterie gleichen, ist zur Hälfte in einen Apfelbaum hineingeschoben, dessen mehr hängende Äste im Röntgenbild der Vene entsprechen. Diese topographische Anordnung gibt die Erklärung für die Erscheinung, daß von einem Teil der Segmentarterie aus nach der Kontrastmittelinjektion Teile des zugeordneten venösen Rückflusses bei der Angiographie am Lebenden dargestellt werden können.

	Durchmesser
Segmentarterie	2 —3 mm
Subsegmentarterie	1,5—2 mm
Prälobulararterie	1,2—1,5 mm
Lobulararterie	0,4—0,8 mm
Terminalarterie	0,2—0,3 mm.

Bei der Darstellung des Segmentangiogramms durch Kontrastmittelinjektion am Lebenden zeichnen sich 3 Füllungsphasen ab:

1. die arterielle Phase; 2. die capillare Phase; 3. die venöse Phase.

Veränderungen am arteriellen Schenkel des Segmentangiogramms, wie sie später noch genauer dargelegt werden sollen, unterrichten vor allem über die morphologischen und topographischen Veränderungen in der entsprechenden Größenordnung der Segment-, Subsegment-, Prälobular-, Lobular- und Terminalarterien (siehe vorstehendes Schema), der Ablauf der capillaren Phase gibt wichtige

Hinweise für die Funktion des Capillarkreislaufes und damit des alveolaren Gasaustausches. *Zahlreiche Messungen an unseren Röntgenbildern, auf denen kleinste Arterienverzweigungen in der Peripherie des Segmentes dargestellt waren* (Abb. 11b), *ergaben einen Durchmesser eines solchen, gerade noch erkennbaren kleinsten Seitenzweiges von etwa* ¹/₅ mm. Der Film-Focus-Abstand an unserem Durchleuchtungsgerät beträgt 70 cm. Wenn man als halben Thoraxdurchmesser eines durchschnittlichen Erwachsenen einen Betrag von 15 cm annimmt, so ergibt sich, daß ein Gefäß mit dem Durchmesser von 0,2 mm im Röntgenbild in Wirklichkeit einen Durchmesser von 0,15 mm hat. Nach von HAYEK (1955) liegt der Übergang von den kleinsten Lungenarterien zu den Arteriolen etwa bei einer Größenordnung von 50 μ. Man kann also sagen, *daß man bei der gezielten Segmentangiographie ziemlich nahe an das Arteriolengebiet herankommt, daß man die Arteriolen und Capillaren selbst aber nie einzeln abbilden kann. Gerade noch darstellen lassen sich die Aa. terminales von* GIESE *und* JUNGHANNS. Der schrittweise Ausfall der Aa. terminales bis herauf zu den Aa. prälobulares im Segmentangiogramm hat erhebliche Bedeutung bei der Erkennung der verschiedenen Parenchymschädigungsgrade, wie später gezeigt werden soll.

Schiebt man die Katheterspitze soweit in den Lungenmantel vor, daß sie das Lumen der Arterie nicht vollständig verschließt und injiziert man das Kontrastmittel vorsichtig unter mäßigem Druck (Abb. 12a), so erscheint für einen Augenblick ein dichter Kontrastmittelschleier um die Aa. terminales herum, der mit

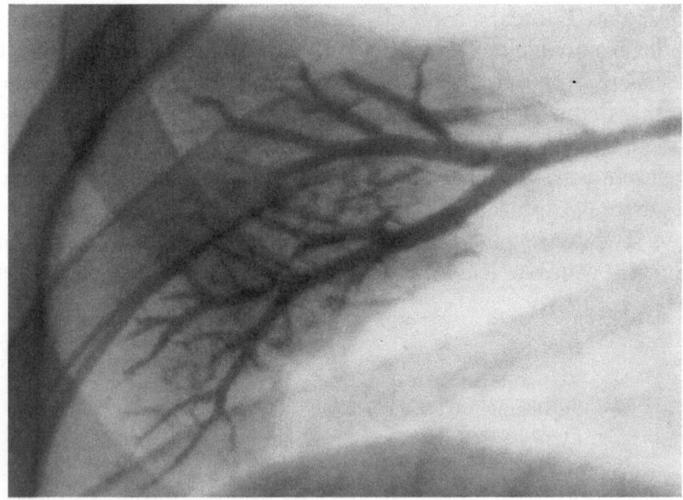

Abb. 12a. Capilläre Füllungsphase in normalem Lungengewebe (Subsegment von S⁹ re.)

großer Geschwindigkeit über die zugeordneten Venen wieder abfließt. Der ganze Vorgang dauert Bruchteile einer Sekunde. ROUGHTON (1945) berechnete auf Grund von Versuchen mit Kohlenmonoxyd am ruhenden Menschen eine normale Kontaktzeit von 0,7—0,8 sec zwischen Blut und Alveolarluft. Der Kontrastmittelschleier entsteht als Summationseffekt beim Durchfluß des Kontrastmittels durch das Capillargebiet der Alveolen. In dem Erscheinen dieses Phänomens sehen wir mit BOLT und RINK einen Beweis dafür, daß das Capillar- und Alveolargebiet des

Lungenmantels durch die Grundkrankheit nicht geschädigt oder zerstört wurde. Abb. 12b zeigt dagegen ein Beispiel einer ausgedehnten Schädigung des Capillargebietes (A^8 rechts bei dichter spezifischer Streuung im rechten Unterlappen). Weitere Beispiele einer schweren Schädigung des Capillargebietes sind in Abb. 14, 18, 29, 59, 60 wiedergegeben. Der Capillarschleier ist in diesem Falle ausgeblieben,

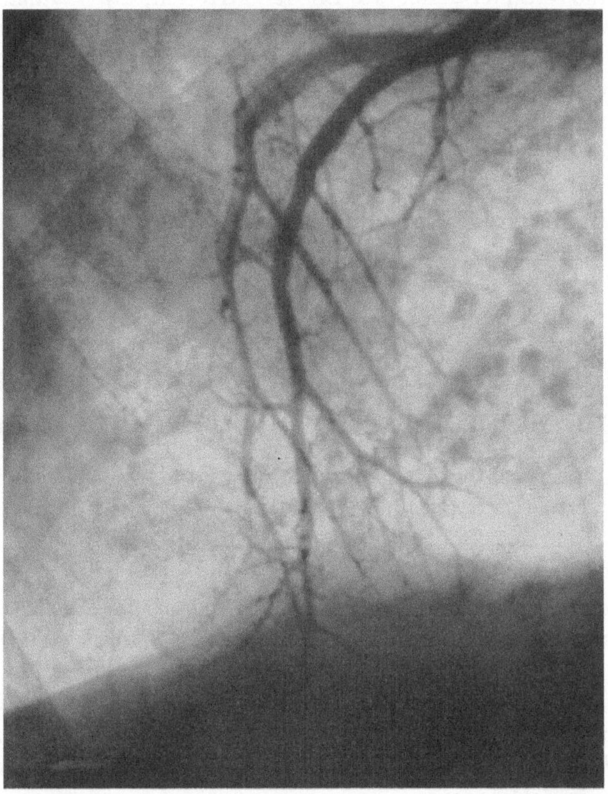

Abb. 12b. Ausbleiben der capillären Füllungsphase in hochgradig geschädigtem Lungengewebe (spezifische Streuung im antero-basalen Segment des re. Unterlappens). Darstellung von A^8 mit dem venösen Rückfluß V^8

obwohl die Segmentarterie im rarefizierten Zustand bis zur Größenordnung der Lobulararterie noch erhalten ist und auf der anderen Seite der venöse Rückstrom zum Hilus erkennbar wird. GIESE (1956) wies durch Plastoidausgüsse und mikroskopische Untersuchung zwei Teile des Capillarsystems nach: Die „Netzcapillaren" von der Größenordnung $6{-}11\ \mu$ umspinnen die Alveolarwand, die „Stromcapillaren" mit einem Durchmesser von $20{-}40\ \mu$ liegen vorwiegend an der Basis der Alveolen. Beide Teile des Capillarsystems sind mit röntgenologischen Methoden einzeln nicht mehr darstellbar. Vielleicht kann man die Befunde, daß sich bei ausgedehnter Parenchymschädigung kein Alveolar-Capillarschleier mehr darstellen läßt, so deuten, daß bei diesen erheblichen Parenchymschädigungsgraden das alveolare Netzcapillarsystem weitgehend obliteriert und durch Bindegewebe ersetzt wird, während Teile des Stromcapillarsystems von dem wasserlöslichen Kontrastmittel noch durchflossen werden können. Wahrscheinlich wird das Kon-

3*

trastmittel in Gebieten schwerer Parenchymdegeneration durch diese Anastomosen von der arteriellen zur venösen Seite kurzgeschlossen, ohne daß ein Capillarschleier zustande kommt.

Die venöse Phase folgt unmittelbar auf die capillare Phase. Die Durchsicht unserer histologischen Präparate ergab an den Venen aller Größenordnungen ebenso schwere Wandveränderungen wie an den Arterien, *die Veränderungen waren streng auf den Bereich der Parenchymdegeneration beschränkt.* Vielleicht läßt sich die Tatsache, daß der Kontrastmitteldurchfluß in pathologisch veränderten Parenchymteilen verlangsamt ist, zum Teil auch auf die erhebliche Einengung der Venen durch Intimapolsterbildung zurückführen. Bei einer Stauung vor dem linken Herzen oder örtlichen Abflußhindernissen zeichnet sich der venöse Rückfluß besonders deutlich ab.

Die genannten Kennzeichen einer normalen Segmentarterie erscheinen für die Beurteilung der Frage, ob in dem betreffenden Segment ein pathologischer Prozeß vorliegt oder nicht, besonders wichtig.

E. Allgemeine Zeichen der Parenchymschädigung im angiographischen und histologischen Bild

Die bei den untersuchten Lungenerkrankungen nachweisbaren Gefäßveränderungen sind in erster Linie als unspezifische, proliferative und degenerative Veränderungen aufzufassen. Bei tuberkulösen Prozessen finden sich dagegen nicht selten spezifische Veränderungen.

Die Gefäßveränderungen sind im allgemeinen streng auf die Bezirke der Parenchymerkrankung begrenzt. Sie liegen jedoch auch im Bereich der mit Parenchymveränderungen einhergehenden näheren und weiteren Umgebung der Lungenherde. Nicht erkranktes Lungengewebe ist frei von Gefäßveränderungen. Auf diesen Beobachtungen beruht die Bedeutung des Studiums der angiographischen Symptomatologie für die Parenchymdiagnostik bei der Indikationsstellung zu den verschiedenen Verfahren der Lungenresektionen.

Die Angiographie gibt uns die Möglichkeit, einen Lungenprozeß in seiner gesamten Ausdehnung und in seinem Schweregrad zu erfassen. Um die quantitativen Beziehungen zwischen dem Schweregrad der Parenchymveränderungen und der aus dem Angiogramm ablesbaren Veränderungen am Segmentarterienbaum schärfer zu fassen, haben wir die im histologischen Bild des Operationspräparates erkennbaren, offenen und verschlossenen Gefäße ausgezählt und ihr Verhältnis errechnet. Einen guten optischen Eindruck über das Verhältnis der offenen zu den schon verschlossenen Gefäßen erhält man durch Nachzeichnen der Gefäße des histologischen Präparates bei etwa 10- bis 15facher Vergrößerung, wobei man ein eindrucksvolles *Gefäßübersichtsbild* (angioarchitektonisches Bild) erhält.

Es besteht kein Zweifel, daß das Gefäßbild der Lunge durch verschiedene äußere Faktoren wie Manipulationen während und nach der Operation, Fixierung usw. verändert wird. Die Gegenüberstellung aller in gleicher Weise bearbeiteten Präparate erlaubt jedoch ausreichende Rückschlüsse. Untersucht wurden immer die Gesamtquerschnitte der resezierten Lungen.

Der Vergleich zwischen Angiogramm und Gefäßübersichtsbild beim normalen Lungenparenchymbezirk ergibt, daß je nach Lokalisation des Lungenquerschnittes Zahl, Größe und Verteilung der Arterienquerschnitte gleichmäßig aufeinander abgestimmt sind und daß die Abnahme der Kaliber nach der Lungenperipherie hin deutlich erkennbar ist.

Dabei unterscheiden wir folgende Größenordnungen:

große Arterie:	untere Grenze	1 mm =	$1000\,\mu$
mittelgroße Arterie:	untere Grenze	0,1 mm =	$100\,\mu$
kleinere Arterie:	untere Grenze	0,04 mm =	$40\,\mu$
kleinste Arterie:	untere Grenze		
		unter 0,04 mm =	$40\,\mu$
große Vene	untere Grenze	0,5 mm =	$500\,\mu$
mittelgroße Vene	untere Grenze	0,08 mm =	$80\,\mu$
kleine Vene:	untere Grenze		
		unter 0,08 mm =	$80\,\mu$

Im *pathologisch veränderten selektiven Angiogramm* steht neben Gefäßabbrüchen, Unregelmäßigkeiten der Wandkonturen und Kalibersprüngen vor allem die Rarefizierung verschiedener Schweregrade bis zum völligen Verlust auch größerer Seitenzweige im Vordergrund. Dementsprechend findet man im angioarchitektonischen Bild eine Verschiebung des Verhältnisses der Zahl offener und unveränderter Gefäßquerschnitte zur Zahl eingeengter oder völlig verschlossener Gefäße zugunsten der geschädigten Gefäße.

Zur Verifizierung der Verschiebung dieses Verhältnisses haben wir willkürlich gewählte Präparatquerschnitte aus den verschiedenen Lungenbezirken ausgezählt. Dabei konnten wir feststellen, daß die Gesamtzahl der großen, mittelgroßen und kleinen Gefäße im Einzelfall in verschiedenen Höhen eines Lungenlappens innerhalb gewisser Grenzen schwankt, *daß aber die Prozentzahlen des Verhältnisses der offenen zu den verschlossenen Gefäßen in sehr engen Grenzen übereinstimmen.* Dies gilt sowohl für Fälle mit stärkster Rarefizierung im Angiogramm bei ausgedehnten tuberkulösen oder neoplastischen Prozessen mit schwerster Parenchymzerstörung als auch für jene Beispiele mit nur leichten oder mittelschweren Gefäßausfällen.

Untersucht man *Fälle mit leichten Veränderungen* im Angiogramm, so findet man im angioarchitektonischen Bild eine relativ gleichmäßig über das ganze Präparat verteilte Gefäßschädigung (Abb. 57). Die Auszählungen ergeben, daß in den histologischen Präparaten durchschnittlich 12—21% der Gefäßquerschnitte weitgehend eingeengt bzw. verschlossen sind.

Bei *mittelschweren Veränderungen* im Angiogramm (Abb. 58) fallen im angioarchitektonischen Bild schon stärkere Gefäßausfälle auf: Durchschnittlich 30 bis 47% der Gefäße sind im histologischen Präparat weitgehend eingeengt bzw. verschlossen.

Bei *schweren Veränderungen* im selektiven Angiogramm (Abb. 59) liegen im angioarchitektonischen Bild starke Gefäßausfälle vor. Sie betragen bei zahlreichen Auszählungen auf ganzen Präparatquerschnitten durchschnittlich 53—72%.

Bei *schwersten Veränderungen* im selektiven Angiogramm, die sich entweder in völlig fehlender Gefäßdarstellung oder in stärkster Rarefizierung der zentralen Segmentarterie zeigen (Abb. 60), sind im angioarchitektonischen Bild durchschnittlich 76—85% Gefäßausfälle zu erkennen.

Tabelle 1. *Verhältnis der offenen und verschlossenen Gefäße zur Gesamtzahl in den verschiedenen Präparaten der einzelnen Fälle.* (Die letzte Zahlenreihe gibt die statistische Sicherung an[1].)

	Gesamtzahl der Gefäße	Schweregrad der Parenchymveränderung	verschlossen	offen
Fall 1	68		28 (41,2%)	40 (58,8%) ± 5,9
(Heinz H.)	96	II	40 (41,6%)	56 (58,4%) ± 5,9
	44		18 (41,0%)	26 (59,0%) ± 7,2
	60		25 (41,7%)	35 (58,3%) ± 6,3
Fall 2	67	III	49 (73,0%)	18 (27,0%) ± 4,8
(Günther B.)	63	IV	49 (77,8%)	14 (22,2%) ± 5,2
	63	III—IV	47 (74,6%)	16 (25,4%) ± 5,4
Fall 3	93	IV	73 (78,5%)	20 (21,5%) ± 4,1
(Ilse R.)	100	IV	82 (82,0%)	18 (18,0%) ± 3,7
	86	II	40 (46,5%)	46 (53,5%) ± 5,3
	110	I	17 (15,5%)	93 (84,5%) ± 3,4
	114	I—II	16 (14,1%)	98 (85,9%) ± 3,2
Fall 4	48		21 (43,7%)	27 (56,3%) ± 7,1
(Else F.)	74		34 (45,9%)	40 (54,1%) ± 5,7
	104	II	48 (46,1%)	56 (53,9%) ± 4,8
	59		26 (44,0%)	33 (56,0%) ± 6,4
	81		37 (45,6%)	44 (54,4%) ± 5,4
Fall 5	68		52 (76,5%)	16 (23,5%) ± 5,0
(Elisabeth E.)	64		49 (76,6%)	15 (23,4%) ± 5,0
	67	IV	50 (74,6%)	17 (25,4%) ± 5,2
	70		53 (75,7%)	17 (24,3%) ± 5,0
Fall 6	83		8 (9,6%)	75 (90,4%) ± 3,1
(Ursula S.)	121	I	13 (10,7%)	108 (89,3%) ± 2,8
	116		12 (10,4%)	104 (89,6%) ± 2,8
Fall 7	143	IV	116 (81,2%)	27 (18,8%) ± 3,2
(Ludwig St.)	130	IV	106 (81,6%)	24 (18,4%) ± 3,3
	155	I	30 (19,4%)	125 (80,6%) ± 3,1
Fall 8	155		68 (43,9%)	87 (56,1%) ± 3,9
(Kurt G.)	143	II	62 (43,4%)	81 (56,6%) ± 4,1
	123		53 (43,1%)	70 (56,9%) ± 4,4
	56		42 (75,0%)	14 (25,0%) ± 5,7
Fall 9	102		78 (76,5%)	24 (23,5%) ± 4,2
(Christel F.)	77	IV	58 (75,4%)	19 (24.6%) ± 4,8
	65		52 (80,0%)	13 (20,0%) ± 5,0
	61		49 (80,4%)	12 (19,6%) ± 5,0
Fall 10	104		22 (21,1%)	82 (78,9%) ± 4,0
(Magdalene	127	I	26 (20,5%)	101 (79,5%) ± 3,5
K.)	94		18 (19,1%)	76 (80,9%) ± 4,0
Fall 11	104		6 (5,7%)	98 (94,3%) ± 2,2
(Albert G.)	76	I	4 (5,2%)	72 (94,8%) ± 2,54
	75		3 (4,0%)	72 (96,0%) ± 2,25
Fall 12	132		106 (80,3%)	26 (19,7%) ± 3,4
(Wilhelm G.)	135		111 (82,3%)	24 (17,7%) ± 3,2
	145	IV	123 (84,8%)	22 (15,2%) ± 2,9
	166		135 (81,4%)	31 (18,6%) ± 3,0

[1] Für die Ausarbeitung der statistischen Berechnungen sind wir Herrn Prof. Dr. K. SOLTH, Leiter der Abteilung für Biostatistik der Universität Marburg/L., sehr zu Dank verpflichtet.

Besonders eindrucksvoll sind die Fälle, bei denen im gleichen Präparat angiographisch faßbare, verschieden schwere Gefäßveränderungen nebeneinander erkennbar sind, da sich gerade bei ihnen ein signifikantes prozentuales Verhältnis für den jeweiligen Schädigungsgrad nachweisen läßt.

Bei der Auswertung dieser Befunde darf man auf Grund der beschriebenen morphologischen Veränderungen, der Gefäßmessungen und Gefäßauszählungen den Grad des Gefäßausfalles dem Grade der Parenchymschädigung gleichsetzen. Für den klinischen Gebrauch schlagen wir folgende Einteilung vor:

Diese Einteilung in 4 Parenchymschädigungsgrade ist willkürlich gewählt. Auf Grund der Befunde aus Angiogramm, Klinik und Morphologie hat sie sich jedoch als zweckmäßig erwiesen.

Mit dem Nachweis der Gefäßveränderungen im Bereiche der Lungenprozesse ergibt sich noch

Tabelle 2. *Durchschnittliches Verhältnis der offenen und verschlossenen Gefäße, bezogen auf den Gesamtquerschnitt des Präparates bei den verschiedenen Schweregraden des Parenchymschadens*

Parenchymschaden Grad	Zahl der Gefäße, bezogen auf den Gesamtquerschnitt des Präparates	
	verschlossen in %	offen in %
I	<25	75—100
II	26—50	50—74
III	51—75	25—49
IV	>75	<25

die Frage, ob diese Gefäßveränderungen mit der Ausdehnung der Lungenveränderungen übereinstimmen, d. h. ob sich die Gewebsbezirke des Lungengefäßausfalles mit den Bezirken der Lungenherde decken oder charakteristische größere Ausdehnungen annehmen. Die zur Klärung dieser Frage durchgeführten Untersuchungen und Messungen ergeben, daß bei allen Formen der unspezifischen und spezifischen, chronischen Entzündung und bei allen Geschwülsten in einem Abstand von 0,25 mm vom äußeren Rande des Herdes entfernt, alle Gefäße mit einem Durchmesser von über 150 μ offen, dagegen die Gefäße mit einem Durchmesser unter 150 μ erst im Abstand von 0,5 mm durchgängig sind. Als Ausnahmen sind vor allem die fibrosierten Lungenherde zu nennen, bei denen erst im Abstand von 0,5 mm die Gefäße mit einem Durchmesser über 150 μ und im Abstand von 1,2 mm alle Gefäße mit einem Durchmesser unter 150 μ durchgängig sind. Eine weitere Ausnahme bilden frische, unspezifische, abszedierende Lungenherde, bei denen die Einschmelzungsherde eine gewisse Größe erreicht haben müssen, um den Verschluß eines Gefäßes hervorzurufen. An unserem Untersuchungsgut konnten wir feststellen, daß bei frischen kleinen Abszeßherden unter 1 mm Durchmesser alle mittelgroßen und großen Gefäße praktisch keine Veränderung erfahren, selbst wenn sie mitten durch den Abszeßherd hindurchziehen.

Für den praktisch-klinischen Gebrauch bedeutet dies, daß die Ausdehnung der Veränderung des Angiogramms der Ausdehnung des Lungenprozesses gleichzusetzen ist.

Beim Vergleich unserer selektiven Angiogramme mit den Operationsbefunden, mit den makro- und mikroskopischen Präparaten ergibt sich, daß bei den Parenchymschäden Grad III und IV eine so schwerwiegende und ausgedehnte Schädigung vorliegt, daß der betroffene Lungenteil funktionell unbrauchbar erscheint, weshalb die operative Entfernung geboten ist. Beim Parenchymschaden Grad I ist die Schädigung so gering, daß die Erhaltung des betreffenden Lungenteiles nach Möglichkeit anzustreben ist. Der Parenchymschaden Grad II bildet einen Grenzfall. Die Schädigung kann hier noch so mäßig sein, daß die Erhaltung des Lungengewebes durchaus berechtigt erscheint. Sie kann jedoch auch schon eine solche Ausdehnung angenommen haben, daß selbst mit einer teilweisen Wiederherstellung der Funktion nur bedingt gerechnet werden kann, weshalb auch hier die operative Entfernung angezeigt sein kann.

Die Bestimmung des Parenchymschädigungsgrades aus Angiogramm und histologischem Präparat und die Anwendung bei der Indikationsstellung zu den Verfahren der Lungenteilresektionen soll in den folgenden Abschnitten gezeigt werden.

F. Die Lungenangiographie bei chirurgischen Lungenerkrankungen

I. Das Emphysem

Die Entwicklung der Lungenchirurgie steht in enger Wechselwirkung mit den großen Fortschritten der Analyse der Lungenfunktion. Restriktive und obstruktive Ventilationsstörungen bedingen eine wesentliche Begrenzung der Indikation zu operativen Eingriffen. Zur Feststellung einer Einschränkung der Ventilation ist die Spirometrie mit oder ohne Belastung, zur Untersuchung der Diffusionskapazität die kombinierte Analyse von Sauerstoff- und Kohlendioxydspannung in Alveolarluft und arteriellem System indiziert. Eine Störung der Zirkulation als selbständige Erkrankung der Lungengefäße oder als Folgeerscheinung von primären Lungenparenchymerkrankungen läßt sich mit den genannten Methoden nur als Bruttowert hinsichtlich der mehr oder weniger ungenügenden Sauerstoffversorgung feststellen, sie läßt sich aber nicht lokalisieren. Darin liegt der Vorzug der Angiographie. Sie bietet keinerlei Überlegenheit bei diffusen Veränderungen des Lungenparenchyms, bei denen Funktionsuntersuchungen der Ventilation und Diffusion mehr auszusagen vermögen. Das gilt insbesondere für das diffuse Lungenemphysem, das als seniles oder substantielles Emphysem auftritt, während herdförmige emphysematöse Umwandlungen des Lungenparenchyms spirometrisch nicht lokalisiert werden und bei der Bestimmung der Sauerstoffsättigung im arteriellen System höchstens als Partialinsuffizienz faßbar sind.

Bisher liegt noch keine einheitliche Klassifizierung des Emphysems der Lunge vor, das als alveoläres Emphysem definiert sein soll. In den letzten Jahren haben sich Giese, Meessen und die Knippingsche Schule, ebenso wie Rossier und seine Schule um eine solche Definition Verdienste erworben. Lottenbach hat vorgeschlagen, folgende Formen zu unterscheiden:

1. funktionelles Emphysem,
2. chronisch-substantielles Emphysem,
3. kompensatorisches Emphysem,
4. seniles Emphysem,
5. Emphysem bei Thoraxdeformität,
6. bullöses Emphysem.

Giese hat unter Zusammenfassung anatomischer und funktioneller Gesichtspunkte ein genuines, konstitutionelles und seniles Emphysem von einer Gruppe sekundärer Emphyseme abgegrenzt, unter denen das Obstruktionsemphysem, das Narbenemphysem, das perinoduläre Emphysem und das Überdehnungsemphysem besonders herausgestellt wurden.

Von diesen verschiedenen Emphysemformen sind chirurgisch unmittelbar bedeutsam das kompensatorische Emphysem, das Emphysem bei Thoraxdeformitäten und das bullöse Emphysem, während das funktionelle Emphysem, ebenso wie das senile und das chronisch substantielle auf Grund der durch sie hervorgerufenen Begrenzung der Operationsindikation für unabhängig von diesen strukturellen Veränderungen des Lungenparenchyms bestehende Lungenerkrankungen wichtig sind. Gleichwohl sind auch diese Störungen der Lungenfunktion mit funktionellen, also reversiblen, oder anatomisch fixierten Gefäßveränderungen verknüpft, die angiographisch faßbar sind.

Beim *funktionellen Emphysem*, das obstruktiven Charakter hat und beim Asthma oder bei der Bronchiolitis obliterans der Kleinkinder auftritt, sind funktionelle Engstellungen der Arteriolen und Capillarschwund bei überblähten Alveolen zu erwarten. Eigene angiographische Erfahrungen stehen uns hierfür nicht zur Verfügung. Rink hat eine gleichmäßige Engstellung der Segmentarterien bis herab zu den kleinsten Seitenzweigen gesehen. Der funktionelle Charakter dieser Engstellung kann durch die Gabe von Spasmolytica nachgewiesen werden, die in den Frühstadien eine Erweiterung des Querschnittes bewirkt.

Das chronisch substantielle Emphysem ist durch irreparable Parenchym- und Gefäßdefekte gekennzeichnet. Es kommt als idiopathische Form vorwiegend bei Männern im mittleren Lebensalter und als Folgezustand diffuser Parenchymerkrankungen wie Sarkoidose, chronische Bronchitis, Tuberkulose vor. Diese Form des Emphysems bewirkt am häufigsten eine Einschränkung der Operationsindikation wegen reduzierter Ventilation, gestörter Diffusion und in schweren Fällen wegen der Ausbildung eines Cor pulmonale. Angiographisch ist es gekennzeichnet durch eine beträchtliche Rarefizierung infolge der begleitenden Gefäßwandprozesse. Die Segmentarterie ist maximal gestreckt und enggestellt, ihre reduzierten Äste ragen besenreiserartig in den Lungenmantel hinein, die Winkel der subsegmentalen Aufzweigungen sind

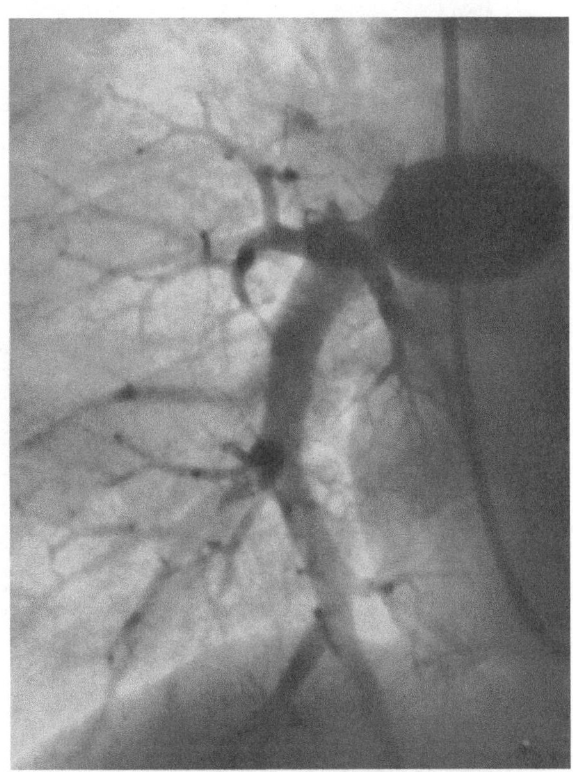

Abb. 13a—c. Angiographische Darstellung des Emphysems. Abb. 13a. Kompensatorische Überblähung des re. Mittel- und Unterlappens bei völliger Schrumpfung des re. Oberlappens. (Technik mit dem Katheter nach Dotter-Lukas)

erheblich vergrößert (Abb. 13a). Die Strömungsgeschwindigkeit des Kontrastmittels durch das Segment ist beträchtlich verlangsamt, aber immer noch rasch genug, um eine gleichzeitige Darstellung der arteriellen und venösen Phase auf einem Bilde möglich zu machen. Der Capillarschwund bewirkt, daß in den noch erhaltenen Capillaren die Strömungsgeschwindigkeit erhöht ist, so daß die Kontaktzeit zu kurz werden kann. Ventilationsstörungen durch Vergrößerung des Residualluftvolumens und Diffusionsstörungen durch verminderte Kontaktzeit tragen also zum Bild der resultierenden Hypoxämie bei, zu der sich in schweren Fällen eine Erhöhung der CO_2-Spannung im Blut hinzugesellt. Die Erhöhung des Strömungswiderstandes in der Lungenperipherie kann vom rechten Herzen nur unter Drucksteigerung bewältigt werden.

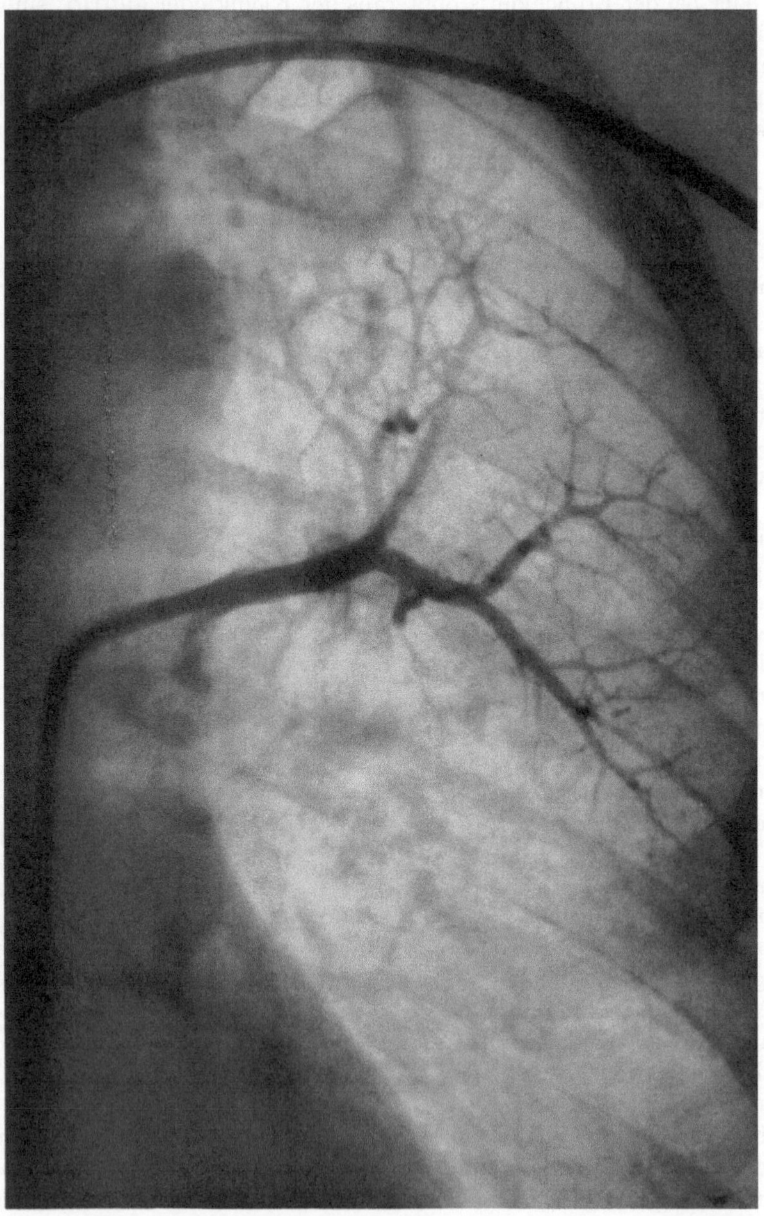

Abb. 13b. Perifokales Emphysem in der Umgebung einer Riesenkaverne in der linken Lungenspitze

Das kompensatorische Emphysem beruht auf der Überblähung einzelner Lungenanteile und ist besonders bei der Lungentuberkulose relativ häufig. Entsprechend der Stärke der Schrumpfung einzelner Segmente werden die benachbarten Segmente überdehnt. Angiographisch ist die kompensatorische Überblähung durch den gestreckten Gefäßverlauf gekennzeichnet, die Gefäße sind aber

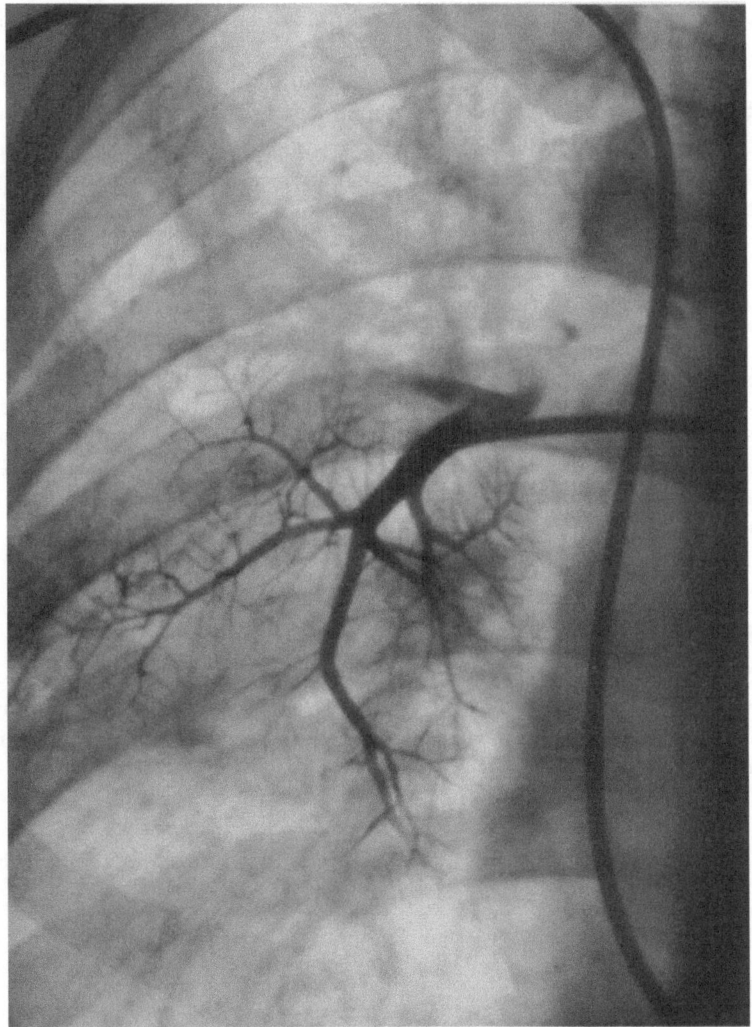

Abb. 13c. Substantielles Emphysem (mediales Subsegment des anterioren Oberlappensegmentes re.)

nicht enggestellt und nicht wesentlich rarefiziert, ihr Kaliber nimmt gleichmäßig zur Peripherie hin ab, die Strömungsgeschwindigkeit des Kontrastmittels ist nicht wesentlich verlangsamt. Eine Sonderform des kompensatorischen Emphysems ist *das perifokale Emphysem*. Es findet sich in der Nähe schrumpfender Herde, besonders deutlich ausgeprägt in der Umgebung von Kavernen, fibrocaseösen oder miliaren Streuherden (Abb. 13b, c). Auch bei der Silikose wird eine solche Emphysemform gesehen. Die Herde können zur ausgedehnten Zerstörung des Capillargebietes im Lungenmantel führen, so daß die capillare Füllungsphase ausbleibt. Die feineren Verzweigungen der Segmentarterie sind enggestellt, gestreckt und rarefiziert, sie zeigen eine deutliche Verbreiterung der Abgangswinkel.

Das senile Emphysem beruht auf einer Altersatrophie der Lungen, die GIESE als Atonie bezeichnet. Seine Abgrenzung vom substantiellen Emphysem ist, was die Funktionseinschränkung angeht, nur schwer möglich. Für die Diagnose ist die späte Manifestation maßgeblich, die bei reduzierten Anforderungen an die Lungenfunktion die Symptome der Ventilationsstörung weniger deutlich macht. Die angiographischen Befunde entsprechen denen beim substantiellen Emphysem.

Dieser Gesichtspunkt gilt auch für das *Emphysem bei Thoraxdeformierungen*, das tatsächlich ein auf die Seite der Lungendehnung begrenztes substantielles Emphysem darstellt. Bezüglich der pathogenetischen Faktoren, die aus einer Überdehnung schließlich ein substantielles Emphysem mit Veränderungen an Endothel, Alveolen, Interstitium und Arteriolen und Capillaren macht, sei auf die Zusammenfassung von LOTTENBACH verwiesen.

Das bullöse Emphysem ist vielfach von einer angeborenen Cystenlunge nicht zu unterscheiden. Ein wesentliches Merkmal der Differenzierung ist die späte Manifestation. Pathogenetisch spielen Ventilmechanismus mit exspiratorischer Verlegung eines peripheren Bronchus, auch z. B. durch einen endobronchial wachsenden Tumor eine Rolle. Möglich ist auch, daß erworbene oder angeborene Gewebsschwäche eine disponierende Rolle für die Lokalisation spielen.

Als Beispiel für eine produktive Lungentuberkulose mit ausgedehnten Streuherden in beiden Lungenflügeln und gleichzeitigem Emphysem sei folgender Fall dargestellt:

Beispiel 1: Ewald Do., Nr. 9216

Der Kranke wurde wegen einer seit September 1954 bekannten, offenen produktiv-exsudativen Lungentuberkulose mit kavernösem Zerfall in S^2 des rechten Oberlappens und in S^6 des linken Unterlappens und ausgedehnten Streuherden in beiden Lungenflügeln zur Resektion eingewiesen.

Lungendurchleuchtung und -aufnahme

Rechts: Spitzenschwiele, ganze Lunge kleinfleckig gezeichnet.

Links: Neben dem grobfleckigen Hilus erkennt man im 2. Intercostalraum vorne eine talergroße Aufhellungsfigur.

A.p.-Tomogramme beider Oberfelder

Rechts: In 7,5—9 cm Tiefe Verschattung des Spitzengebietes mit Ringfigur.

Links: Parahilär nierenförmige Aufhellung mit zartem Randwall.

Seitliche Tomogramme links

Im Bereich von S^6 erkennt man innerhalb einer fünfmarkstückgroßen, dichten Verschattung eine zehnpfennigstückgroße, zentrale Einschmelzung. Lateral und unterhalb davon liegt eine gänseeigroße Ringfigur. Kleine Herde in S^{1+2}.

Lungenfunktion

VK: 3560 ml = 87% des Soll. AGW: 111,5 l = 87% des Soll. Atemstoß: 1400 ml. Tiffeneau-Test: 44% der VK. Apn. Pause: 31″/21″.

Es liegt eine mäßige Einschränkung der Atemleistung vor, gegen eine Lappenresektion bestehen aber keine Bedenken.

Selektive Angiographie

Rechts: A^1, A^2 und A^3 zeigen eine typische Spreizung mit Fehlen der kleineren Gefäßverzweigungen, wie sie für ein ausgedehntes Emphysem charakteristisch ist.

Links: Die Unterlappensegmentarterien (A⁹ in Abb. 14) zeigen nur noch kurze, gewundene und dünne Ästchen mit stärkerer Spreizung der Gefäßabgänge und mangelhafter Darstellung der kleinsten Verzweigungen. Bezeichnend ist auch der zickzackförmige Verlauf der zentralen Hauptsegmentarterie.

Druckmessung im kleinen Kreislauf

p Pulmonalis: $+20/10$ mm Hg, p Ventrikel: $+20/0$ mm Hg, p Vorhof: $+5/0$ mm Hg.

Operation

Resektion des linken Unterlappens. — Aus dem Operationsbericht: Über S^6 finden sich besonders dichte Pleuraverwachsungen. Den derben Herd tastet man in S^6, die basalen Segmente sind emphysematös und enthalten reichlich derbe Knötchen.

Angiogramm des Operationspräparates

S^6 ist völlig geschrumpft und atelektatisch. Die dargestellten Gefäße gehören der basalen Segmentgruppe des Unterlappens an. Hier sieht man die gleichen Veränderungen wie im präoperativen Angiogramm: Streckung, Engstellung und Spreizung der spärlich vorhandenen kleinen Gefäßverzweigungen. Das Arterienbild gleicht einem entlaubten Baum. In der Mitte des Präparates erkennt man die im präoperativen Angiogramm dargestellte Verzweigung von A^9.

Pathologisch-anatomischer Befund

a) *Makroskopisch:* Auf dem Schnitt, der durch S^6 und S^9 geht, erkennt man, daß fast das ganze S^6 von einer überpflaumengroßen, dickwandigen Kaverne eingenommen wird. Nach S^8 zu liegt ein haselnußgroßer fibrocaseöser Herd. Die basalen Unterlappensegmente, besonders aber S^9 und S^{10}, sind von zahlreichen hirsekorngroßen Knötchen durchsetzt. Das umgebende Lungengewebe erscheint bereits makroskopisch emphysematös. Die angiographisch dargestellte Arterie zum laterobasalen Segment A^9 ist auch im makroskopischen Präparat erkennbar.

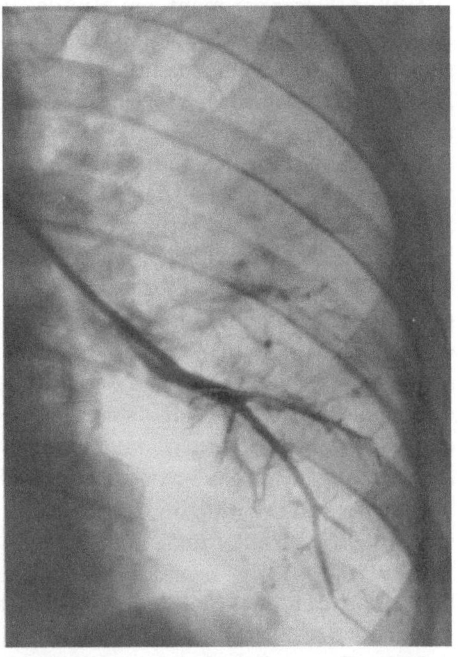

Abb. 14. Latero-basale Segmentarterie A⁹ des li. Unterlappens. Die Arterie zeigt beträchtliche Rarefizierung, Engstellung, zick-zack-förmigen Verlauf und Spreizung der wenigen, noch vorhandenen kleinen Seitenäste

b) *Mikroskopisch:* Schnitte aus dem latero-basalen Segment S^9 zeigen neben wechselnd großen fibro-caseösen Herden ein ausgeprägtes perifokales Emphysem. A^9 zeigt halbmondförmiges Intimapolster mit wechselnd starker Lumeneinengung und einer umschriebenen Fibrose des periarteriellen Gewebes.

II. Die Atelektase[1]

Bei der Feststellung von segment- oder lappenförmigen Atelektasen (Dystelektase, akute Nichtbelüftung der Lunge, SPAIN, 1950) interessiert neben der Klärung ihrer Ätiologie vor allem die Frage, ob sie reversibel sind. Im Laufe der Entwicklung einer Atelektase wird der Blutdurchfluß durch diesen Lungenteil zunehmend gedrosselt. Bei der *akuten Atelektase* vermischt sich das die nicht ventilierten Lungenteile durchfließende venöse Blut mit dem arterialisierten Blut aus den gesunden

---

[1] Die Problematik des Begriffs „Atelektase" kann im Rahmen der vorliegenden Monographie nicht diskutiert werden. Wir verweisen auf W. LÖFFLER, Handbuch der Inneren Medizin, Bd. IV/2, Berlin-Göttingen-Heidelberg: Springer 1956.

Lungenteilen, so daß die Sauerstoffsättigung des arteriellen Blutes entsprechend dem Größenverhältnis akut atelektatischer und normal belüfteter Lungenteile mehr oder weniger reduziert sein kann.

Das arterielle Sauerstoff-Defizit ist bei der akuten Atelektase verhältnismäßig am stärksten ausgeprägt, es nimmt in dem Maße ab, wie der Blutdurchfluß durch die atelektatischen Lungenteile mit der Zeit gedrosselt wird. Daß eine akut atelektatische Lunge in normaler Weise durchströmt wird, zeigten BJÖRK und SALEN (1950) im Tierexperiment am Hunde, indem sie eine vollständige Atelektase einer Lunge mit Hilfe des Doppellumenkatheters nach CARLENS hervorriefen und eine gezielte Angiokardio-Pneumographie durch einen Herzkatheter ausführten. Die Äste der Lungenarterie stellten sich auf der ventilierten wie auf der nicht ventilierten Seite in gleicher Weise dar, das Capillarbett blieb auch in der atelektatischen Lunge offen und wurde in beiden Lungenflügeln in der gleichen Zeit vom Kontrastmittel durchströmt. Gleichzeitg bestand ein deutliches arterielles Sauerstoff-Defizit als Folge der relativ großen Blutmenge, die durch die atelektatische Lunge hindurchfloß, ohne arterialisiert zu werden.

Bei der „*chronischen Atelektase*", hervorgerufen durch operativen Verschluß eines Hauptbronchus im Tierexperiment, nimmt die Durchblutung mit der Zeit (1, 3, 6, 12, 24 Tage; 1–8 Monate p. op.) immer mehr ab, wie angiopneumographisch nachgewiesen wurde (BJÖRK und SALEN 1950). Entsprechend geht die Größe des arteriellen Sauerstoff-Defizits zurück, da ein Lungenflügel die volle Oxygenisierung des Blutes weitgehend übernehmen kann, wenn der andere Lungenflügel nicht durchströmt wird. Außerdem kann durch Vergleichsmessungen der beiden Lungenarterien-Hauptstämme im Angiogramm gezeigt werden, daß die größeren Äste der zur atelektatischen Lunge führenden Arterie immer enger gestellt werden. Das Blut wird z. T. in normal belüftete Lungenbezirke umgeleitet, z. T. fließt es langsam durch das Capillargebiet der atelektatischen Lunge ab. 1953 wies BJÖRK mit Hilfe der Formeln von KEELEY und GIBSON (1942) auch am Menschen nach, daß die Lunge bei akuter Atelektase in normaler Weise durchströmt wird. In 2 Fällen von Totalatelektase der rechten Lunge, die erst seit einer Stunde bestand, fand er, daß noch 48% bzw. 42% des Gesamtblutdurchflusses beider Lungen die atelektatische rechte Lunge passierte. Bei einer seit $1^1/_2$ Monaten bestehenden Lappenatelektase infolge tuberkulöser Bronchusstenose dagegen war der berechnete Blutdurchfluß durch diesen Lappen gleich Null. Das gleiche Ergebnis fand sich bei der zerstörten Lunge. *Innerhalb dieser Zeit ($1^1/_2$ Monate) kann sich also je nach Grundkrankheit das Schicksal eines atelektatischen Lungenteiles entscheiden.* Die Splenisation läßt sich angiographisch durch mangelhafte Ausprägung oder völligen Verlust der Darstellbarkeit der capillaren Füllungsphase nachweisen.

Bei pneumonischen Prozessen wird der Blutstrom von den entzündlich veränderten Alveolarbezirken in gesunde Lungenteile umgeleitet, die Segmentarterien werden eng gestellt, ihre Verzweigungen sind dünn und spärlich, die Lungenperipherie erscheint schließlich ihrer Gefäße völlig beraubt, während die Hauptblutmenge durch gesunde Lungenlappen abfließt. Zweifellos besteht auch hier ein funktioneller Zusammenhang mit der Zeit, d. h. je länger der pneumonische Prozeß besteht, um so spärlicher wird die Durchblutung.

Ist der Alveolarkreislauf weitgehend zerstört, der Lungenteil induriert, so kann selbstverständlich mit einer restlosen Wiederausdehnung und vor allem funktionellen Wiederherstellung auch nach Teilentfaltung nicht mehr gerechnet werden. Die chronische Induration läßt sich angiographisch mit großer Sicherheit nachweisen, wie BOLT, FORSSMANN und RINK gezeigt haben. *Da die Gefäßveränderungen dem Grade der Parenchymdegeneration genau parallel laufen, kann man auf Grund des angiographischen Bildes entscheiden, ob ein indurierter Lungenbezirk funktionell wertlos ist oder nicht.* Dieser Gesichtspunkt ist bei der Indikationsstellung zu Lungenteilresektionen sehr wichtig. RINK machte auch darauf aufmerksam, daß das Angiogramm Schlüsse über die Art der Entstehung der Atelektase zuläßt: Bei Atelektasen durch Schrumpfung des Parenchyms auf dem Boden spezifischer oder unspezifischer Streuherde findet man eine mehr knäuelförmige Anordnung der Reste des Gefäßsystems mit vielfachen korkzieherartigen Windungen und Kalibersprüngen. Das terminale Gefäßnetz ist völlig zerstört. Die Atelektase infolge eines primären Bronchusverschlusses (Fremdkörper, tuberkulöse Bronchusstenose) führt zu einer mehr gleichmäßigen Schrumpfung des Parenchyms, die rarefizierten Gefäße nähern sich einander unter erheblicher Verkleinerung ihrer Abgangswinkel (Büschelung). Die sekundär einsetzende Karnifizierung zerstört das periphere Gefäßnetz, so daß die capillare Füllungsphase ausbleibt, während die zentralen enggestellten Gefäßabschnitte länger erhalten bleiben.

Atelektase nach Bronchusabriß

Beispiel 2: Kurt G., Nr. 2265/57

Der 20jährige Kranke erhielt am 7. 7. 1957 durch einen umstürzenden Betonmast einen heftigen Schlag in den Rücken. Bei der Krankenhausaufnahme stellte man mehrere Frakturen und einen Bronchusabriß links fest. Die Einweisung in unsere Klinik erfolgte 3 Monate später zur operativen Versorgung der Bronchusruptur.

Thoraxdurchleuchtung und -aufnahme
Totalatelektase der linken Lunge mit Pleuraerguß.

Schichtaufnahmen
In 9 cm Tiefe sind Bifurkation und linker Bronchus deutlich erkennbar. Der linke Hauptbronchus bricht nach einem Verlaufe von 3 cm unvermittelt ab.

Lungenfunktion
VK: 1930 ml = 44,7% des Soll. AGW: 52,6 l = 44,3% des Soll. Apn. Pause: 7/8″. PaO$_2$: 78 mm Hg.

Präoperatives Angiogramm (Abb. 15)
Der Arterienbaum der linken Lunge ist unter einem gut 3 Querfinger breiten Pneumothorax angiographisch dargestellt. Im Bereiche von S² und S³ sieht man kleinste Gefäßaufzweigungen bis zur Lungenperipherie, aber auch eine mäßige Rarefizierung. Der Lungenmantel ist diffus mit Kontrastmittel angefärbt. Deutliche Darstellung des venösen Rückflusses. Gefäßabbrüche sind nicht erkennbar. Infolge des Lungenkollapses ist die

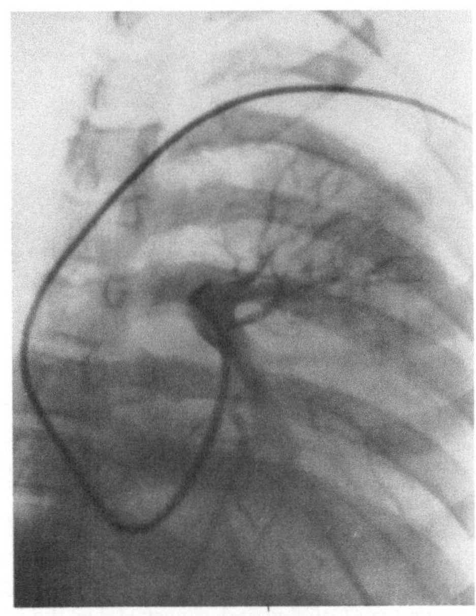

Abb. 15. Präoperatives Angiogramm mit mäßiger Rarefizierung und Verlangsamung des Kontrastmitteldurchflusses

Strömungsgeschwindigkeit des Kontrastmittels verlangsamt, die Gefäße erscheinen zusammengelagert. Außerdem fällt die nicht ganz kontinuierliche, bogenförmige Ausbreitung der Seitenäste auf. Sie lassen an manchen Stellen geringe Richtungsänderungen und Kaliberschwankungen erkennen. Die gleichen Veränderungen sind im Bereiche der Lingula und der basalen Segmente des Unterlappens nachweisbar. Hier ist jedoch die Gefäßdarstellung durch die Verschwartung nicht so deutlich.

Operation

In intratrachealer Narkose postero-laterale Thorakotomie links im 5. ICR. Nach Lösung starker Pleuraverwachsungen werden mehrere abgekapselte Pleuraergüsse abgesaugt. Die linke Lunge ist total atelektatisch, sie ist mit einer derben Schwiele überzogen. Im Bereiche des quer durchrissenen Hauptbronchus wird ein taubeneigroßer Absceß eröffnet und abgesaugt. Nach Eröffnung des durch Granulationsgewebe verschlossenen distalen Bronchusstumpfes entleert sich aus dem Bronchialsystem der kollabierten Lunge massenhaft dickrahmiger Eiter. Deshalb linksseitige Pneumonektomie.

Postoperatives Angiogramm

Die Lunge ist gleichmäßig kollabiert, weshalb die Gefäße mit größeren Kalibern bis zum Lungenmantel durchlaufen. Im allgemeinen ist eine geringe Rarefizierung erkennbar. In S^8 und S^9 des Unterlappens sind aber noch kleinere Seitenäste erhalten. Die Abgangswinkel der Gefäße sind infolge des Kollapses in der überwiegenden Zahl fast rechtwinklig.

An Hand der Angiogramme muß ein Parenchymschädigungsgrad II angenommen werden.

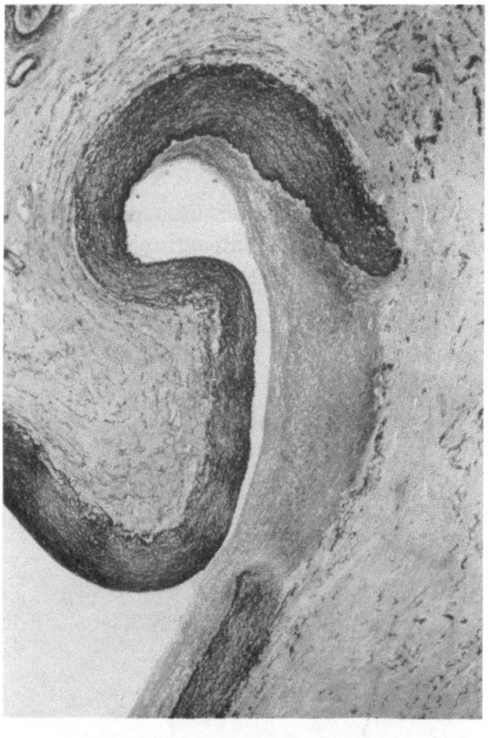

Pathologisch-anatomischer Befund

a) *Makroskopisch:* Älterer Abriß des linken Hauptbronchus mit hochgradiger Schrumpfung der linken Lunge bis auf Doppeltmannsfaustgröße. Chronische Bronchitis und Peribronchitis. Multiple Absceßbildungen. Herdförmige chronische Pneumonie.

b) *Mikroskopisch:* Gut belüftetes Lungengewebe ist nicht mehr vorhanden. Atelektatische und ödematös durchtränkte Lungenabschnitte wechseln mit chronisch-pneumonischen Bezirken ab. Im Vordergrund stehen multiple Absceßbildungen, die in der Hauptsache von den prall mit Eiter ausgefüllten und z. T. zerstörten Bronchen ausgehen.

Die Untersuchung der Gefäße ergibt in den atelektatischen und ödematös durchtränkten Lungenbezirken *keine* Gefäßveränderungen. Dagegen fällt im Bereiche der Einschmelzungsherde und der sie umgebenden chronisch-pneumonischen und fibrosierten Lungenbezirke eine starke Verbreiterung der Adventitia aller Gefäße auf. Die Media ist im Bereiche der Entzündung bei mittelgroßen und großen Arterien und Venen aufgelockert und verdickt, spärlich zellig durchsetzt. Stellenweise erkennt man Aufsplitterungen der elastischen Fasern. Im Vordergrund der Gefäßveränderungen stehen die zwischen Endothel und Elastica interna vorhandenen Zellwucherungen, die aus längsovalen oder spindeligen Zellen, Leukocyten und Rundzellen bestehen. Gelegentlich sind diese Intimaproliferationen ödematös durchtränkt.

Abb. 16. Vollständige Wandunterbrechung und Ersatz durch zellreiches, elasticaarmes Narbengewebe in Absceß-Nachbarschaft mit anschließendem Intimapolster. Elastica-van Gieson. Vergr. 1 : 23

Die Durchsicht sämtlicher Präparate ergibt, daß die kleinen Gefäße innerhalb der größeren Abscesse zerstört und ihre Reste nur noch in Elasticaschnitten nachweisbar sind. Die mittelgroßen Arterien und Venen zeigen innerhalb der Abscesse wie auch in den fibrosierten Randgebieten durchweg eine durch die Intimaproliferation bedingte, erhebliche Einengung des Lumens. An den großen Arterien und Venen sind in unmittelbarer Nachbarschaft abgekapselter, größerer Abscesse teilweise Wandzerstörungen mit narbiger Ausheilung sowie auch in Organisation befindliche Thromben erkennbar (Abb. 16).

Die *Gefäßzählung* ergibt, daß über 50% der Gefäße offen sind (Parenchymschädigungsgrad II).

Die morphologischen Untersuchungen zeigen, daß es sich um einen mittelschweren Parenchymschaden handelt. Die Erhaltung der linken Lunge war nicht mehr möglich.

Atelektase durch Bronchusverschluß

Beispiel 3: Erhard Sei., Nr. 8739

Der 23jährige Kranke wurde wegen einer seit 1950 bekannten, aktiven, offenen, linksseitigen, produktiven und exsudativen Lungentuberkulose nach Resektion von S^6 links und Rekavernisierung in der basalen Segmentgruppe des linken Unterlappens zur Operation eingewiesen.

Lungendurchleuchtung und -aufnahme

Rechts: Einzelne, gut abgesetzte Fleckschatten.

Links: Homogene Verschleierung des Unterfeldes mit Zwerchfellhochstand und dichter Hiluszeichnung.

Schichtaufnahmen links

Innerhalb der schleierartigen Verschattung des Unterfeldes erkennt man in 9—10 cm Tiefe in Hilushöhe ein dichtes Schattengebilde mit walnußgroßer Aufhellung.

Lungenfunktion

VK: 3900 ml = 91% des Soll.
AGW: 126 1 = 127% des Soll.
Atemstoß: 2700 ml. Tiffeneau-Test: 69% der VK. Apn. Pause: 23″/16″.

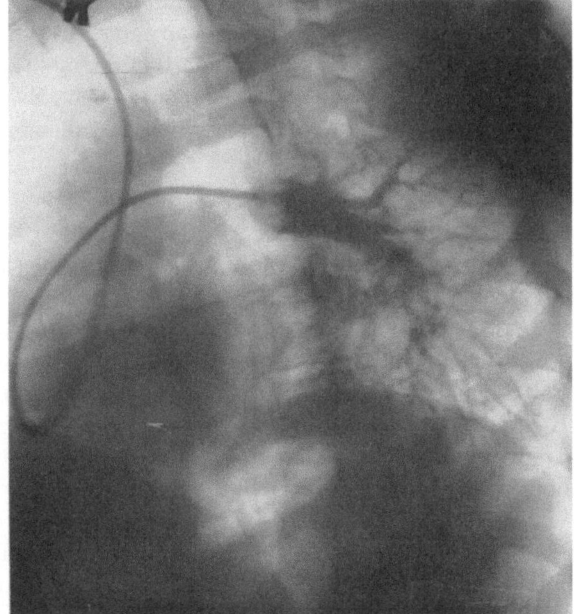

Abb. 17. Selektives Angiogramm der basalen Segmentgruppe links (halbschräg)

Die Prüfung der Lungenfunktion ergab keine Bedenken gegen eine zweite Resektion.

Selektive Angiographie links

A^6 fehlt. Die Arterien zu den basalen Unterlappensegmenten zeigen starke Windungen und Verziehungen ihres Verlaufes. Von den größeren Stämmen gehen nur unregelmäßig gestaltete und unscharf konturierte spärliche Seitenäste ab. Besonders deutlich sind diese Veränderungen auf der Aufnahme im schrägen Durchmesser (Abb. 17). Bei der Durchleuchtung erkennt man, daß der Kontrastmittelstrom extrem verlangsamt ist.

Operation

Resektion der basalen Unterlappensegmente. Infolge der vorausgegangenen Segmentresektion sind die Pleurablätter überall flächenhaft schwielig verwachsen, so daß die Auslösung der völlig atelektatischen basalen Segmentgruppe technisch schwierig und größtenteils nur extrapleural möglich ist. Einzelheiten sind in den geschrumpften basalen Segmenten nicht durchzutasten.

Pathologisch-anatomischer Befund

a) *Makroskopisch:* Das Lungengewebe ist völlig atelektatisch und von fester Konsistenz. Dicht unter der stark verschwarteten Resektionsfläche erkennt man eine kirschgroße, von nekrotischen Massen ausgekleidete Höhle. In der Umgebung finden sich kleinere, teilweise konfluierende käsige Herde.

b) *Mikroskopisch:* Histologisch entspricht die Höhle einem erweiterten Bronchus, dessen Schleimhaut teilweise zerstört ist. Im Lumen liegen Teile von Zwirnsfäden. Das umgebende Lungengewebe ist weitgehend induriert. Die makroskopisch als käsige Herde erscheinenden Bezirke erweisen sich mikroskopisch als spezifisches Granulationsgewebe mit zentraler Nekrose. Im Bereich der bindegewebigen Resektionsfläche sieht man mit Schleim gefüllte Bronchialäste und reaktionslos eingeheilte Unterbindungsfäden. Die kleineren Gefäße sind weitgehend obliteriert, die größeren Gefäße zeigen beet-, halbmond- oder ringförmige Intimapolster.

Bei der ersten Operation war es offenbar nicht gelungen, das erkrankte Segment (S⁶) genau in der Intersegmentebene auszulösen, da der spezifische Prozeß schon auf die basale Segmentgruppe übergegriffen hatte. Wahrscheinlich infolge der Unterbindung kleinerer Bronchen in den Segmenten des Restlappens entwickelte sich eine Atelektase und Induration, angiographisch erkennbar an dem vielfach gewundenen Verlauf der rarefizierten Segmentarterien, die ein wirres Durcheinander zu bilden scheinen. Bei einem solchen Bilde wäre eine Dekortikation sinnlos, da das Lungengewebe durch die weitgehende Zerstörung der Alveolen nicht mehr funktionsfähig ist.

Die histologischen Gefäßveränderungen bei der Atelektase

Die morphologischen Veränderungen an den Gefäßen werden von den Grund- und Begleitkrankheiten bestimmt.

In den nicht krankhaft veränderten Lungenbezirken und im Gebiet von ödematösen Durchtränkungen, hämorrhagischen Überschwemmungen sowie umschriebenen frischen Atelektasen sind *keine* Gefäßveränderungen nachweisbar. Im Bereich größeren, eitrigen Gewebszerfalles sind alle Lungengefäße zerstört. In der unmittelbaren Umgebung abscedierender Prozesse und im Gebiet chronisch-pneumonischer Lungenveränderungen und fibrosierter Herde bestehen die stärksten Gefäßveränderungen. Neben mäßiger und nur stellenweise erkennbarer Verbreiterung der Media mit Aufsplitterung und teilweiser Zerstörung der elastischen Elemente, findet sich nicht selten eine stärkere Verbreiterung der Adventitia mit Durchwanderung von polymorphkernigen Leukocyten und Rundzellen.

Die wichtigsten Gefäßveränderungen stellen die subendothelialen Intimaproliferationen dar, die sich aus spindeligen und ovalen Zellen, Rundzellen und vor allem polymorphkernigen Leukocyten zusammensetzen. Dadurch werden die kleinen Gefäße verschlossen, die mittelgroßen Arterien und Venen vor allem auch im Bereich der kleineren Absceßherde häufig stark, nicht selten bis auf Capillarweite eingeengt.

An den großen Arterien und Venen führen die beet-, halbmond- oder ringförmigen Intimapolster vorwiegend im Bereich entzündlicher oder narbig veränderter Lungenbezirke zu einer deutlichen Einengung des Lumens. Vereinzelt sind narbig ausgeheilte Zerstörungen der Gefäßwand oder Reste organisierter Thromben mit Einengung des Lumens erkennbar.

Bei schwersten Lungenparenchymveränderungen sind die kleinen Gefäße größtenteils verschlossen. Die mittelgroßen Arterien und Venen sind besonders im Bereiche der bindegewebigen Narben stark eingeengt, häufig ganz verschlossen. Viele obliterierte Gefäße sind strukturell so stark verändert, daß sie nur in Elasticaschnitten zu identifizieren sind.

III. Die chronische Lungentuberkulose

Die bei der Lungentuberkulose in ihren verschiedenen Stadien auftretenden anatomischen Gefäßveränderungen sind seit langem bekannt. Sie standen aber bis in die neueste Zeit hinein nicht im Mittelpunkt des Interesses. Wir verweisen auf die bekannten Monographien von HÜBSCHMANN (1928 u. 1956); PAGEL und HENKE (1930); FISHBERG (1932); MEDLAR (1955). Hämatogen entstandene, primäre, spezifische Veränderungen der Lungengefäße spielen wegen ihrer Seltenheit in diesem Zusammenhang keine wichtige Rolle. *Die für die angiographische Diagnostik bei der chronischen Lungentuberkulose verantwortlichen Gefäßveränderungen sind sekundärer und häufig unspezifischer Natur. Sie entstehen als Reaktion auf den in der Umgebung der Gefäße ablaufenden Parenchymprozeß und erlauben es, aus den angiographischen Veränderungen Schlüsse auf die Ausdehnung und die Stärke der Veränderungen des Lungengewebes zu ziehen.*

Zunächst soll ein kurzer Überblick über die in der neuen Literatur beschriebenen Veränderungen der Gefäße bei der Lungentuberkulose gegeben werden. BRENNER (1935) deutete die bei der Sektion gefundenen Veränderungen der kleinen Arterien in der Umgebung von verkäsenden und produktiven Herden als Endarteriitis obliterans. BIRKELO und BROSIUS (1938) konnten durch Röntgenuntersuchungen an Sektionslungen zeigen, daß durch den spezifischen Parenchymprozeß verursachte Gefäßveränderungen genau dem regionären Ausmaß der spezifischen Parenchymerkrankung entsprechen. CHARR und SAVACOOL (1940) entnahmen bei der Sektion das ganze Herz-Lungen-Präparat, injizierten die Lungengefäße mit Barium und fertigten Röntgenaufnahmen des Präparates an. Sie fanden große Verschiedenheiten der Gefäßausbreitung in der Umgebung tuberkulöser Kavernen. Ältere spezifische Herde waren sehr gefäßarm, jüngere gefäßreich. Die Zerstörung der Capillaren und Arteriolen und die Einengung der größeren Arterien hatten beträchtliche Ausmaße erreicht, wenn die fibröse Parenchymdegeneration länger als 5 Jahre bestand. GOLDBERG (1942) fand in käsig-pneumonischen Lungenbezirken eine obliterierende Endarteriitis. Ihr Zustandekommen erklärte er durch ein Ödem der Gefäßwand mit Proliferation der Intima oder durch eine käsige Coagulation im Lumen der Gefäße. TERPLAN (1945) bezeichnete die Veränderungen der Arterien in der Nähe spezifischer Herde ebenfalls als Endarteriitis. Er war der Ansicht, daß die konzentrische Einengung des Gefäßlumens durch eine Intimaproliferation bedingt sei, die aber nicht spezifischen Ursprunges zu sein braucht, sondern sich ebenso als reaktive Veränderung der Gefäßwand infolge des lange aufrecht erhaltenen Kollapses, der Induration und der andauernden Drosselung des lokalen Kreislaufes deuten läßt. Durch Injektion mit jodiertem Öl wiesen GORDON, ZINN und PRATT (1951) nach, daß lokalisierte spezifische Prozesse (Tuberkulom, Kaverne) auch nur streng lokalisierte Gefäßveränderungen in Form von Rarefizierung bzw. völligem Fehlen der Gefäßfüllung im befallenen Parenchymbezirk verursachen. Bei der narbigen Umwandlung ganzer Lungenteile waren schwere

Schäden am Gefäßsystem mit völligem Verschluß der kleinen Gefäße zu erkennen. DENST, HURST und DRESSLER (1951) untersuchten die Operationspräparate von 85 Kranken, bei denen wegen einer Tuberkulose Lungenresektionen ausgeführt worden waren. Der größte Teil der Kranken hatte eine jahrelange Behandlung mit reversiblen oder irreversiblen Kollapsmethoden hinter sich. Als früheste Veränderungen an den Gefäßen stellten sie eine Schwellung oder Streckung der inneren Elasticaschicht fest. Die Media war weniger häufig und weniger schwer verändert. Die größeren Arterien zeigten relativ geringe Schädigungen, die stärksten Veränderungen fanden sich an den kleinen und kleinsten Arterien und Venen. In der Nähe von spezifischen Herden waren sie durch faserarmes, häufig lymphocytär infiltriertes Granulationsgewebe verschlossen. Die kleinen Gefäße in kollabiertem, sonst aber normalem Lungengewebe zeigten weniger auffallende, aber sichere Veränderungen, die meist in einer mäßigen Fibrose der Intima oder in einer Verbreiterung der Adventitia bestanden. Spezifische Veränderungen der Gefäßwand waren relativ selten. Nicht nur in unmittelbarer Nachbarschaft größerer spezifischer Herde, sondern auch in weiter entfernten Lungenpartien, die keine spezifischen Veränderungen aufwiesen, fanden sich die beschriebenen Gefäßwandprozesse. *Die pathologisch-anatomischen Veränderungen des Parenchyms und der Gefäße waren durchweg viel schwerer, als man nach den präoperativen Röntgenbefunden hätte annehmen können.* BARRETT, MASAKI und DAY (1954) konnten zeigen, daß die im postoperativen Angiogramm erkennbaren Gefäßveränderungen auch histologisch zu erkennen waren und durch den spezifischen Parenchymprozeß ausgelöst werden. VLEET und EDWARDS (1954) fanden bei der Untersuchung von Sektionslungen bei Tuberkulose verschiedene Veränderungen an den Gefäßen, je nachdem, ob sich die Gefäße innerhalb der spezifischen Herde, in ihrer unmittelbaren Umgebung oder in nicht befallenen Teilen der Lunge ausbreiteten. Innerhalb der tuberkulösen Herde zeigten die Arterien als früheste Veränderungen Infiltrate aus polymorphkernigen Leukocyten und Lymphocyten, verbunden mit einer Zunahme des fibrösen Bindegewebes und Thrombosen. Die kleinen Arterien waren ganz oder teilweise durch Bindegewebe verschlossen, das in manchen Fällen noch gefäßreich, in anderen Fällen dicht und gefäßarm war. Die Gefäßverbindungen in unmittelbarer Nachbarschaft der spezifischen Parenchymprozesse waren hauptsächlich proliferativen Charakters und betrafen vor allem die Intima. Sichere spezifische Gefäßwandveränderungen waren selten, selbst in unmittelbarer Nachbarschaft größerer spezifischer Herde. In den Lungenteilen, die nicht von der Tuberkulose befallen waren, fanden sich keine Veränderungen der Gefäße. CICERO, DEL CASTILLO, FERNANDEZ und MOULUN (1955) stellten die Veränderungen im prä- und postoperativen Angiogramm den histologischen Befunden bei der Sektion gegenüber. Es handelte sich dabei um weit fortgeschrittene Fälle, die in extremis angiopneumographisch untersucht wurden. Als wesentlichste Kennzeichen der Parenchymschädigung durch den spezifischen Prozeß wurden folgende Veränderungen aufgefaßt: Verminderte arterielle Zirkulation besonders in der Nähe relativ frischer Prozesse, Füllungsausfälle an Segment- und Subsegmentarterien, Zerstörung der normalen Architektur des Lungengefäßbaumes, Verziehungen der Gefäße und verminderte Vascularisation nach kollapstherapeutischen Maßnahmen. Im histologischen Präparat fanden sie in den entsprechenden Lungenteilen eine schwere indurative Umwandlung des Parenchyms mit fibrotischen Wandveränderungen der Gefäße.

Mit Hilfe der *Angiopneumographie* versuchte man schon relativ früh, Anhaltspunkte für die Ausdehnung des spezifischen Prozesses und die Schwere der Funktionsschädigung des Parenchyms zu gewinnen. DE CARVALHO, MONIZ und LIMA
zeigten schon 1933, daß die Strömungsgeschwindigkeit des mit Kontrastmittel vermischten Blutes durch spezifisch veränderte Lungenteile verlangsamt ist, daß
diese Lungenteile einen verminderten Blutdurchfluß haben und daß der Pneumothorax die Durchblutung der Lunge entsprechend dem Grade des Kollapses dros-
selt. 1936 konnten AMEUILLE, RONNEAUX, HINAULT und DEGREZ über angiopneumographische Untersuchungen bei 65 Kranken, größtenteils mit Lungentuberkulose, berichten. Sie wiesen schon darauf hin, daß der Grad der Verarmung des
Lungenarterienbaumes an Seitenzweigen Rückschlüsse auf die Schwere und Ausdehnung der zugrunde liegenden Parenchymveränderungen zuläßt. 1951 faßten
ROBB und STEINBERG ihre Erfahrungen an 91 Kranken mit Lungentuberkulose zusammen. Sie fanden auf Grund des Vergleiches der Gefäßdarstellung normaler und
spezifisch erkrankter Lungenteile Veränderungen im Kaliber, in der Stärke und
der Geschwindigkeit der Kontrastmittelfüllung, in der Lage und der Konfiguration des Lungenarterienbaumes im Bereiche des erkrankten Parenchyms. Der
Grad der Vascularisierung hängt aufs engste mit der Entwicklung des spezifischen
Prozesses zusammen. Endzustand ist der einseitige „Fibrothorax" mit starker
Verlagerung der Mediastinalorgane und praktisch fehlender Durchblutung der zerstörten Lunge. Nach der Auflassung eines Pneumothorax fanden sie eine beträchtliche Verminderung der Durchblutung, entsprechend der Schwere des Funktions-
verlustes durch die bindegewebige Degeneration des Parenchyms. Diese Befunde
wurden hauptsächlich durch französische Autoren vielfach bestätigt und erweitert:
BOURGEOIS, DURAND, V. DUPONT, HATT und CARAMANIAN (1949, 1950) benutzten die Angiopneumographie zur Feststellung der Vascularisierung spezifisch veränderter Lungenteile, um Anhaltspunkte für die Wirksamkeit von parenteral gegebenen Antibiotica zu gewinnen. ISRAEL, HERTZOG und PERSONNE (1952) zeigten,
daß die Angiopneumographie für die Beurteilung der Lungenfunktion ausgewertet
werden kann: Sind die Gefäßkonturen im Angiopneumogramm unscharf und verwaschen, stellt sich die Gefäßzeichnung in einem Lappen im Vergleich zu normalen Lungenteilen weniger kontrastdicht dar, so darf man daraus auf eine
Funktionsschädigung des Parenchyms schließen. Das Blut wird von solchen
schlecht ventilierten Lungenbezirken abgeleitet. Dadurch wird vermieden, daß
ein Teil der Zirkulation in Lungengebieten verlorengeht, in denen das Blut
nicht genügend mit Sauerstoff versorgt werden kann (v. EULER und LILJESTRAND
1946).

Einen großen Fortschritt bedeutet die von BOLT und RINK eingeführte selektive
Angiographie der Lunge auch für die Beurteilung und Behandlung der Tuberkulose,
besonders im Hinblick auf die Indikationsstellung zu operativen Eingriffen. Durch
diese Technik gelingt es, die Gefäßveränderungen sehr viel deutlicher darzustellen
und daraus Rückschlüsse auf den anatomischen und funktionellen Zustand des
Parenchyms zu ziehen, worauf BOLT und RINK in vielen Arbeiten hingewiesen
haben. An Hand typischer Beispiele soll gezeigt werden, wie diese Veränderungen
im Angiogramm zustandekommen und welche Bedeutung sie für die Indikationsstellung zu chirurgischen Eingriffen haben.

1. Fibro-caseöse Herde

Beispiel 4: Alexander Th., Nr. 9177

Der 49jährige Kranke wurde wegen einer seit 1947 bekannten, fraglich geschlossenen, chronisch-produktiven, cirrhotischen Lungentuberkulose (ohne vorausgehende Kollapsbehandlung) nach Ausheilung einer alten Kaverne im rechten Oberlappen zur Operation eingewiesen.

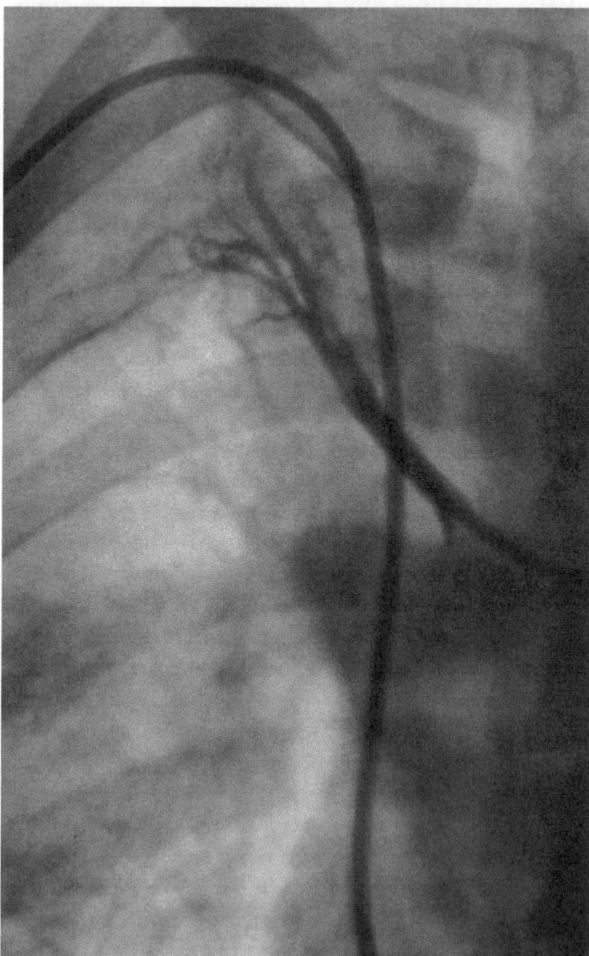

Lungendurchleuchtung und -aufnahme

Rechts: Dichte, grobfleckige Verschattung des Spitzenfeldes. Hilus hochgerafft und verdichtet.

Links: Vermehrte, kleinfleckige Zeichnung im Spitzenfeld.

Ap. Tomogramm rechts

In 9—10 cm Tiefe sieht man im Oberfeld gut abgesetzte Herdschatten mit kleineren und größeren wabigen Aufhellungen. Trachea stark nach rechts verzogen.

Seitliche Tomogramme rechts

In den hinteren und vorderen Anteilen des Oberfeldes erkennt man in 15 cm Tiefe grobfleckige, mit einzelnen wabigen Aufhellungen durchsetzte Herde. Das Unterfeld erscheint frei.

Lungenfunktion

VK: 3650 m l = 94% des Soll. AGW: 78,0 l = 100% des Soll. Atemstoß: 2100 ml. Tiffeneau-Test: 58% der VK. Apn. Pause: 60″/30″. Abgesehen von dem verminderten Wert des Tiffeneau-Testes besteht also eine normale Lungenfunktion.

Abb. 18. A^{1+2} re. mit beträchtlicher Rarefizierung und Verziehung der noch vorhandenen größeren Gefäßverzweigungen

Selektive Angiographie

Die Darstellung des apikoposterioren Stammes A^{1+2} (Abb. 18) zeigt, daß diese Segmentgruppe erheblich geschrumpft ist. Die einzelnen Äste liegen dicht nebeneinander, sie sind nach lateral verzogen und gewunden. An manchen Stellen zeigen sie einen zickzackförmigen Verlauf. Die mittleren Gefäßästchen sind noch erkennbar, eine Abbildung der kleinsten Verzweigungen ist aber nicht mehr zustande gekommen, obwohl die Katheterspitze direkt in der Segmentarterie liegt. Auch die anteriore Segmentarterie A^3 läßt ähnliche Veränderungen, aber in geringerem Ausmaße erkennen. Hier fällt eine Spreizung der kleineren Gefäße auf.

Operation

Resektion des rechten Oberlappens. — Ausgedehnte Pleuraschwiele im Spitzengebiet, so daß der Lappen hier extrapleural gelöst werden muß. S^{1+2} stark geschrumpft und atelektatisch, S³ von gröberen Knoten durchsetzt. Im Mittellappen und Unterlappen einzelne kleine Knötchen.

Pathologisch-anatomischer Befund

a) *Makroskopisch:* Rechter Oberlappen mit dicker Pleuraschwarte im Bereich des S¹⁺². Auf dem Schnitt ist das Lungengewebe schiefergrau induriert, nach der Spitze zu finden sich einzelne, kleinere, dünnwandige Hohlräume. Bis bohnengroße, fibro-caseöse Herde in S². S³ ist ebenfalls von kleinen fibro-caseösen Herden durchsetzt, z. T. ist das Lungengewebe aber noch erhalten und emphysematös verändert. Die Bronchen sind besonders nach S³ zu stark erweitert, ihre Wand ist verdickt.

b) *Mikroskopisch:* Es finden sich mehrere Käseherde, in deren Umgebung noch reichlich Epitheloidzelltuberkel mit Riesenzellen nachweisbar sind. Die makroskopisch beschriebenen Hohlräume sind mit Cylinderepithel ausgekleidet. Spezifische Veränderungen sind in ihrer Wand nicht zu finden. Das lufthaltige Lungengewebe zeigt ein hochgradiges Emphysem, wobei die erhaltenen Alveolarwände verbreitert und teilweise infiltriert sind. An den Gefäßen findet sich eine deutliche Intimaproliferation. Es handelt sich um einen Parenchymschädigungsgrad III—IV.

Da der rechte Oberlappen weitgehend zerstört war, kam als therapeutische Maßnahme nur eine Lobektomie in Frage.

2. Induration des Lungengewebes

Beispiel 5: Johann Iw., Nr. 8294

Der 47 jährige Kranke wurde wegen einer produktiv-indurativen Lungentuberkulose des linken Oberlappens mit kleinkavernösem Restzerfall unter Pleuraschwarte nach früherem extrapleuralem Pneumothorax zur Operation eingewiesen. Die Tuberkulose bestand seit 1947. 1949—1953 wurde eine Pneumolyse aufrecht erhalten, die nach hartnäckiger Exsudatbildung und langwieriger Punktionsbehandlung unter Zurücklassung einer dicken Pleuraschwarte aufging.

Lungendurchleuchtung und -aufnahme

Rechts: o. B.

Links: Die ganze Lunge, vor allem das Oberfeld, ist leicht verschleiert. Daumenbreites Schattenband an der lateralen Thoraxwand. Im Oberfeld zahlreiche wabige Aufhellungen innerhalb grobfleckiger, gut abgesetzter Herdschatten. Im Hilus und neben dem Herzrand nach dem Unterfeld zu einzelne kalkharte Flecken.

Ap. Tomogramme des linken Oberfeldes

In allen Schichten 1 Querfinger breites, homogenes Schattenband an der lateralen Thoraxwand. In 6—10 cm Tiefe erkennt man eine dichte, hartfleckige Verschattung des Oberfeldes, die mit zahlreichen reiskorn- bis erbsengroßen Aufhellungen durchsetzt ist. In 8 cm Tiefe findet sich eine größere, unregelmäßige Aufhellungsfigur, welche der vor der Pneumolyse festgestellten Kaverne entspricht.

Seitliche Tomogramme links

In 12 cm Schichttiefe erkennt man im hinteren Anteil des unteren Oberfeldes dichtstehende, wabige Aufhellungen. In 15—16,5 cm Tiefe zeigen sich im hinteren Anteil des Spitzenfeldes homogene Verschattungen ohne Aufhellungen. Das Unterfeld ist frei von größeren Herdschatten.

Lungenfunktion

VK: 2920 ml = 74% des Soll. AGW: 39,01 = 53% des Soll. Atemstoß: 1500 ml. Tiffeneau-Test: 71% der VK. Apn. Pause: 10″/10″; PaO_2: 79 mm Hg. Es besteht also eine erhebliche funktionelle Reduktion.

Selektive Angiographie links (Abb. 19—22)

A¹, A² und A³ zeigen ein extrem dünnes Kaliber, sie erscheinen gestreckt und starr, die Verzweigungen liegen eng zusammen und zeigen kaum kleinste Verästelungen. Unter dem Pneumolysenboden biegen die Gefäße um. Ein Subsegment von A³ (Abb. 21) läßt eine Schlängelung der kleinen Gefäße erkennen, die pinselartig nach unten abgebogen sind. Die Strömungsgeschwindigkeit ist in diesem Gebiet bei der Durchleuchtung deutlich verlangsamt. Ein Subsegment der Lingula (Abb. 22) zeigt eine Spreizung der Gefäßabgänge, wie sie für ein Emphysem charakteristisch ist. Hier sind aber im Gegensatz zu den drei oberen Segmenten des Oberlappens

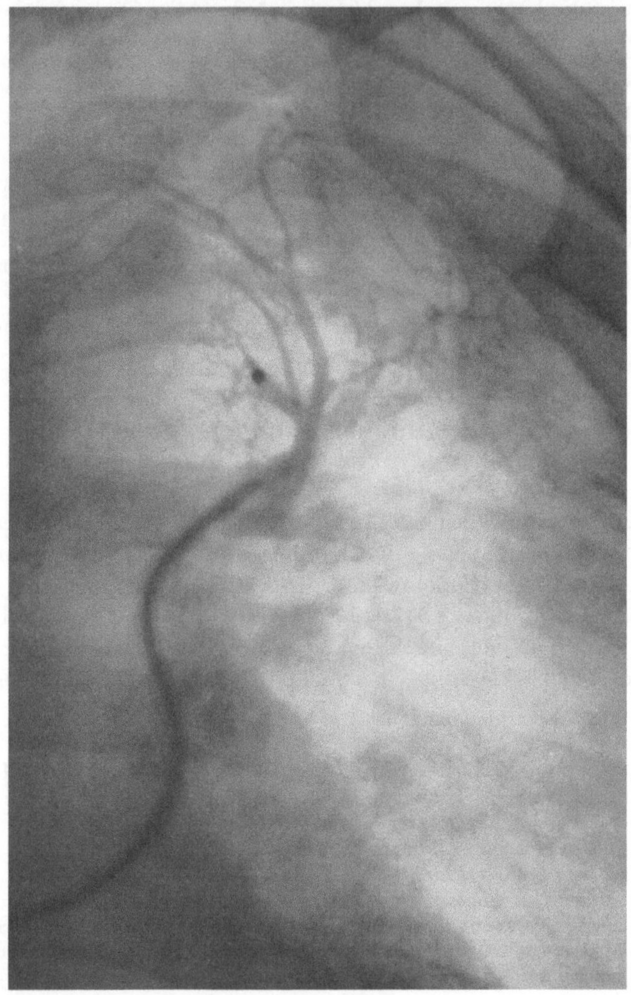

Abb. 19. A^1 stark rarefiziert und verzogen. Deutliche Kalibereinengung, Verlangsamung der Strömungsgeschwindigkeit

die kleinsten Gefäßaufzweigungen noch erkennbar. A^6 ist nach oben verzogen und deformiert, zeigt aber keine gröberen Abbrüche. Im Unterlappen außer einer gewissen Streckung der Gefäße keine Besonderheiten.

Druckmessung im kleinen Kreislauf

  p Pulmonalis: $+26/+12$ mm Hg; p Ventrikel: $+30/0$ mm Hg; p Vorhof: $+3/-2$ mm Hg.

Operation

  Resektion von S^{1+2+3} links. — Der linke Oberlappen ist in der Thoraxkuppel flächenhaft adhärent. Nach Lösung der Lingula vom Herzbeutel wird ein extrapleuraler Spaltraum eröffnet, der wenige ml seröser Flüssigkeit enthält. Die Ablösung der Lunge vom Pneumolysenboden ist unmöglich. Sie muß deshalb innerhalb der Fascia endothoracia aus der Thoraxkuppel ausgelöst werden. Die Darstellung der Gefäße ist durch die Verschwielung des Hilus außerordentlich erschwert. Die drei oberen Segmente des Oberlappens sind völlig induriert, die Lingula ist gut belüftet, aber emphysematös. Palpatorisch sind weder in der Lingula noch im Unterlappen Herde nachweisbar.

Pathologisch-anatomischer Befund

a) *Makroskopisch:* S^{1+2+3} links sind von einer dicken, derben Pleuraschwarte bedeckt. S^{1+2} ist stark geschrumpft, auf dem Schnitt schiefergrau induriert. Mäßig ausgeprägte Bronchiektasen in diesem Bereich. Ein kavernöser Zerfall findet sich nicht mehr.

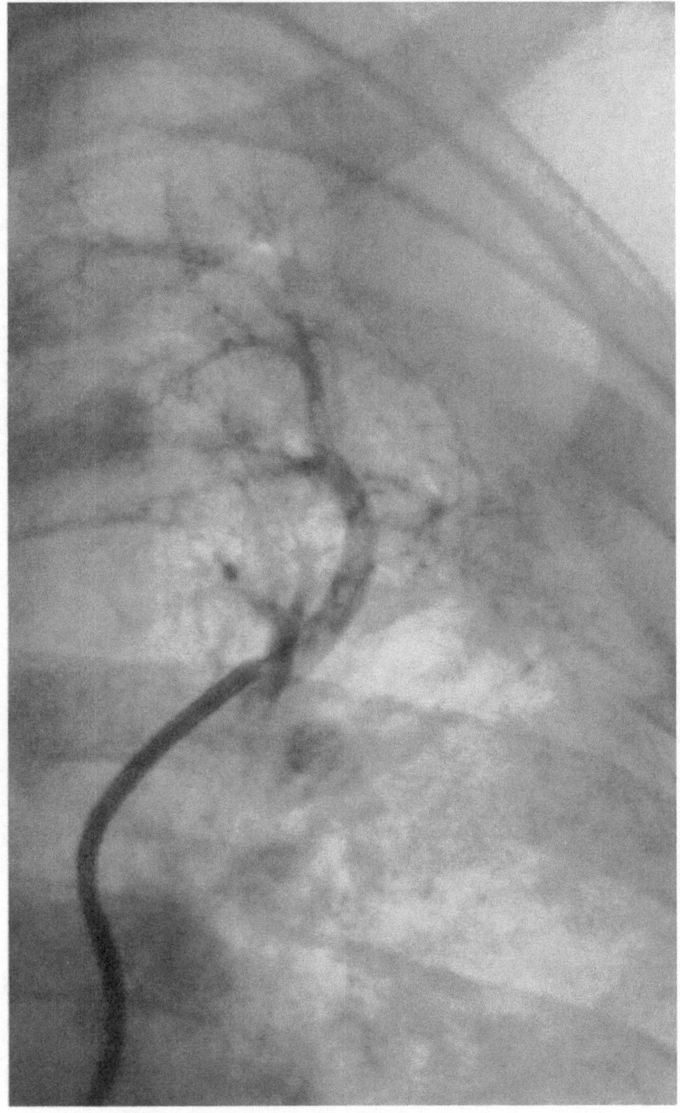

Abb. 20. A^2 mit den gleichen Veränderungen wie in Abb. 19

b) *Mikroskopisch:* Schnitte aus dem Bereich des S^{1+2} zeigen fast die gesamte Segmentgruppe fibrös induriert. Die eigentliche Struktur des Lungengewebes ist nur noch stellenweise zu erkennen. Bronchen und Gefäße erscheinen in dem fibrösen Bindegewebe gleichsam eingemauert. Spezifische Veränderungen sind nirgends mehr mit Sicherheit nachweisbar, doch ist die starke Fibrose mit großer Wahrscheinlichkeit auf Grund eines alten spezifischen Prozesses zustande gekommen. Die Intimaproliferationen sind an den mittelgroßen und kleinen Arterien am stärksten ausgeprägt und rufen teilweise einen Verschluß, teilweise auch mehr oder weniger starke Lumeneinengung, nicht selten bis auf Capillarweite hervor. Es handelt sich um Parenchymschädigungsgrade III und IV.

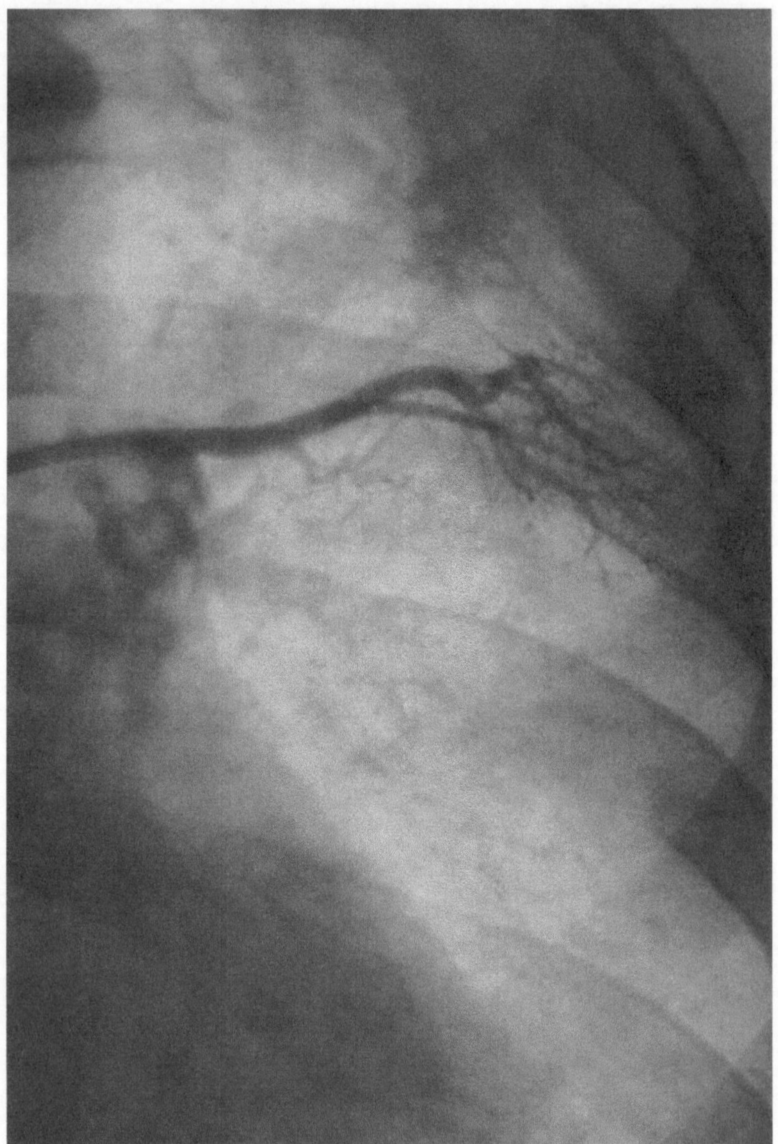

Abb. 21. Pinselartige Verziehungen der kleineren Gefäße eines Subsegments von S^3 im Gebiet der Pleuraschwarte

Wegen der ausgedehnten Zerstörung mußten die Oberlappensegmente S^{1+2+3} reseziert werden. Da die Lingula keine gröberen spezifischen Herde erkennen ließ, konnte sie, trotz des stärkeren Emphysems, als raumfüllendes Lungengewebe belassen werden.

Auf die Bedeutung dieser schwerwiegenden Parenchymveränderungen möchten wir besonders hinweisen, da man in solchen Fällen gelegentlich von einer ,,klinischen

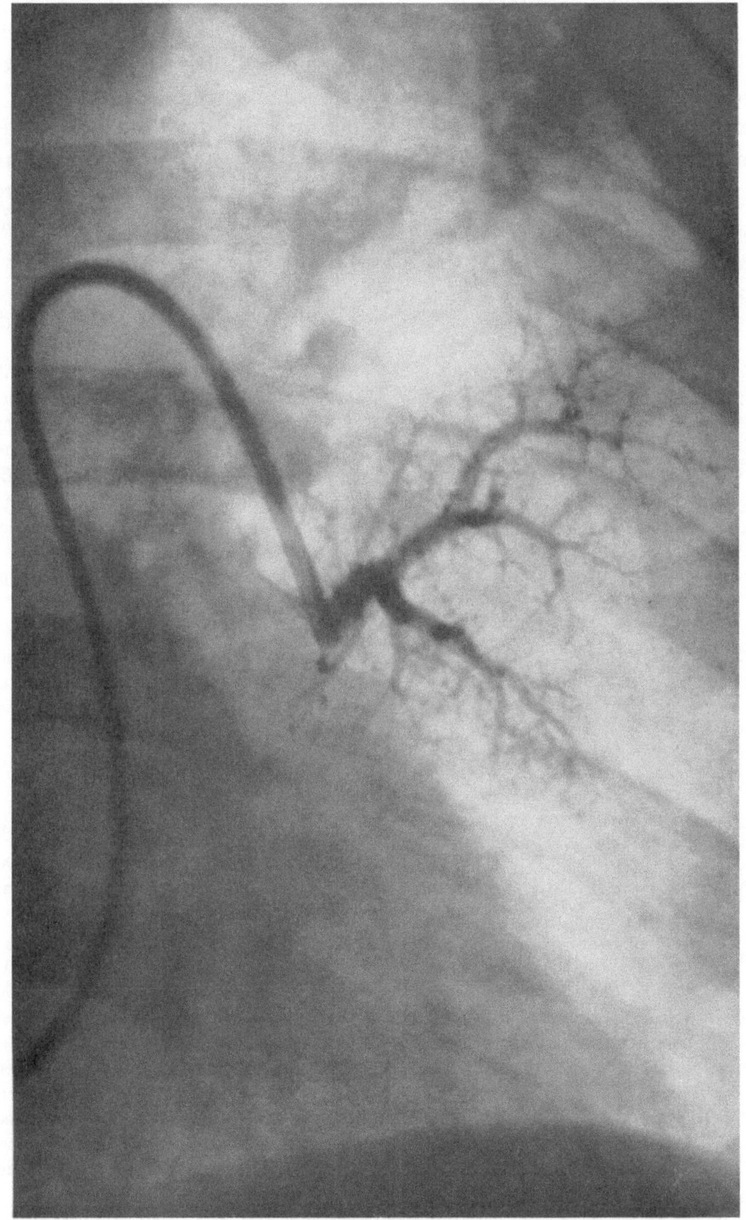

Abb. 22. Spreizung der kleinen Endäste in einem Subsegment der Lingula als Zeichen des Emphysems

Ausheilung`` einer Kaverne spricht. Die zurückbleibenden Parenchymschäden lassen sich durch die Angiographie genau nachweisen.

3. Die Kaverne

Beispiel 6: Günther B., Nr. 9820

Bei dem 23jährigen Kranken wurde Ende 1949 durch eine Schirmbilduntersuchung eine rechtsseitige kavernöse Lungentuberkulose festgestellt. Nach mißlungenem Pneumothorax-Versuch führte man im Oktober 1950 eine Kavernendrainage nach MAURER durch. Im Dezember 1951 war auch in der linken Lunge eine Kavernenbildung nachweisbar. Deshalb wurde auf der linken Seite bis 1955 ein Pneumothorax aufrechterhalten. Im August 1956 war eine Vergrößerung der Kavernenbildung im rechten Oberlappen zu beobachten, weshalb die Einweisung zur Resektion erfolgte.

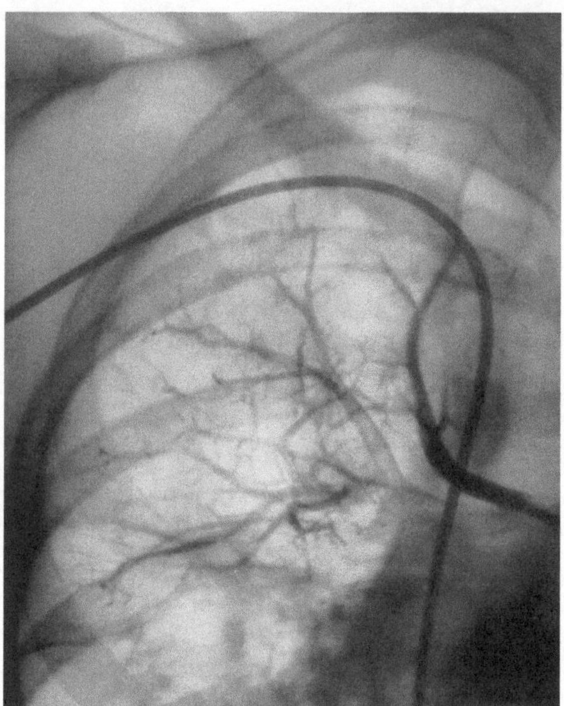

Abb. 23. Erhebliche Rarefizierung von A¹⁻³ mit Spreizung und besenreiserartiger Streckung. Teilweise Abgang von Gefäßstummeln

Lungendurchleuchtung und -aufnahme

Rechts finden sich grobfleckige, teils kalkharte, teils weiche Fleckschatten. Der Hilus ist hochgerafft. Unterhalb der ersten Rippe projiziert sich eine apfelgroße Aufhellungsfigur mit dichtem Randwall. Das Mediastinum ist nach rechts verzogen.

Links finden sich einzelne harte Fleckschatten.

Schichtaufnahmen

In 7,5 cm Tiefe sieht man rechts im Oberfeld eine Aufhellungsfigur von $3 \times 3,5$ cm Durchmesser, im Hilusbereich etwas nach lateral eine Aufhellungsfigur von $1,5 \times 2,0$ cm Durchmesser.

Lungenfunktion

VK: 2850 ml = 79% des Soll. AGW: 60,0 l = 84% des Soll. Tiffeneau-Test: 75% der VK. PaO_2: 81 mm Hg.

Präoperatives Angiogramm

Dargestellt haben sich A¹, A² und A³ des rechten Oberlappens.

A¹ zeigt eine starke Rarefizierung, nur einzelne Gefäßstümpfe gehen noch vom zentralen Hauptgefäß ab. Außerdem sieht man deutliche Kaliberschwankungen. Die wenigen noch vorhandenen Seitenäste verlaufen gestreckt. Hier bestehen offenbar stärkste Parenchymveränderungen (Abb. 23). A² und A³ zeigen eine erhebliche Rarefizierung, die Seitenäste mittleren Kalibers sind korkzieherartig gewunden, die kleinsten Seitenästchen lassen z. T. eine Spreizung (besonders im Lungenmantel von S²) und z. T. eine besenreiserartige Streckung (besonders in S³) erkennen. In weiteren Bildern gewinnt man den Eindruck, daß die Capillaren zum größten Teil untergegangen sind.

Die Gefäße in S⁶ sind ebenfalls zum größten Teil verzogen und gewunden. Sie geben in größeren Abständen rarefizierte Seitenäste ab. Die Gefäße im Bereich von S⁷⁻¹⁰ verlaufen gestreckt, auf weite Strecken geben sie nur wenig Seitenäste ab, die ein vermindertes Kaliber haben.

Auf Grund der selektiven Angiogramme muß ein Parenchymschädigungsgrad III—IV angenommen werden.

Beurteilung

Es handelt sich um eine rechtsseitige, offene, kavernöse Lungentuberkulose sowie um linksseitige produktiv-cirrhotische Veränderungen.

Operation

Postero-laterale Thorakotomie im 4. ICR rechts. Die rechte Lunge ist allseitig mit der Thoraxwand verwachsen. Nach Lösung der Verwachsungen zeigt es sich, daß der Hauptbefund in den Segmenten S² und S⁶ zu tasten ist, während die basalen Unterlappensegmente weitgehend frei zu sein scheinen. Wegen des ausgedehnten Befundes wird die Pneumonektomie rechts durchgeführt.

Pathologisch-anatomischer Befund

a) *Makroskopisch:* Die entfernte rechte Lunge ist von einer dicken Schwiele bedeckt. In den basalen Segmenten ist das Parenchym emphysematös überbläht. Die Schnitte durch S¹ zeigen neben schwielig-indurierten, schiefergrauen Herden eine kastaniengroße, mit schmutzig-bräunlichen Massen ausgefüllte Zerfallshöhle. In S⁶ findet sich eine kleine Resthöhle von knapp Bohnengröße, die ebenfalls von sehr derbem, induriertem Schwielengewebe umgeben ist.

b) *Mikroskopisch:* Übersichtsschnitte aus S¹⁺² zeigen teils atelektatisches, teils gut belüftetes, stellenweise ödematös durchtränktes und hämorrhagisch überschwemmtes Lungengewebe (Operationsfolge). Alle im Schnitt getroffenen Bronchen lassen das Bild einer starken eitrigen Entzündung erkennen und enthalten massenhaft Schleim und Eiter. Das Bild wird aber hauptsächlich von fibrös indurierten Lungenbezirken und von fibro-caseösen Herden beherrscht, die von spezifischem Granulationsgewebe mit zahlreichen Riesenzellen vom Langhans-Typ umgeben sind. Die fibröse Kavernenwand aus S⁶ weist eine auffallend starke Vascularisierung auf. An umschriebenen Stellen lassen sich innerhalb fibrosierter Herde abscedierende Prozesse nachweisen, in deren Umgebung typische Epitheloidtuberkel mit reichlich Langhans-Zellen sowie lymphoreticuläre Rundzellhaufen zu erkennen sind. Andere Schnitte zeigen unter der derben Pleuraschwiele teils gut belüftetes, teils emphysematös überblähtes Lungengewebe mit verschieden dicht stehenden fibrös indurierten oder fibrös-caseösen Herden und Schwielenbildungen. Überall sind Epitheloidzelltuberkel sowie wechselnd große Nekroseherde eingelagert. In der Mitte eines Schnittes aus S⁶ ist die Kaverne zu erkennen, die Eiter, Blut und Nekrosemassen enthält. Sie ist von einem breiten Saum spezifischen Granulationsgewebes umgeben. Im übrigen wird das Bild von stark fibrös indurierten Lungenherden beherrscht.

Bei der *Untersuchung der Gefäße* fällt auf, daß die mittleren und kleinen Arterien und Venen im Bereiche der gut belüfteten Lungenteile, von einer angedeuteten Verbreiterung der Adventitia abgesehen, keine pathologischen Veränderungen erkennen lassen. Die fibro-caseösen Herde sind gefäßlos, ebenso die abscedierenden Herde im Bereiche fibrös-indurierter Lungenbezirke. Dagegen sieht man in unmittelbarer Umgebung der tuberkulösen Prozesse wie im Gebiet der Fibrosen eine starke Verbreiterung der Adventitia. In die verbreiterte Media sind zahlreiche Leukocyten und Rundzellen eingewandert. Am auffälligsten sind die Intimaproliferationen an mittelgroßen und kleinen Gefäßen, die häufig eine Lumeneinengung fast bis auf Capillarweite hervorrufen (Abb. 24). Die großen Arterien und Venen weisen häufig beet-, halbmond- oder ringförmige

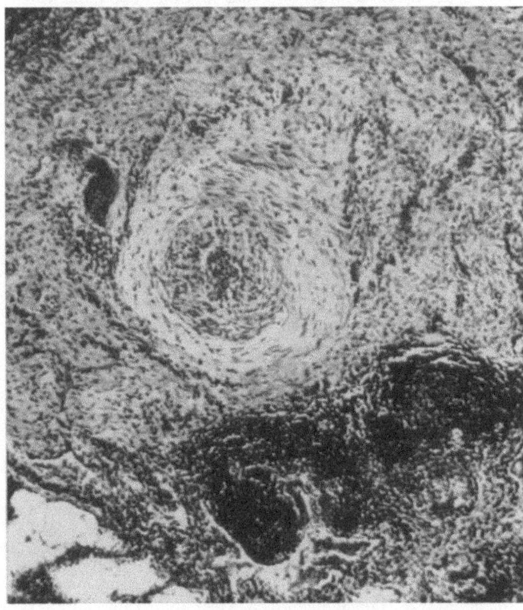

Abb. 24. Starke Lumeneinengung einer mittelgroßen Arterie durch zellreiche Intimaverdickung im Granulationswall der Kaverne. H.-E. Vergr. 1:66

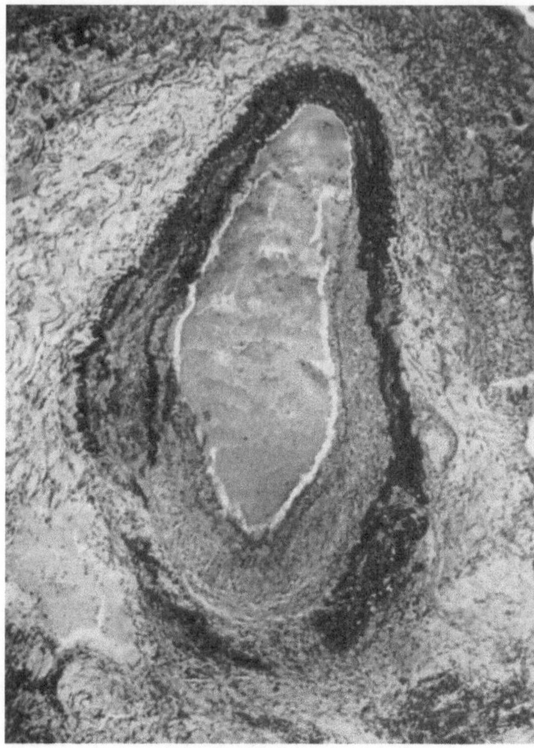

Abb. 25. Halbmondförmige Intimaverdickung einer Arterie in der Nähe der Kaverne. Aufsplitterung und teilweise Zerstörung der elastischen Lamellen. Orcein. Vergr. 1 : 60

Intimapolster auf, die stellenweise eine erhebliche Lumeneinengung bedingen (Abb. 25 u. 26).

Gefäßverschlüsse sind selten durch Einwuchern spezifischen Granulationsgewebes, häufiger dagegen durch unspezifisches Granulationsgewebe bedingt. An einigen Stellen ist spezifisches Granulationsgewebe unmittelbar benachbart. Diese Veränderungen mit den typischen Rekanalisierungsvorgängen finden sich in erster Linie in der unmittelbaren Umgebung der abscedierenden Prozesse. Aber auch in fibrosierten Lungenherden sind Verschlüsse selbst großer Arterien mit Rekanalisierung nicht selten.

An mehreren kleinen Arterien und Venen sind besonders im Randgebiet kleiner fibro-caseöser Herde frische Tuberkel zu erkennen. Sie befallen die Gefäßwand einseitig, zerstören oder verschließen das Gefäßlumen vollständig oder partiell.

Die Gefäßauszählungen ergeben in allen Präparaten, daß durchweg weniger als 30% der Gefäße offen sind (Parenchymschädigungsgrade III—IV).

Die Parenchymveränderungen sind also so schwer, daß die Entfernung der ganzen rechten Lunge berechtigt war.

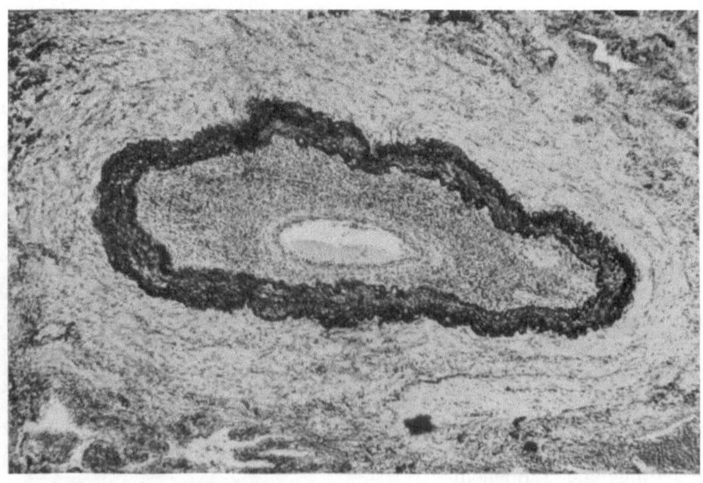

Abb. 26. Starke Einengung einer Arterienlichtung durch zellreiche, leicht exzentrische Intimaverbreiterung. Orcein. Vergr. 1 : 44

4. Das Tuberkulom

Beispiel 7: Ilse R., Nr. 10135

Anläßlich einer Röntgenkontrolle wurde bei der 29jährigen Kranken im Februar 1957 eine Lungentuberkulose festgestellt. Daraufhin erfolgte bei Chemotherapie häusliche Liegekur. Am 2. 7. 1957 Einweisung zur Operation eines angeblich zentral eingeschmolzenen Tuberkuloms.

Lungendurchleuchtung und -aufnahme

Rechts: Fleckig-streifige Trübung des medialen Oberfeldes. In Höhe von S^6 Verdichtung, etwa kastaniengroßer, gut abgesetzter Herdschatten. Etwas medial und caudal davon gut abgesetzter, knapp kirschgroßer zweiter Herdschatten.

Links: o. B.

Ap. Tomogramm

Rechts: In 6 und 7 cm Tiefe sieht man im apikalen Unterlappensegment einen gut abgesetzten Verdichtungsbezirk von etwa 3 cm Durchmesser, medial und caudal davon einen zweiten Verdichtungsbezirk von etwa 1,5 cm Durchmesser.

Lungenfunktion

VK: 3640 ml = 116% des Soll. AGW: 75,01 = 74% des Soll. Tiffeneau-Test: 84% der VK.

Operation

Rechtsseitige postero-laterale Thorakotomie im 5. ICR. Das röntgenologisch diagnostizierte große Tuberkulom ist in S^6 zu tasten. Da nicht gesagt werden kann, ob das kleinere

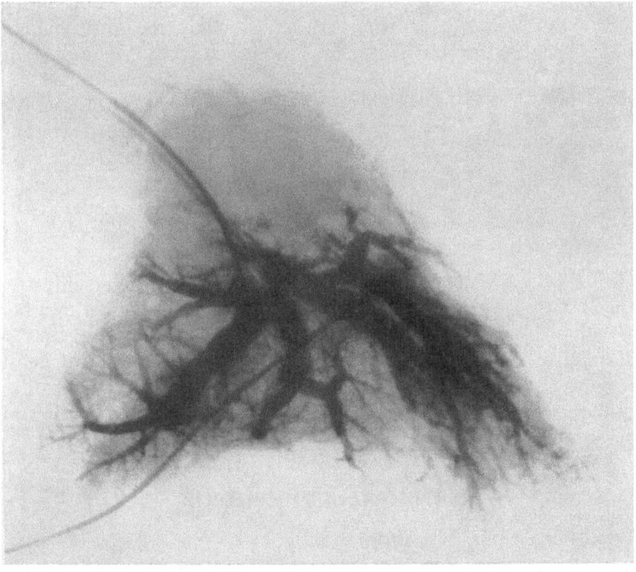

Abb. 27. Postoperatives Angiogramm. Das apikale Unterlappensegment ist durch beide Tuberkulome vollständig ausgefüllt, so daß hier keine Gefäßdarstellung zustande kommt. Die basalen Segmentarterien sind nicht auffällig verändert

Tuberkulom noch in S^6 liegt, wird aus Sicherheitsgründen die typische Lobektomie des rechten Unterlappens durchgeführt (Abb. 27).

Pathologisch-anatomischer Befund

a) *Makroskopisch:* Im apikalen Unterlappensegment liegt das im Durchmesser 3 cm dicke Tuberkulom von grau-gelblicher, speckiger Beschaffenheit. Der zweite Rundherd beträgt im Durchmesser etwa 1,5 cm und ist von gleichem Aussehen. Die basalen Segmente sind auf der Schnittfläche unverändert.

b) *Mikroskopisch:* Übersichtsschnitte durch das große Tuberkulom zeigen zentral homogene Nekrosemassen, die von einem schmalen Saum spezifischen Granulationsgewebes umgeben sind. Die Lungenbezirke in der Umgebung zeigen Karnifikation und fibröse Induration.

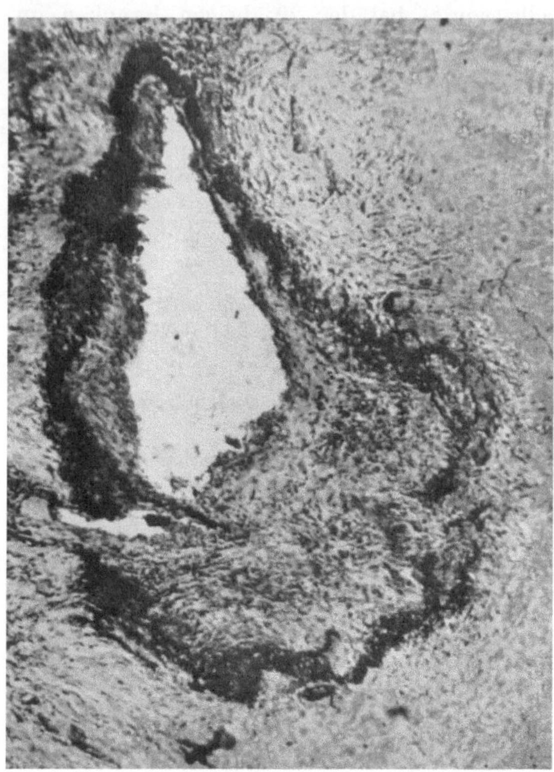

Abb. 28. Teilverschluß einer großen Arterie durch spezifisches Granulationsgewebe in der Randzone des Tuberkuloms. Orcein. Vergr. 1 : 60

Das kleine Tuberkulom zeigt histologisch den gleichen Aufbau. Die umgebenden Lungenbezirke sind hier nicht pathologisch verändert. Im übrigen sind auch die basalen Lungenpartien histologisch frei von Veränderungen.

Die *Untersuchungen der Gefäße* zeigen, daß diese innerhalb beider Tuberkulome untergegangen sind. Die Reste der elastischen Elemente sind nur noch im Elastica-Schnitt erkennbar. In der unmittelbaren Umgebung der Tuberkulome ist die Adventitia der Gefäße aller Kaliber verbreitert, außerdem lassen die großen Arterien und Venen auffallend oft beetartige Intimapolster erkennen. Nicht selten sind bei den großen Gefäßen Aufsplitterungen und Zerstörungen der elastischen Lamellen erkennbar, die mit mehr oder weniger starker Verbreiterung der Gefäßwand einhergehen.

Als auffälligste Veränderungen stehen die Intimaproliferationen im Vordergrund, wobei die Gefäßlumina auch der mittelgroßen Arterien in der Tuberkulom-Umgebung fast bis auf Capillarweite eingeengt sind.

Gefäßverschlüsse durch Einwuchern von spezifischem Granulationsgewebe sind an mehreren Stellen bei Einmündung in das Tuberkulom erkennbar (Abb. 28). Die gut belüfteten unveränderten Lungenbezirke sind frei von Gefäßveränderungen.

Im Bereich der Tuberkulome besteht ein Parenchymschädigungsgrad IV, in den basalen Segmenten ein Schädigungsgrad I bzw. kein Schädigungsgrad.

5. Zerstörte Lungenteile

Beispiel 8: Wolfgang We., Nr. 8835

Der 22jährige Kranke wurde wegen einer seit 1950 bekannten offenen, doppelseitigen, vorwiegend produktiven Lungentuberkulose mit Kavernensystem des rechten Oberlappens und vollständigem Pneumothorax links zur Operation eingewiesen.

Lungendurchleuchtung und -aufnahme

Rechts: Im lateralen Oberfeld erkennt man eine kleinfaustgroße, scharf begrenzte Aufhellung. Der Hilus ist hochgerafft, das Mediastinum nach rechts verzogen. Die übrige Lunge zeigt vermehrte, hartfleckig-streifige Zeichnung.

Links: Fast 3 Querfinger breiter Pneumothorax mit kleinen, gut abgesetzten Fleckschatten ohne Aufhellungsverdacht.

Ap. Tomogramme des rechten Oberfeldes

Im lateralen Oberfeld sieht man in 6—8 cm Tiefe eine quer-ovale, scharf begrenzte Aufhellung von 2,5 cm Durchmesser. Im dicht verschatteten, medialen Oberfeld mehrere bis bohnengroße Aufhellungen.

Seitliche Tomogramme rechts

Oberhalb des Hilus besteht in den vorderen Anteilen des Oberfeldes über einer dichten homogenen Verschattung eine längs-ovale Aufhellung von 5 × 2 cm Durchmesser, besonders deutlich in 12 cm Tiefe. In der übrigen Lunge harte Fleckschatten.

Lungenfunktion

VK: 2850 ml = 64% des Soll. AGW: 95,0 l = 69% des Soll. Atemstoß: 1700 ml. Tiffeneau-Test: 71% der VK. Apn. Pause 12″/11″. PaO_2 = 83 mm Hg.

Trotz Verminderung der Atemleistung bestehen keine Bedenken gegen eine Resektion des Oberlappens.

Selektive Angiographie (Abb. 29)

Die Katheterspitze liegt in der Oberlappenarterie. Von A^{1+2} ist nur noch ein kümmerlicher Rest geblieben. Die Gefäße dieses Segmentes sind im kavernösen Zerfall untergegangen. Die

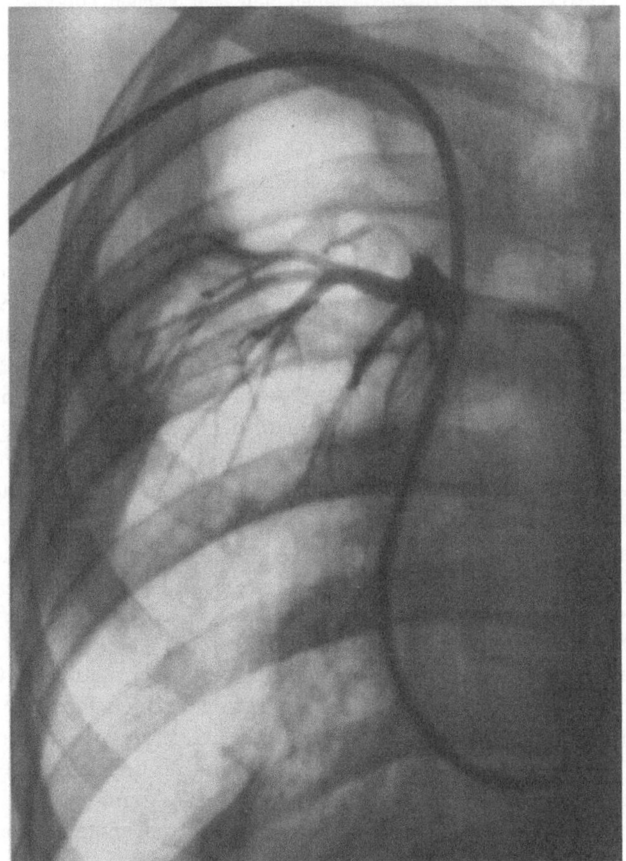

Abb. 29. Völlige Zerstörung des apiko-posterioren Stammes A^{1+2} durch eine Kaverne. Ausgedehnte Rarefizierung im Gebiet von A^3 durch Induration des Parenchyms („Trauerweide")

Äste von A^3 verlaufen nach unten abgebogen, von kleineren Gefäßverzweigungen ist nichts mehr zu sehen. Die Strömungsgeschwindigkeit in dem zerstörten Lappen ist extrem gedrosselt, wie die Durchleuchtung zeigt. Im Gegensatz zu dem reich verzweigten, gesunden Gefäßbaum des linken Oberlappens wirken die atrophischen Gefäße wie ein „entlaubter" Baum.

Operation

Resektion des rechten Oberlappens. — Über der Oberlappenspitze bestehen breitflächige Pleuraadhäsionen, die extrapleural gelöst werden müssen, um die große Kaverne in der Spitze nicht einzureißen. S^3 ist von dicht stehenden Knötchen durchsetzt. Nach der Dekortikation des Mittellappens und des Unterlappens füllen die beiden Lappen die Brusthöhle in genügender Weise aus.

Pathologisch-anatomischer Befund

a) *Makroskopisch:* Knapp faustgroßer, mit dicker Pleuraschwiele bedeckter rechter Oberlappen. Unter der Spitzenschwiele erkennt man auf dem Schnitt eine kleinapfelgroße, glattwandige Kaverne im Bereich von S^{1+2}. S^3 ist schiefergrau induriert und von dichtstehenden, fibro-caseösen Herden durchsetzt.

Mikroskopisch: Die Wand der Kaverne besteht vorwiegend aus faserreichem Bindegewebe, in den Buchten sind noch kleinere Tuberkel mit tuberkulösem Granulationsgewebe nachweisbar. In der Umgebung der Kaverne ist das Lungengewebe ebenfalls zum größten Teil fibrös umgewandelt, z. T. noch von verkäsenden Tuberkeln eingenommen. Schnitte aus S^3 zeigen zahlreiche, verschieden große, käsige Streuherde neben kleineren frischen Tuberkeln. Die mittleren und größeren Gefäße zeigen eine Verbreiterung der Adventitia sowie Aufsplitterungen und Zerstörungen der elastischen Elemente. Die mittleren und kleineren Gefäße sind in den verkästen Herden untergegangen.

Im Vordergrund stehen die erheblichen Intimaproliferationen mit wechselnd starken Lumeneinengungen, z. T. bis auf Capillarweite.

Es besteht ein Parenchymschädigungsgrad IV.

Beurteilung

Es handelt sich um eine alte Kaverne in S^{1+2} mit weitgehend fibrös umgewandeltem Lungenparenchym in der Umgebung. Das Gefäßsystem von S^{1+2} ist völlig zerstört und zeigt deshalb im Angiogramm nur noch einen kurzen Stumpf. In S^3 hat zwar kein Zerfall stattgefunden, aber auch hier sind die Alveolen zum größten Teil durch Bindegewebe ersetzt. Deshalb erscheint das Gefäß-System von A^3 wie ein kahler Baum, dessen Äste durch die Schrumpfung nach unten abgebogen sind. Von kleineren Gefäßverzweigungen ist nichts mehr zu sehen. Die noch frischen spezifischen Veränderungen in S^3 waren angiographisch nicht zu diagnostizieren. In diesem Gebiet ist jede Atemfunktion erloschen. Die eingeschränkten Werte der Lungenfunktion sind sicher auch z. T. auf den linksseitigen Pneumothorax zurückzuführen. Trotzdem bestanden keine Bedenken gegen eine Lappenresektion.

Zur Operationsindikation

Wie das Angiogramm zeigte, war der rechte Oberlappen völlig zerstört und vom funktionellen Standpunkt aus wertlos. Er mußte deshalb entfernt werden. Lassen die Schichtaufnahmen den Schluß zu, daß die Kaverne im apiko-posterioren Segment S^{1+2} liegt, so erhebt sich immer die Frage, ob das anteriore Segment S^3 erhalten bleiben kann. Diese Frage konnte durch die Angiographie eindeutig geklärt werden: S^3 war so weitgehend zerstört, daß es mitentfernt werden mußte.

Beispiel 9: Heinrich Ko., Nr. 4306

Der 37jährige Kranke wurde wegen einer offenen, doppelseitigen, produktiv-exsudativen Lungentuberkulose mit Zerfall in der linken Spitze, Verdacht auf Zerfall in der rechten Spitze und ausgedehnter Pleuraverschwartungen nach doppelseitiger Pneumothoraxbehandlung zur Operation eingewiesen.

Lungendurchleuchtung und -aufnahme

Zwerchfellverwachsungen beiderseits.

Rechts: Dichte, homogene Verschattung des Spitzenfeldes mit kalkharten Flecken und dichter Strangbahn zum Hilus. Zahlreiche kleine, harte Fleckchen in der ganzen Lunge.

Links: Innerhalb einer dichten Trübung des Spitzenfeldes erscheint medial eine haselnußgroße Aufhellung, von der ein hartfleckiger Strangschatten zum hochgerafften Hilus führt; gut abgesetzte Fleckschatten.

Ap. Tomogramme beider Oberfelder

Rechts: Dichte Spitzenschwiele mit kalkharten Fleckschatten ohne sichere Aufhellung.

Links: Innerhalb dicht stehender Fleckschatten erkennt man im medialen Oberfeld in 10 bis 13 cm Tiefe eine unregelmäßige Aufhellung von Walnußgröße.

Lungenfunktion

VK: 2850 ml = 71% des Soll. AGW: 65 l = 54% des Soll. Atemstoß: 1000 ml. Tiffeneau-Test: 35% der VK. PaO_2: 83 mm Hg.

Selektive Angiographie

Rechts: Die Darstellung eines Subsegmentes des anterioren Oberlappensegmentes S^3 zeigt eine Spreizung der kleinen Gefäßabgänge durch eine emphysematöse Blähung des Parenchyms. Das Subsegment ist durch den Schrumpfungsprozeß in der Spitze kompensatorisch überdehnt. Der Unterlappen läßt eine besenreiserartige Streckung der Gefäße erkennen, die z. T. sehr eng gestellt sind. Das Netz der kleinen Gefäße ist spärlich, der Hilus ist hochgerafft.

Links: Die Gefäße der apiko-posterioren Segmentgruppe S^{1+2} sind eng gestellt und von gestrecktem Verlauf. Die Gefäßzeichnung ist unscharf und verwaschen. Im Bereich der feineren Verästelungen sind deutliche Gefäßabbrüche in der Nähe der Kaverne erkennbar. Der venöse Rückfluß aus S^{1+2} ist ebenfalls unscharf und verwaschen. Eine scharfe Gefäßwandzeichnung ist durch die Gefäßfibrose und die Zerstörung des umgebenden Lungengewebes in diesem Bereich nicht zustande gekommen. Ein Subsegment des anterioren Segmentes S^3 (Abb. 30) ist durch die Schrumpfung in der

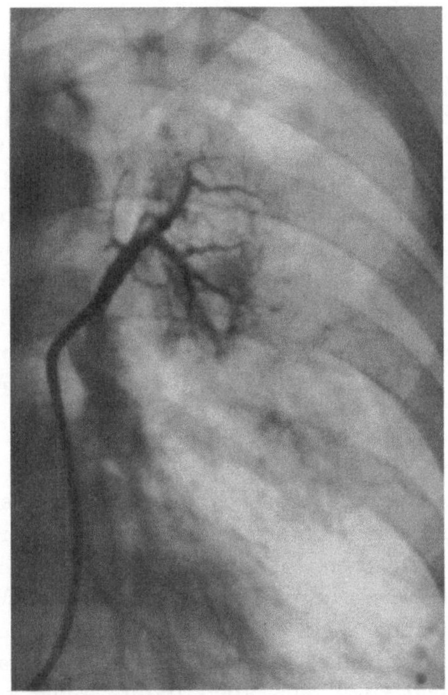

Abb. 30. Verziehungen, Kalibersprünge und Rarefizierung im Gebiet von A^3 als Zeichen der Durchsetzung mit fibrocaseösen Herden

Spitze nach medial und oben verzogen, auch hier sind schwere Zerstörungen des Parenchyms durch Kalibersprünge, Verziehungen und Fehlen der kleinen Aufzweigungen erkennbar.

Druckmessung im kleinen Kreislauf

p Pulmonalis: $+35/+10$ mm Hg; p Ventrikel: $+38/0$ mm Hg; p Vorhof: $+8/0$ mm Hg

Operation

Segmentresektion S^{1+2+3} links. — Durch die vorausgegangene Pneumothoraxbehandlung bestehen breitflächige Pleuraadhäsionen, so daß der Lappen über S^{1+2} extrapleural gelöst werden muß. Der Hauptbefund liegt in S^{1+2}, doch tastet man auch in S^3 multiple kleine Verdichtungen. Deshalb wird S^{1+2+3} reseziert. Die Lingula und der Unterlappen sind nach umschriebener Dekortikation fast völlig frei von Verdichtungen. Die Restlunge füllt die Thoraxhöhle nach der Resektion in befriedigender Weise aus.

Pathologisch-anatomischer Befund

a) *Makroskopisch:* S^{1+2+3} links: Im Gebiet von S^{1+2} erkennt man auf dem Schnitt dicht unterhalb einer dicken Pleuraschwarte eine kirschgroße Kaverne mit derbem Randwall und käsigem Inhalt. Kleinere käsige Streuherde im anliegenden, schiefergrau indurierten Lungengewebe, besonders in S^3.

5*

b) *Mikroskopisch:* In dem fast völlig narbig verödeten Lungengewebe sieht man neben kleineren Käseherden eine größere Kaverne mit derber, bindegewebiger Wand und käsigem Innenbelag. Lufthaltiges Gewebe ist nur noch in S^3 an wenigen Stellen erkennbar. Das übrige Lungengewebe ist weitgehend mit dicht stehenden, bindegewebig abgegrenzten, fibro-caseösen Herden durchsetzt. Spezifisches Granulationsgewebe ist in der Umgebung der Kaverne nicht mehr mit Sicherheit nachweisbar. Die kleinen, noch erhaltenen Lungenbezirke sind emphysematös überbläht.

An den *Gefäßen* fallen eine Verdickung der Adventitia und vor allem Intimaproliferationen auf, die die mittelgroßen und kleinen Gefäße verschließen bzw. deren Lumen stark, häufig bis auf Capillarweite, einengen.

Beurteilung

Es handelt sich um einen ausgedehnten Zerfall in der linken Lungenspitze (S^{1+2}) mit Streuung in S^3. Die rechte Lunge zeigte ein beträchtliches Emphysem. Die selektive Darstellung der A^1 links ließ den Zerstörungsprozeß durch unscharfe Gefäßzeichnung, Rarefizierung und Abbrüche im Kavernengebiet erkennen. A^3 zeigte vielfache Verziehungen und Kalibersprünge als Folge einer dichten Durchsetzung mit fibro-caseösen Streuherden. Die Spreizung der kleineren Zweige der Gefäße deutete auf ein Emphysem hin. Die Lungenfunktionswerte ließen eine beschränkte Resektion als noch vertretbar erscheinen.

6. Veränderungen des Parenchyms unter den verschiedenen Kollapsverfahren und ihre Folgeerscheinungen im Angiogramm

Beim Lungenkollaps sieht man im Angiogramm eine Zusammenlagerung der einzelnen Arterienäste. Außerdem ist die Strömungsgeschwindigkeit des Blutes entsprechend dem Grade des Kollapses vermindert. Bei den Gefäßveränderungen muß man unterscheiden zwischen Veränderungen im Zusammenhang mit dem spezifischen oder unspezifischen Parenchymprozeß und solchen Veränderungen, die *allein* durch eine lang bestehende Minderbeatmung und Minderdurchblutung bedingt sind. Die Untersuchung von nicht grob anatomisch verändertem Lungengewebe der Resektionspräparate, das jahrelang unter Kollaps stand, zeigt, daß sich auch dann, wenn keine unmittelbare nachbarliche Wirkung des spezifischen oder unspezifischen Herdes auf das Gefäßsystem möglich war, im Laufe der Zeit deutliche Gefäßveränderungen entwickeln können. Sie machen sich dann in funktionsschädigender Weise geltend, wenn der betreffende Lungenteil nach Auflassen des Kollapses wieder normal beatmet werden soll. COURNAND *nimmt an, daß die zeitliche Grenze, bei der gröbere, die Lungenfunktion deutlich einschränkende Gefäßschädigungen allein durch den Kollaps zu erwarten sind, etwa bei 4 Jahren liegt. In Einzelfällen kann aber nach unseren Erfahrungen das Lungengewebe nach noch viel längerer Zeit erhalten sein.* Nach der Wiederentfaltung eines Lungenteiles wird immer dann ein funktionell schlechtes Ergebnis zu erwarten sein, wenn man im Angiogramm stärkere Gefäßschädigungen in Form von Rarefizierungen, Verziehungen, Kaliberschwankungen oder mangelhafter capillarer Füllungsphasen beobachten kann. Die Gefäßveränderungen waren dann bei den Kranken mit jahrelang aufrecht erhaltenem Kollaps häufig durch die spezifischen oder unspezifischen Entzündungen des Parenchyms und den lange bestehenden Zustand der Funktionsminderung des Lungengewebes gleichzeitig bedingt.

a) Der Pneumothorax

Beispiel 10: Herbert Pi., Nr. 9260

Der 33 jährige Kranke wurde wegen einer seit November 1954 bekannten, doppelseitigen, offenen Lungentuberkulose mit kavernösem Zerfall im rechten Oberlappen und unvollständigem Pneumothorax rechts eingewiesen.

Lungendurchleuchtung und -aufnahme

Rechts: Unvollständiger Pneumothorax, Lungenspitze im 7. ICR hinten. Der apfelgroße, selektiv kollabierte Oberlappen ist inhomogen verschattet und zeigt eine unregelmäßige, etwa pflaumengroße Aufhellungsfigur.

Links: Vereinzelt harte Fleckchen im Oberfeld.

Ap. Tomogramme beider Oberfelder

Rechts: Innerhalb des apfelgroßen, kollabierten Oberlappenstumpfes sieht man die pflaumengroße, unregelmäßige Aufhellungsfigur in 8 cm Tiefe.

Links: Einzelne harte Fleckchen im Spitzengebiet.

Seitliche Tomogramme rechts

Oberhalb des Herdes im hinteren Anteil des Oberfeldes sieht man eine hühnereigroße Verschattung, am deutlichsten in 11—12 cm Tiefe mit einer zentralen Aufhellung von 1,5 cm Durchmesser, Mittelfeld und Unterfeld enthalten außer einigen kalkdichten Flecken keine Herde.

Lungenfunktion

VK: 4400 ml = 100% des Soll.
AGW: 96,0 l = 109% des Soll.
Atemstoß: 2600 ml. Tiffeneau-Test: 59% der VK. Apn. Pause: 20"/20".

Selektive Angiographie rechts

Der apiko-posteriore Stamm A^{1+2} zeigt vielfache Aufteilungen relativ dicken Kalibers (Abb. 31), von diesen gehen aber nur feinere Seitenzweige ab (Kalibersprünge). Im Gebiet der A^2 sieht man einen deutlichen Abbruch des Gefäßstammes, von dem nur noch ganz feine Ästchen entspringen. Das laterale Subsegment von A^3 (Abb. 32) läßt eine Zusammenlagerung der Äste infolge des Lungenkollapses, sonst aber keine Zeichen einer Schädigung erkennen.

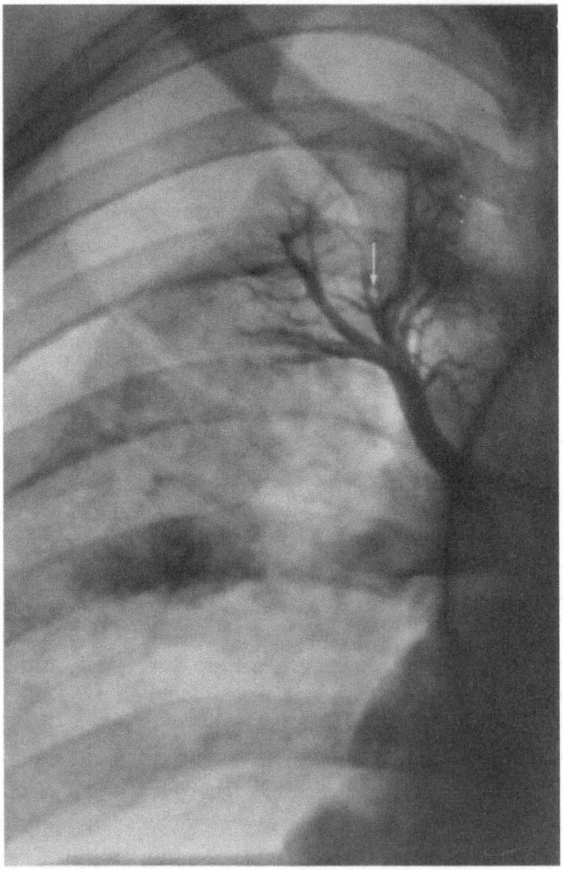

Abb. 31. Erhebliche Schädigung des Gefäßsystemes im Bereiche der apiko-posterioren Segmentgruppe S^{1+2} re., Abbruch von A^1. Pneumothorax

Operation

Resektion des rechten Oberlappens. — Den großen Herd tastet man in S^2. S^1 ist von Knötchen durchsetzt. S^3 erscheint weitgehend frei. Trotzdem Resektion des ganzen Oberlappens, um die Möglichkeit eines Rezidives zu verhüten.

Pathologisch-anatomischer Befund

a) *Makroskopisch:* Im Bereich des S^2, das insgesamt schiefergrau induriert ist, findet sich ein etwa kirschgroßer, abgekapselter, offenbar frischerer, käsiger Herd, der mit B^2 in

Verbindung steht. In der Umgebung einzelne hirsekorngroße fibro-caseöse Herde. A^2 läßt sich an dem Präparat makroskopisch etwa $1^1/_2$ cm bis zum Eintritt in den indurierten Bezirk verfolgen. S^3 ist gut lufthaltig und frei von pathologischen Veränderungen.

b) *Mikroskopisch:* Schnitte aus S^2 zeigen die makroskopisch beschriebene käsige Nekrose, die in den Randpartien reichlich kollagene Fasern enthält. Das präexistente Alveolargerüst ist noch z. T. zu erkennen. Das anliegende Lungengewebe ist weitgehend atelektatisch. Der Bronchus- und Gefäßstiel ist in seiner Gesamtheit vom Hilus bis zum Hauptherd dargestellt.

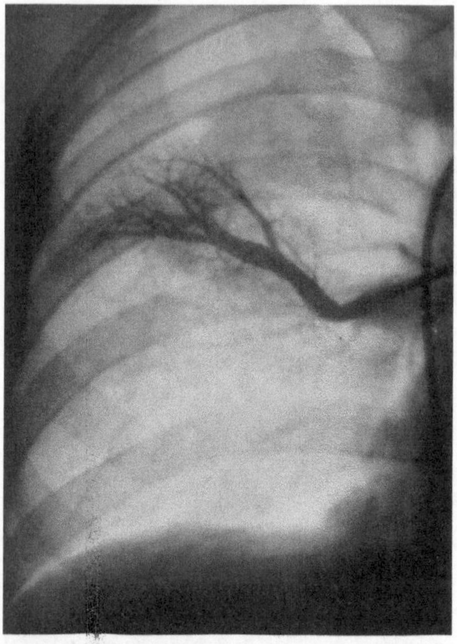

Die *Untersuchung der Gefäße* zeigt im Bereich der Nekrosen eine Zerstörung der Arterien und Venen. Im Bereich von S^{1+2} finden sich neben verbreiterter Adventitia eine teilweise Aufsplitterung und Zerstörung der elastischen Elemente. Im Vordergrund stehen starke Intimaproliferationen mit teilweise erheblicher Lumeneinengung. Die A^{2b} ist in einen fibrosierten Herd eingebettet, läßt beetartige Intimapolster und vor der Einmündung in den Käseherd den Verschluß durch unspezifisches Granulationsgewebe erkennen.

In den unveränderten Lungenbezirken von S^3 sind praktisch keine Gefäßveränderungen vorhanden.

In S^{1+2} besteht ein Parenchymschädigungsgrad IV.

Beurteilung

Die im Angiogramm beschriebenen Veränderungen des Gefäßsystems der apikoposterioren Segmentgruppe S^{1+2} rechts sind durch eine käsige Nekrose mit Induration des umgebenden Lungengewebes zu erklären. Dadurch ist es zum Untergang bzw. Verschluß der

Abb. 32. Normales Subsegment von A^3 re. unter dem Pneumothorax. Die Segmentarterie zeigt lediglich eine Zusammenlagerung der Äste infolge des Lungenkollapses, keine Rarefizierung

kleineren und mittleren Gefäße und zur Einmauerung der A^2 gekommen. Der röntgenologisch beschriebene Abbruch der A^{2b} ist im Präparat deutlich zu erkennen. Schon bevor die Arterie den Nekroseherd erreicht und dort im Zerfall untergeht, zeigt die Intima eine beträchtliche Proliferation und im Bereich der Einmündung in den Nekroseherd den Verschluß durch unspezifisches Granulationsgewebe. Den Unterschied zwischen pathologisch verändertem Lungenparenchym im Bereich von S^{1+2} und im kaum veränderten Gewebe von S^3 lassen die angiographischen Bilder deutlich erkennen. Das früheste angiographische Zeichen der Schädigung des Lungenparenchyms ist das Verschwinden der kleinsten Gefäßverzweigungen, dann folgt die Einengung des Lumens durch die reaktiven Veränderungen in den Gefäßwänden bis zur Obliteration.

Zur Operationsindikation

In diesem Falle zeigt das Angiogramm, daß nur S^{1+2} schwer verändert war. S^3, das an sich selten der Sitz primärer spezifischer Veränderungen ist, war nach dem angiographischen und histologischen Befund frei. Man hätte es also bei der Operation erhalten können. Trotzdem wurde es entfernt, um die Möglichkeit eines Rezidivs im Hinblick auf die ausgedehnten Veränderungen in S^{1+2} auszuschalten.

b) Die Thorakoplastik

Beispiel 11: Philipp Pr., Nr. 7168/55

Der 54jährige Kranke wurde wegen einer doppelseitigen, offenen, produktiv-exsudativen Lungentuberkulose mit Restkaverne unter einer linksseitigen Thorakoplastik und extrapleuraler Polystanplombe zur Operation eingewiesen.

Lungendurchleuchtung und -aufnahme

Rechts: erbsengroßer, weicher Rundschatten im Mittelfeld.

Links: Zustand nach Obergeschoßplastik wegen kavernösen Zerfalles in der Spitze. Sehr dichter Hilus. Der Unterlappen ist mit dichtstehenden, weichen, hirsekorngroßen Fleckchen übersät. Mediastinalverziehung nach links.

Ap. Tomogramme der ganzen Lunge

Rechts: keine kavernenverdächtigen Aufhellungen.

Links: In 7 cm Tiefe erscheint unter der Thorakoplastik im medialen Spitzengebiet eine bohnengroße, kavernenverdächtige Aufhellung mit dichtem Randwall und Verbindung zum Hilus.

Lungenfunktion

VK: 2830 ml = 73% des Soll.
AGW: 88 l = 86% des Soll. Apn.
Pause: 44″/38″. PaO_2: 76 mm Hg.

Gegen eine Segmentresektion bzw. Lobektomie bestehen keine Bedenken.

Selektive Angiographie

Die Darstellung der oberen Segmente des linken Oberlappens (Abb. 33) zeigt, daß diese Segmente weitgehend zerstört sind. In das durch die Thorakoplastik komprimierte Lungengewebe ragen nur noch einzelne dünne, gestreckt verlaufende Äste hinein, deren Kaliber sich rasch verengt. Die spärlich vorhandenen Seitenästchen gehen fast rechtwinklig ab, andere sind stark verzogen. Die Darstellung der Lingula und des Unterlappens (Abb. 34) zeigt eine Kompression der Lingula und teilweise auch des Unterlappens.

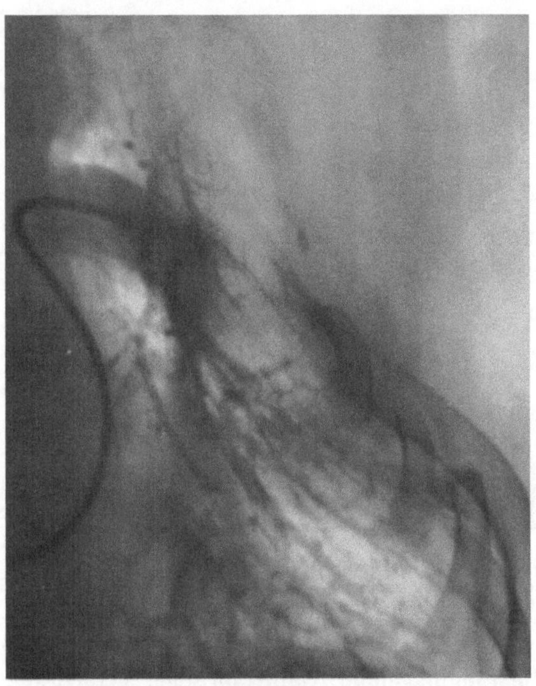

Abb. 33. Zustand nach Thorakoplastik: Die Arterien der 3 oberen Segmente des li. Oberlappens ragen starr und rarefiziert in das kollabierte Lungengewebe hinein

A^{4+5} läßt besonders im oberen Lingulasegment eine rasche Abnahme des Kalibers nach peripher erkennen, beide Lingulaarterien verlaufen unregelmäßig und verzweigen sich nur noch in kümmerliche Seitenästchen. In S^6 und in der basalen Segmentgruppe des Unterlappens sind die Veränderungen ebenfalls deutlich, aber weniger stark ausgeprägt.

Operation

Resektion des linken Oberlappens unter der Thorakoplastik. Der Oberlappen ist in flächenhafte Pleuraschwielen förmlich eingemauert. Der Hauptherd liegt in S^{1+2}, dicht stehende größere Streuherde sind jedoch auch in S^3 und S^{4+5} zu tasten. Deshalb Resektion des ganzen linken Oberlappens. Der Unterlappen fühlt sich ebenfalls derber als normal an, doch scheint er bei der Blähung noch gut lufthaltig.

Pathologisch-anatomischer Befund

a) *Makroskopisch:* Linker Oberlappen mit dichter anhaftender Pleuraschwarte. S^{1+2} ist stark geschrumpft. Das Segment ist teilweise von einem etwa haselnußgroßen, zerfallenden fibro-caseösen Herd eingenommen, das umgebende Lungengewebe ist schiefergrau induriert.

S³ ist makroskopisch nahezu frei von Herden. Die Lingula ist von hirse- bis reiskorngroßen, fibrös abgekapselten Knötchen mit zentraler Verkäsung durchsetzt.

b) *Mikroskopisch:* Übersichtsschnitte aus S^{4+5} zeigen das Lungengewebe noch gut lufthaltig, stellenweise lassen sich jedoch Bezirke nachweisen, in denen ein Teil der Alveolarwände geschwunden ist. Außerdem sind einzelne kleine, durchweg gut fibrös abgekapselte, käsige Nekroseherde z. T. in Verkalkung begriffen. Spezifisches Granulationsgewebe ist nirgends mehr mit Sicherheit vorhanden. Innerhalb der Alveolen finden sich reichlich mit Hämosiderin beladene Epithelien.

Die *Untersuchung der Gefäße* ergibt, daß diese im Bereich der Nekroseherde zerstört sind. In der Umgebung der Nekrosen und in den fibrosierten Herden stehen neben Adventitiaverbreiterungen vor allem Intimaproliferationen im Vordergrund, die bei großen Arterien beet-, halbmond- oder ringförmige Ausdehnung besitzen, bei mittleren und kleinen Arterien jedoch erhebliche Lumeneinengungen, teilweise bis auf Capillarweite, bewirken.

In den lufthaltigen Randbezirken, vor allem in der Lingula, treten die Gefäßveränderungen zurück.

In S^{1+2+3} besteht ein Parenchymschädigungsgrad IV.

Beurteilung

Es handelt sich um eine Restkaverne der linken Lungenspitze unter einer Thorakoplastik. Die Frage war zu entscheiden, ob nur S^{1+2+3} oder der ganze Oberlappen reseziert werden sollte. Die selektive Angiographie zeigt eine weitgehende Zerstörung der 3 oberen Segmente S^{1+2+3} des linken Oberlappens. Darüber hinaus lassen die Lingulagefäße Kalibersprünge, Verziehungen und Rarefizierungen erkennen. Deshalb wird der ganze Oberlappen entfernt. Pathologisch-anatomisch zeigt sich eine Schrumpfung vor allem im Bereich von S^{1+2} mit haselnußgroßer Kaverne. Auch die Lingula ist von fibro-kaseösen Herden durchsetzt, das Parenchym emphysematös, so daß die Indikation zur Resektion des ganzen Oberlappens zu Recht gestellt war.

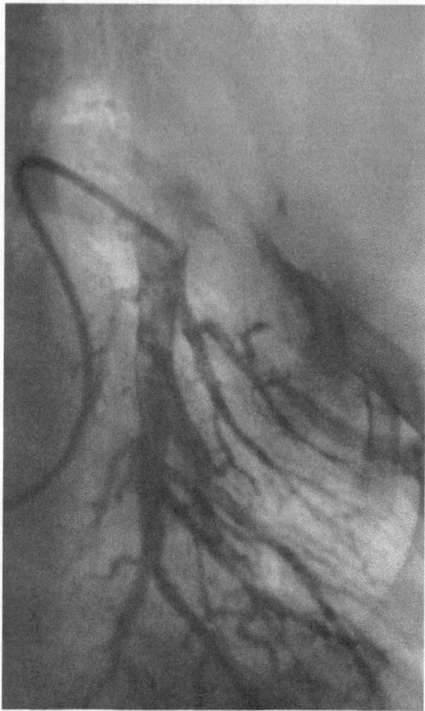

Abb. 34. A^{4+5} zeigt Kalibersprünge, Rarefizierung und vielfache Verziehungen. Die basalen Segmentarterien lassen die gleichen Veränderungen, jedoch in geringerem Ausmaße, erkennen

c) Der Oleothorax

Beispiel 12: Heinz H., Nr. 10095

Im Dezember 1950 wurde erstmals eine Lungentuberkulose im rechten Oberlappen festgestellt. Die 1951 vorgenommene Phrenicusquetschung war nur vorübergehend wirksam, weshalb ein Pneumothorax und im März 1952 ein Oleothorax angelegt wurden. Nachdem im Oktober 1956 ein Restzerfall im rechten Oberlappen festgestellt worden war, erfolgte nach konservativer Heilstättenbehandlung die Verlegung zur Resektion.

Lungendurchleuchtung und -aufnahme

Rechts besteht eine 3 Querfinger breite, dichte, homogene Verschattung des lateralen Oberfeldes, darunter erkennt man bis in Hilushöhe dicht stehende, harte Fleckschatten bis Erbsgröße.

Schichtaufnahmen

In 7,5—9 cm Tiefe sieht man unter dem scharf begrenzten Verschattungsbezirk des Oberfeldes eine walnußgroße, gut abgesetzte Verschattung mit bohnengroßer zentraler Aufhellung.

Lungenfunktion

VK: 4100 ml = 99% des Soll. AGW: 102,0 l = 80% des Soll. Tiffeneau-Test: 73% der VK. PaO_2 = 78 mm Hg.

Präoperatives Angiogramm

Unter dem Kollaps sind A^1, A^2 und A^3 dargestellt. A^1 und A^2 sind durch den Kollaps zusammengedrängt (Abb. 35), die apiko-posteriore Segmentgruppe ist völlig komprimiert.

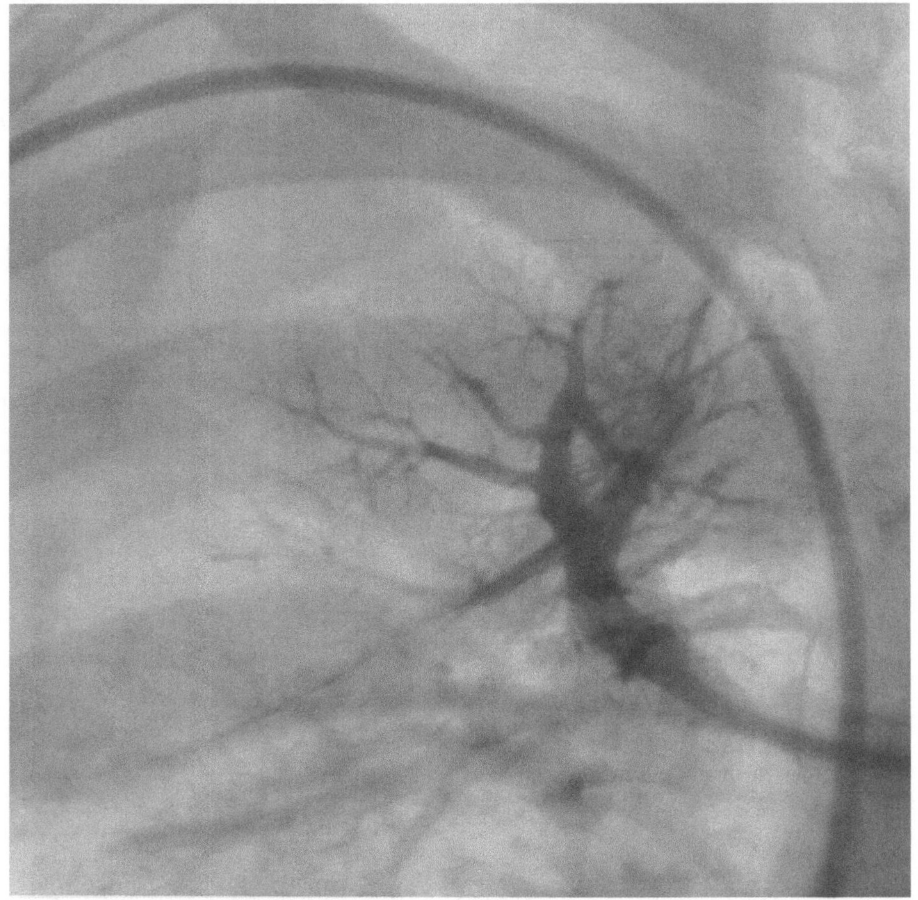

Abb. 35. A^1 und A^2 sind unter dem Oleothorax komprimiert

A^3 ist durch die Schrumpfung in S^{1+2} nach oben verzogen und überdehnt. Sie zeigt eine geringe Rarefizierung. Auffallend ist die Spreizung der noch vorhandenen kleinen Seitenäste, die auf ein vikariierendes Emphysem hindeutet.

Auf Grund des Angiogrammes ist ein Parenchymschädigungsgrad II anzunehmen.

Beurteilung

Die klinischen und röntgenologischen Befunde ergeben eine aktive, fakultativ offene, produktiv-exsudative Lungentuberkulose des rechten Oberlappens unter einem intrapleuralen Oleothorax mit Restzerfall.

Operation

Postero-laterale Thorakotomie im 5. ICR. Mäßige Pleuraverwachsungen lassen sich größtenteils stumpf lösen. Nach Incision der Schwarte über dem Oberlappen wird das Öl abgesaugt. Die Lösung des Oberlappens über dem Oleothorax kann größtenteils in der extrapleuralen Schicht durchgeführt werden. Anschließend wird die Resektion des Oberlappens mit Exstirpation des Restoleothorax vorgenommen. Dabei muß eine breite Parenchymbrücke zwischen dem Oberlappen und S⁶ scharf durchtrennt werden.

Pathologisch-anatomischer Befund

a) *Makroskopisch:* Der rechte Oberlappen ist stark geschrumpft, die derbe Schwiele des Oleothorax bedeckt die konvexe Oberfläche des Lappens. Auf der Schnittfläche zeigt das komprimierte Lungengewebe eine bräunlich-graue Farbe. Zahlreiche kleine, bis linsengroße spezifische Kalkherde sind über die ganze Schnittfläche verstreut. Die Kaverne ist als schmaler Hohlraum erkennbar.

b) *Mikroskopisch:* Übersichtsschnitte zeigen am Rande die relativ breite Schwiele des Oleothorax, die vereinzelt Epitheloidzell-Tuberkel enthält. Das durch den Oleothorax komprimierte Lungenparenchym bietet das Bild der chronischen Kompressionsatelektase. Die Kaverne ist kollabiert, von einem derben fibrösen, teilweise stark vascularisierten Mantel umgeben. Über den ganzen Lungenquerschnitt verteilt, bestehen zahlreiche fibro-caseöse Herde, die jeweils von einem wechselnd breiten Saum spezifischen Granulationsgewebes umgeben sind.

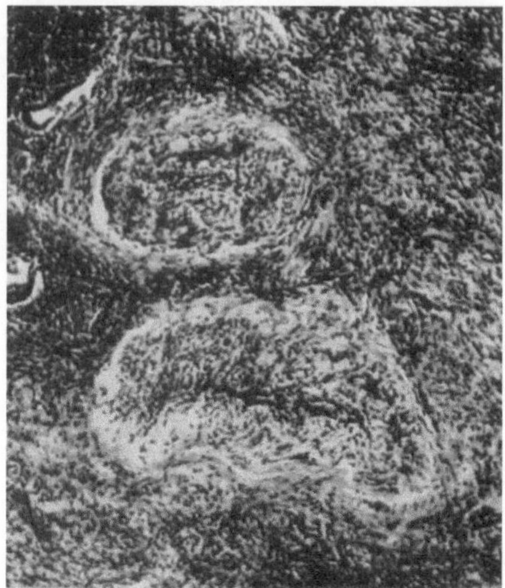

Abb. 36. Fast vollständige Obliteration mittelgroßer Arterien durch konzentrische, zellreiche Verdickung der Intima in der Randzone der komprimierten Kaverne. H.-E. Vergr. 1 : 66

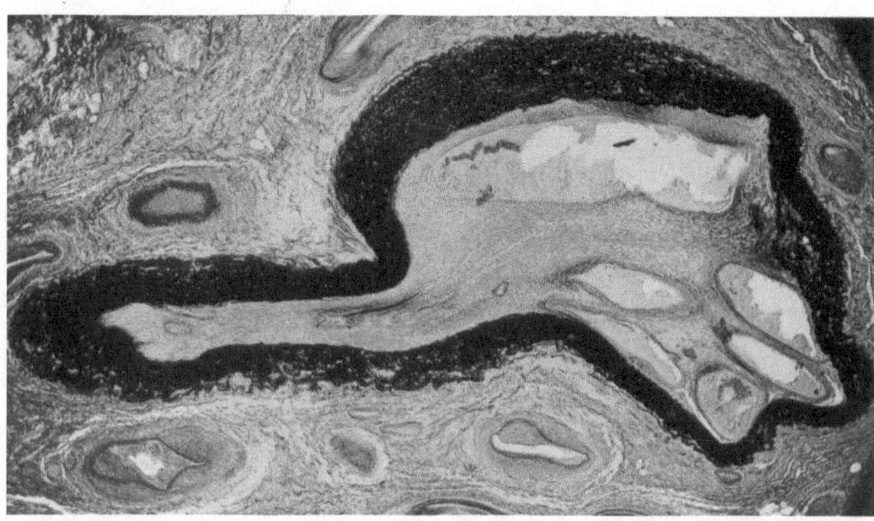

Abb. 37. Rekanalisation einer thrombosierten großen Arterie in der narbig indurierten Randzone der Kaverne. Elastica-van Gieson. Vergr. 1 : 23

Im anterioren und posterioren Oberlappensegment findet man eine erhebliche Zunahme spezifischer Nekroseherde.

Die *Gefäße* weisen in sämtlichen Präparaten in der Umgebung der spezifischen Prozesse und im Bereich der indurierten Lungenherde eine starke Verbreiterung der Adventitia auf. Vorwiegend an den Venen fallen häufiger Aufsplitterungen und Zerstörungen der elastischen Lamellen auf mit mäßiger Durchsetzung von polymorphkernigen Leukocyten, Spindelzellen und vor allem Rundzellen.

Die stärksten Veränderungen stellen die Intimaproliferationen dar, die vorwiegend an kleinen und mittelgroßen Gefäßen zu finden sind und die nicht selten erhebliche Lumeneinengungen, teilweise bis auf Capillarweite, hervorrufen (Abb. 36). Die großen Arterien und Venen zeigen sehr häufig beet-, halbmond- oder ringförmige Polsterbildungen.

Besonders eindrucksvoll ist der zellige Verschluß durch Einwuchern von spezifischem Granulationsgewebe in das auf einen Nekroseherd zulaufende Gefäß mit Zerstörung der Wand und der elastischen Fasern. Im Elastica-Schnitt kann man die noch nicht vollständig zerstörten elastischen Elemente des Gefäßes eine kurze Strecke weit in die Nekrose hinein verfolgen. Nicht selten sind Gefäßverschlüsse aber auch durch unspezifisches, faserarmes, lymphocytär infiltriertes Granulationsgewebe bedingt. Schließlich sind mehrfache Obliterationen selbst großer Gefäße durch Thrombosen zu erkennen, die teilweise Veränderungen im Sinne einer Rekanalisation zeigen (Abb. 37).

Die *Gefäßauszählungen* ergeben, daß fast 60% der Gefäße noch offen sind, was dem präoperativ angenommenen Schädigungsgrad II entspricht.

7. Zusammenfassung der histologischen Befunde an den Gefäßen bei der Lungentuberkulose

Bei 150 Resektionspräparaten, von denen angiographische Befunde vorliegen, waren folgende histologische Veränderungen an den Gefäßen festzustellen:

Die Untersuchungen in Übersichtsschnitten, in Stufen- und erforderlichenfalls in Serienschnitten, lassen bei den verschiedenen Formen der *chronischen Lungentuberkulose* die erhebliche Anzahl und beträchtliche Ausdehnung der Gefäßveränderungen erkennen. Die Gefäßprozesse ergeben morphologisch ein relativ einheitliches Bild, wobei Sitz, Ausmaß und Intensität in entsprechenden Grenzen variieren und von Grund- und Begleitkrankheiten bestimmt werden. *Es lassen sich dabei spezifische und unspezifische Gefäßveränderungen unterscheiden.*

Das Einwuchern von spezifischem Granulationsgewebe in Gefäße mit Zerstörung der Wand und der elastischen Elemente ist daher häufiger zu beobachten, als man gewöhnlich annimmt. Das verschlossene Gefäß liegt in der Regel im tuberkulösen Granulationsgewebe oder im Zentrum des noch nicht verkästen Tuberkels. Die vom tuberkulösen Granulationsgewebe durchwucherten Wandschichten sind von ihrer Umgebung häufig nur noch im Elastica-Schnitt zu unterscheiden.

Im Vordergrund stehen jedoch die *unspezifischen Gefäßveränderungen*. Sie lassen eine starke Verbreiterung der Adventitia mit Vermehrung von Spindelzellen und Durchsetzung mit polymorphkernigen Leukocyten und vor allem Rundzellen erkennen. Die Media ist in wesentlich geringerem Maße beteiligt. Sie ist aufgelockert und verbreitert und weist Aufsplitterungen und Teilzerstörungen der elastischen Elemente mit Einwanderung von Rundzellen, stellenweise mit Vermehrung der elastischen Fasern auf.

Die wichtigsten unspezifischen Veränderungen sind die in der Intima vorhandenen Zellproliferationen aus spindeligen und ovalen Zellen, polymorphkernigen Leukocyten und Rundzellen.

Neben dem Verschluß selbst großer Gefäße durch spezifisches Granulationsgewebe sind vor allem bei der Einmündung dieser Gefäße in spezifische Nekroseherde Verschlüsse durch Einwuchern unspezifischen Granulationsgewebes nachweisbar.

Die proliferativen Gefäßwandveränderungen sind der entscheidende, das angiographische Bild einer Segmentarterie beeinflussende Faktor. Es kommt zur Einengung oder zum Verlust des Lumens großer und mittelgroßer Gefäße und zur Obliteration kleiner Gefäße, so daß angiographisch eine mehr oder weniger starke *Rarefizierung* des normalerweise reich verzweigten Segmentarterienbaumes zustande kommt. Je weiter die reaktiven Gefäßwandprozesse fortschreiten, um so mehr und um so größere Zweige verliert der Segmentarterienbaum im Angiogramm, bis nur noch einzelne kahle, vielfach verzogene und gewundene Gefäßstümpfe erkennbar sind. Dies ist ein Zeichen dafür, daß das Parenchym weitgehend funktionsuntüchtig ist. Die Gefäße können dabei wie starre Röhren im Bindegewebe der Narbe aufgehängt sein.

Da die Stärke der Gefäßwandveränderungen im allgemeinen dem Grade der Veränderungen im unmittelbar umgebenden Lungenparenchym parallel läuft, kann man aus den angiographisch dargestellten Gefäßveränderungen weitgehende Rückschlüsse auf das morphologische Substrat und in gewissem Umfang auf den funktionellen Zustand des umgebenden Lungengewebes und auf die Einschränkung des Capillarkreislaufes ziehen. In dieser Tatsache liegt die Bedeutung der Angiographie für die Indikationsstellung zu den verschiedenen Lungenresektionsverfahren und für die Prognose. Sind ausgedehnte Capillargebiete und damit Alveolargebiete untergegangen, so fehlt bei der Angiographie der wolkenartige Kontrastmittelschleier um die feinsten Arterienverzweigungen.

Fibro-caseöse Herde führen zu einem Gefäßuntergang in ihrem Zentrum. Sie verursachen deshalb im Angiogramm eine um so stärkere Rarefizierung, je dichter sie stehen und je größer ihr Durchmesser ist. Bei älteren Herden ist in der unmittelbaren Umgebung solcher fibro-caseöser Herde ein mehr oder weniger stark ausgeprägtes Emphysem zu beobachten, das durch die Schrumpfung der Herde zustande kommt und im Angiogramm eine Spreizung und einen zickzackförmigen Verlauf der noch darstellbaren Gefäßäste verursacht. Mit der Zeit kommt es zwischen den Herden zur Induration und Schrumpfung des Parenchyms.

Das *Tuberkulom*, das pathologisch-anatomisch einer konzentrisch wachsenden, fibro-caseösen Nekrose verschiedenen Alters entspricht und von einer mehr oder weniger dichten, bindegewebigen Kapsel umgeben ist, verursacht im Bereich der Verkäsung ebenfalls eine völlige Zerstörung des Gefäßsystems. Im Granulationsgewebswall sind die einmündenden Gefäße obliteriert. Angiographisch findet man einen Abbruch des auf das Tuberkulom zulaufenden Gefäßes. Je weiter die Gefäße vom Tuberkulom entfernt sind, um so geringfügiger werden die Veränderungen der Gefäßwand, sofern auch das Lungenparenchym unverändert ist. *Diese Gefäßveränderungen und die ihnen konform gehenden Funktionsschädigungen des Parenchyms sind nur mit der gezielten Angiographie zu erfassen.* Sie spielen bei der Gesamtbeurteilung für eine Teilresektion an der Lunge eine wichtige Rolle. Gewöhnlich bestehen in der Umgebung des Tuberkuloms noch zahlreiche kleinere, durch Streuung entstandene fibro-caseöse Herde mit Zerstörung des Gefäßnetzes der Alveolen, so daß im Angiogramm in der Umgebung des Tuberkuloms eine verschieden starke Rarefizierung mit Verziehungen des Gefäßsystems zustande kommen kann. Die Verlangsamung der Strömungsgeschwindigkeit des mit Kontrastmittel vermischten Blutes in solchen geschädigten Parenchymbezirken läßt sich bei der Durchleuchtung deutlich erkennen.

Die Kaverne, die aus einem verkäsenden Exsudat oder einem zerfallenden Tuberkulom hervorgehen kann, verhält sich in bezug auf das Gefäßsystem und die im Angiogramm sichtbaren Veränderungen ähnlich wie das Tuberkulom. Auch hier sind im Zentrum des Zerfalles und in dem Randwall, der mit zunehmendem Alter der Kaverne immer dichter bindegewebig organisiert wird, histologisch keinerlei größere Gefäßlumina mehr nachweisbar, jedenfalls keine genügend großen Gefäße, die angiographisch dargestellt werden können. Man findet im Angiogramm einen Gefäßabbruch unmittelbar vor dem Randwall der Kaverne. In nächster Nähe zeigen die Gefäße starke reaktive Veränderungen, ihr Lumen ist eingeengt oder weitgehend verschlossen. Gewöhnlich findet man in der Umgebung der Kaverne noch kleinere oder größere fibro-caseöse Herde in wechselnder Dichte oder das Lungengewebe ist induriert, weshalb die Gefäße im Angiogramm auch hier eine Rarefizierung, Engstellung und Verziehung der noch vorhandenen Seitenäste zeigen. Die Capillardarstellung kann in ausgedehnten Teilen des Lungengewebes fehlen.

Der zerstörte Lappen oder die zerstörte Lunge lassen im histologischen Präparat alle bisher beschriebenen Merkmale der Parenchymschädigung erkennen. Neben größeren oder kleineren Kavernen finden sich dicht stehende fibro-caseöse Herde, vielfach fibrosierte, indurierte oder emphysematöse Lungenteile, die z. T. lange Zeit unter Kollaps standen. Große Gebiete des alveolaren Gefäßnetzes sind verödet, kleine Gefäße im nekrotischen Zerfall untergegangen, große Gefäße werden bei der bindegewebigen Umwandlung des Parenchyms förmlich eingemauert. Das Lumen großer Gefäße ist nicht zuletzt durch die großen Intimapolster so stark eingeengt, daß sie im Angiogramm nur noch als nackte, schmale und verzogene Stümpfe erscheinen.

Die Schädigung des Parenchyms in näherer oder weiterer Umgebung des tuberkulösen Hauptherdes kann man angiographisch gut erfassen. *Man muß sich allerdings davor hüten, Schlüsse auf Gefäßveränderungen und damit auf Parenchymschäden aus dem Angiogramm zu ziehen, wenn die Katheterspitze nicht genau in der Richtung des Segmentgefäßes liegt, so daß der Kontrastmittelstrom nicht unmittelbar in das zu beurteilende Segment fließt.*

Beim Vergleich der makro- und mikroskopischen Präparate mit dem Angiogramm fiel auf, *daß das Lungengewebe und vor allem die Lungengefäße im allgemeinen viel weitergehend und viel weiter ausgebreitet geschädigt sind, als man nach den Ergebnissen der vorausgehenden Röntgenuntersuchungen einschließlich der frontalen und sagittalen Schichtaufnahmen hätte erwarten können.*

IV. Die chronischen, unspezifischen Entzündungen und Eiterungen des Lungengewebes

Angiopneumographische Untersuchungen bei unspezifischen Lungeneiterungen wurden nur selten ausgeführt. STEINBERG und ROBB (1939) berichteten über eine Kranke mit einseitigen Bronchiektasen der ganzen rechten Lunge und starker

Lungenfibrose, bei der die Angiokardiopneumographie zeigte, daß die zerstörte rechte Lunge kaum noch mit Kontrastmittel durchflossen wurde, während fast das gesamte Blutvolumen des kleinen Kreislaufes die linke Lunge passierte. Die Verminderung der Lungenzirkulation bei Bronchiektasen hatte schon AMEUILLE (1936) bei der Angiopneumographie gesehen. Weitere Beobachtungen stammen von WEISS, WITZ, KOEBELE und HOLLENDER (1950, 1951). SCARINCI (1953) glaubt, daß die Gefäßveränderungen bei Bronchiektasen rein vasomotorischer Natur sind und auf Grund von vasoconstrictorischen Reflexen entstehen, die von der chronisch entzündeten Bronchialwand ausgehen sollen. Er stützt seine Ansicht auf die Beobachtung eines Kranken, bei dem die Angiopneumographie nach der konservativen Behandlung von Bronchiektasen durch wiederholte Bronchusabsaugung eine beträchtliche Besserung der Zirkulation gegenüber dem Zustand vor der Behandlung zeigte. *Auf Grund unserer histologischen Untersuchungen glauben wir, daß den bei der Lungenangiographie darstellbaren Gefäßveränderungen überwiegend morphologische Veränderungen zugrunde liegen.* Eine funktionelle Engstellung kleinerer Gefäße kann bis zu einem gewissen Grade durch die Minderbeatmung bedingt sein.

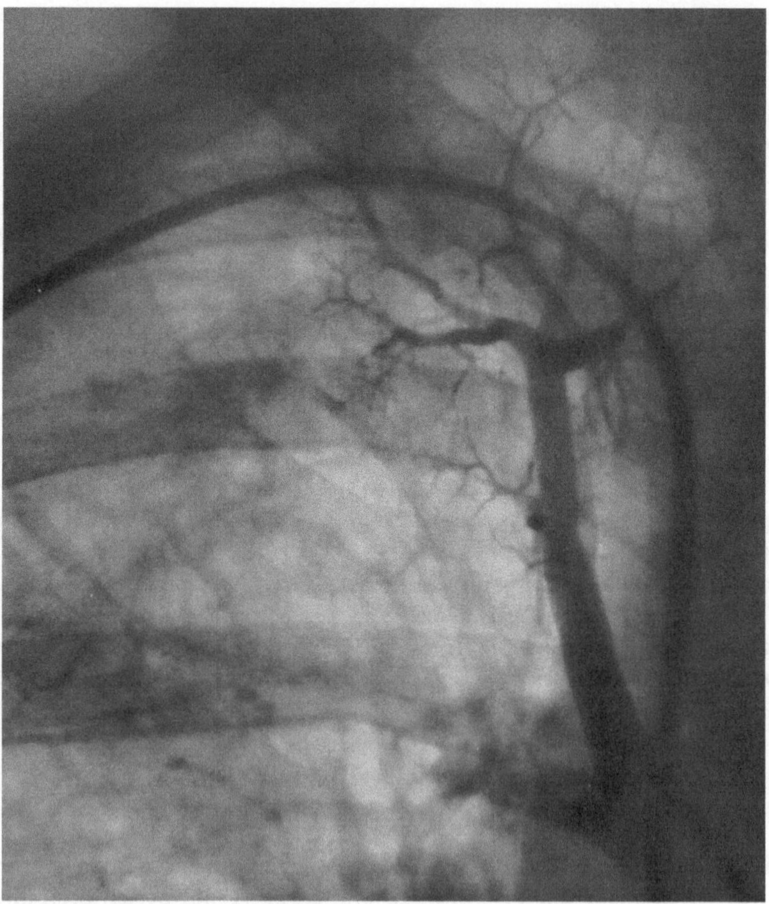

Abb. 38. Die Seitenzweige von A¹ greifen wie die Finger einer Hand um das Infiltrat herum

1. Die chronische Pneumonie

Beispiel 13: Ludwig St., Nr. 579/57

Im Mai 1956 traten bei dem 56jährigen Kranken erstmals nächtliche Husten-
anfälle und starke Gewichtsabnahme auf, im August 1956 beobachtete er bräun-
lichen Auswurf. Zwischen Februar und Mai 1957 traten massive Hämoptysen auf.
Da nach der Schichtaufnahme der Verdacht auf das Vorliegen eines Bronchial-
carcinomes bestand, erfolgte die
Einweisung in die Klinik.

Lungendurchleuchtung und -aufnahme
Der rechte Oberlappen ist geschrumpft und nach der Spitze zunehmend verschattet. Innerhalb der
Verschattung liegt eine etwa mandel-
große Aufhellung, die den Verdacht
auf eine Einschmelzung erweckt.

Lungenfunktion
VK: 3521 ml = 100% des Soll.
AGW: 79,9 l = 79% des Soll. Apn.
Pause: 27''/25''.

Präoperatives Angiogramm
Vom rechten Oberlappen sind A^1,
A^2 und A^3 dargestellt. A^1 verzweigt sich
nach gradlinigem Verlauf im Bereich
der Lungenspitze in mehrere Seitenzweige, die wie die Finger einer Hand
um das Infiltrat herumzugreifen scheinen (Abb. 38). Die kleinen Seitenzweige
sind rarefiziert. A^2 ist ebenfalls rarefiziert und verzogen, hier sind deutliche
Kalibersprünge erkennbar. Auch A^3
ist stark rarefiziert und verzogen,
außerdem nach medial geschrumpft
(Abb. 39).

Beurteilung
Zerfallendes Carcinom des rechten
Oberlappens ? Chronische Pneumonie
mit Abscedierung ?

Operation
Postero-laterale Thorakotomie
rechts im 4. ICR. Die Lunge ist an

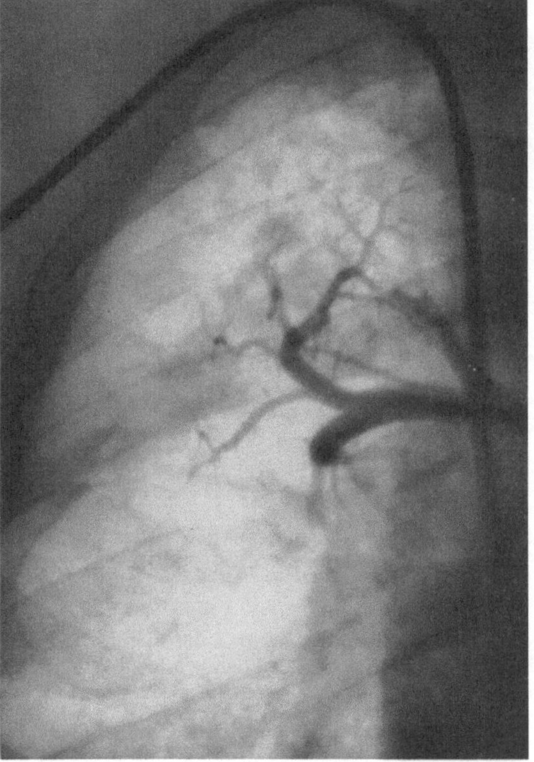

Abb. 39. Rarefizierung und Schrumpfung von A^3

der Spitze mit der Thoraxwand verwachsen. Nach stumpfer und scharfer Lösung erkennt
man im geschrumpften Oberlappen einen indurierten und atelektatischen Bezirk, der wahrscheinlich S^1 angehört. Am Hilus lassen sich einige vergrößerte Lymphknoten nachweisen,
deren histologische Schnelluntersuchung keinen Anhalt für einen malignen Prozeß ergibt.
Ebensowenig läßt sich im Schnellschnitt der Keilexcision aus dem verhärteten Lungenbezirk Tumorgewebe nachweisen. Deshalb wurde der rechte Oberlappen reseziert.

Pathologisch-anatomischer Befund

a) *Makroskopisch:* Der rechte Oberlappen ist größtenteils luftleer. Die Verdichtung des
Parenchyms liegt hauptsächlich im Bereiche von S^1 und S^3. Auf der Schnittfläche ist das Lun-
gengewebe grau-bräunlich und von speckiger Beschaffenheit. Die übrigen Teile des rechten
Oberlappens sind durchsetzt mit wechselnd großen rötlichen Herden. In S^2 sind gut erhaltene
Bezirke vorhanden.

b) *Mikroskopisch:* Im Bereiche von S^1 und S^3 besteht eine ausgeprägte chronische Pneumonie. Die entzündliche Infiltration und die chronische Induration mit teilweiser Absceß-

bildung sind sehr ausgedehnt. In S² ist das Lungengewebe weit besser erhalten, jedoch sieht man auch hier ödematöse Durchtränkung und entzündliche Infiltration.

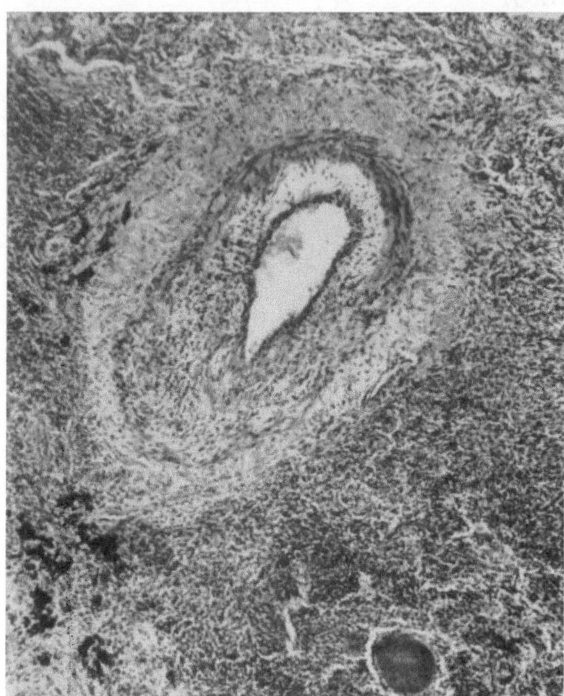

Abb. 40. Zellreiche Intimaverdickung mit entzündlicher Infiltration und ödematöser Durchtränkung in der Nachbarschaft eines Abscesses. H-E. Vergr. 1 : 66

Die *Untersuchung der Gefäße* zeigt, daß im Bereich der fast unveränderten Lungenteile kaum Gefäßveränderungen vorliegen. Im Gebiet der Absceßherde sind die Gefäße zerstört, ihre Reste teilweise nur noch in Elastica-Schnitten erkennbar. In der Umgebung der Abscesse und im Bereich der chronisch-pneumonischen Veränderungen ist die Adventitia aller Gefäße verbreitert. Nur stellenweise erscheint die Media aufgelockert und verdickt, wobei Rundzellen und Leukocyten eingewandert sind. Die stärksten Veränderungen stellen die Intimaproliferationen dar, die an den meisten kleinen Gefäßen zum Verschluß, bei den mittelgroßen Gefäßen z. T. zur erheblichen Lumeneinengung führen (Abb. 40). An den großen Gefäßen lassen sich oft nicht unerhebliche beet- oder ringförmige Intimapolster nachweisen.

Die *Gefäßauszählung* ergibt, daß in den chronisch-pneumonischen Gebieten nur unter 20% der Gefäße noch offen sind (Parenchymschädigungsgrad IV). In den fast unveränderten Lungenbezirken sind über 80% der Gefäße offen (Parenchymschädigungsgrad I).

Der Prozeß war also hauptsächlich in S¹ und S³ des rechten Oberlappens lokalisiert. Da eine Segmentresektion wegen der Gefahr der Lungengangrän bei Abscessen kontraindiziert ist, kam nur die Resektion des ganzen rechten Oberlappens in Frage.

2. Der chronische Lungenabsceß

Beispiel 14: Ursula S., Nr. 2338/57

Seit Dezember 1956 litt die 29jährige Kranke an rezidivierenden Pneumonien. Eine Lungentuberkulose wurde in einer Heilstätte ausgeschlossen. Die Einweisung erfolgte unter der Diagnose ,,chronischer Lungenabsceß'' zur Durchführung einer Lungenresektion.

Lungendurchleuchtung und -aufnahme

Im Bereich des rechten Unterlappens erkennt man in den seitlichen und hinteren Teilen ein handflächengroßes Infiltrat.

Schichtaufnahmen

Das Infiltrat gehört dem latero- und posterobasalen Segment des rechten Unterlappens an.

Lungenfunktion

VK: 3320 ml = 76% des Soll. AGW: 89,0 l = 79% des Soll. Apn. Pause: 30''/25''. PaO₂: 82 mm Hg.

Operation

In endotrachealer Narkose rechtsseitige postero-laterale Thorakotomie im 6. ICR. Starke Verwachsungen beider Pleurablätter werden teils stumpf, teils scharf gelöst. Darauf zeigt es sich, daß das Infiltrat vorwiegend in S^6, in S^9 und S^{10} liegt und von einer ausgedehnten Atelektase begleitet ist. Deshalb wurde die Resektion des rechten Unterlappens ausgeführt.

Postoperatives Angiogramm

Dargestellt sind die Segmentarterien des rechten Unterlappens. Im Bereich von S^6 ist es zu einer Parenchymfärbung gekommen. Daneben sieht man eine etwa markstückgroße Aufhellung, die dem Lungenabsceß entspricht. Die Arterien der basalen Segmente sind bis in den Lungenmantel hinein zu verfolgen. Auffallend ist eine Vergrößerung der Abgangswinkel der kleinen Gefäße, z. T. auch eine unregelmäßige Wandkontur der Segmentgefäße.

Auf Grund der Angiogramme ist im Bereich des Abscesses ein Parenchymschädigungsgrad IV, sonst überall ein Schädigungsgrad I anzunehmen.

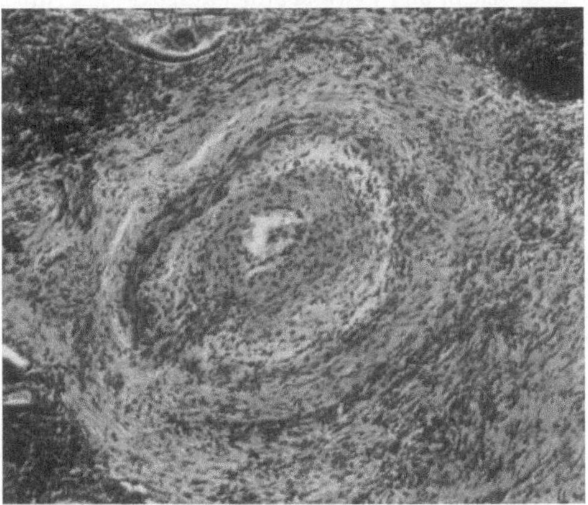

Abb. 41. Weitgehende Lumeneinengung einer mittelgroßen Arterie in der unmittelbaren Umgebung des Abscesses. H.-E. Vergr. 1 : 66

Pathologisch-anatomischer Befund

a) *Makroskopisch:* Der derbe, geschrumpfte rechte Unterlappen ist von einer Pleuraschwarte bedeckt. Im Bereich von S^6, S^9 und S^{10} fühlt man Verdichtungsherde. Auf den Schnitt-

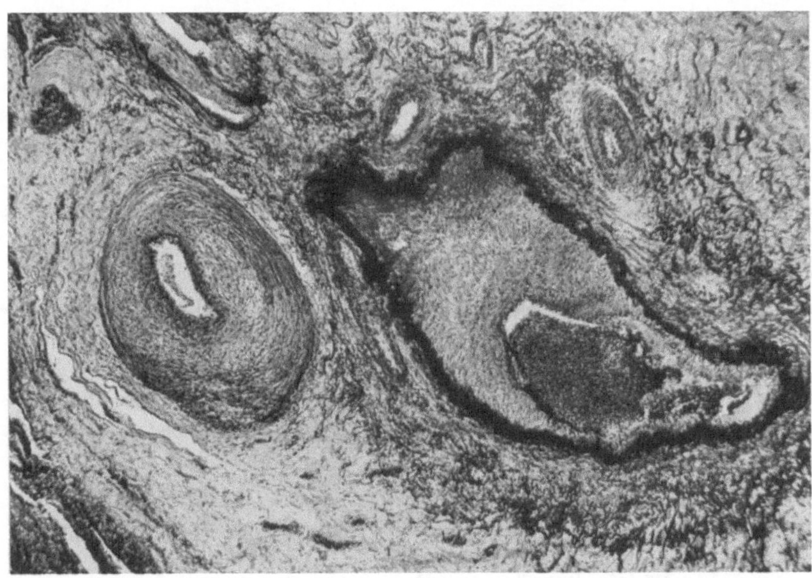

Abb. 42. Starke Gefäßeinengungen durch zellreiche Intimaverdickung unmittelbar neben dem Absceß. Orcein. Vergr. 1 : 44

flächen ist der Lappen von schmutzig-bräunlicher und grau-gelblicher Farbe, er zeigt das typische Bild einer chronischen Induration. In der Mitte ist der kastaniengroße Absceß erkennbar, der von einer schmalen Membran umgeben ist und nekrotische Massen enthält.

b) *Mikroskopisch:* Die Übersichtsschnitte zeigen am Rande die vascularisierte Pleuraschwiele. Das Lungengewebe ist ödematös durchtränkt und mit Leukocyten und Rundzellen überschwemmt. Der Eiterherd wird von einem breiten Saum stark capillarisierten unspezifischen Granulationsgewebes umgeben. Über größere Strecken wird die Wand jedoch auch von cylindrischem und Plattenepithel ausgekleidet. Außerdem ist in der Absceßwand stellenweise in Abbau befindlicher Knorpel erkennbar. Diese Befunde weisen darauf hin, daß es sich um eine *bronchiektatische Kaverne* handelt.

Die *Untersuchung der Gefäße* zeigt, daß im Gebiet der ödematösen Durchtränkung und der entzündlichen Überschwemmung des Parenchyms kaum Gefäßveränderungen vorliegen. Dagegen sind die Gefäße im Bereich der Einschmelzungen zerstört, ihre Reste sind nur noch in Elastica-Schnitten nachweisbar. Im Bezirk der chronisch entzündeten Wand fällt die Verbreiterung der Adventitia aller Gefäße auf. Die Media ist nur vereinzelt aufgelockert, verdickt und zellig durchsetzt. Im Vordergrund der Veränderungen stehen die Intimaproliferationen mit entzündlicher Infiltration (Abb. 41). Diese Gefäßveränderungen lassen sich in der unmittelbaren Umgebung des Eiterherdes sowie auch im Bereich der chronisch-pneumonischen, vor allem der fibrosierten Herde nachweisen. Sie führen bei den kleinen Gefäßen häufig zum Verschluß und bei den mittleren Arterien und Venen zur erheblichen Lumeneinengung, nicht selten bis auf Capillarweite (Abb. 42).

Die *Gefäßauszählung* ergibt, daß im Gebiet des Lungenabscesses und seiner unmittelbaren Umgebung alle Gefäße zerstört oder obliteriert sind (Parenchymschädigungsgrad IV). Dagegen sind in S^8 noch fast 90% aller Gefäße offen (Parenchymschädigungsgrad I). Bei einer so ausgedehnten Zerstörung mußte der ganze rechte Unterlappen reseziert werden.

3. Zusammenfassung der histologischen Befunde an den Gefäßen bei unspezifischen Lungeneiterungen

Die histologischen Veränderungen der Gefäße bei den unspezifischen Lungeneiterungen lassen ein relativ einheitliches Bild erkennen, das nur innerhalb enger Grenzen schwankt.

Große eitrige Einschmelzungsherde zerstören die Gefäße vollständig. Im übrigen sind in nächster Umgebung der chronisch-pneumonischen und fibrös umgewandelten Randgebiete die Gefäßveränderungen am stärksten. Sie bestehen hauptsächlich in Intimaproliferationen mit spindeligen und längs-ovalen Zellen, Leukocyten und Rundzellen. Diese Intima-Polsterbildungen führen zum Verschluß der kleinen Gefäße, während die mittelgroßen Arterien und Venen stark, nicht selten bis auf Capillarweite eingeengt werden. An den großen Arterien und Venen beobachtet man deutliche beet-, halbmond- oder ringförmige Intimaproliferationen mit wechselnd starker Einengung des Gefäßlumens. Außerdem ist die Adventitia mehr oder weniger stark verbreitert. Die Media zeigt stellenweise eine Aufsplitterung und Zerbröckelung der elastischen Elemente.

Die in große Absceßherde mündenden Arterien sind durch unspezifisches Granulationsgewebe teils vollständig verschlossen, teils rekanalisiert, wobei geradezu kavernomartige Bilder entstehen können.

V. Das Bronchialcarcinom

1. Die Indikationsstellung zur Angiographie

Beim Bronchialcarcinom wird die Angiopneumographie hauptsächlich unter zwei Indikationsstellungen empfohlen:

1. Zur Differentialdiagnose zwischen Carcinom und entzündlichen Veränderungen des Lungengewebes.

2. Zur Beurteilung der Operabilität eines histologisch gesicherten Bronchialcarcinoms.

Zu 1.: Bei der Diagnostik des Bronchialcarcinoms stehen neben allgemeinen klinischen und röntgenologischen Untersuchungen Bronchoskopie und Bronchographie im Vordergrund, da der Tumor seinen Ausgang von den Luftwegen und nicht von den Gefäßen nimmt. Die histologischen Methoden (Probeexcision bei der Bronchoskopie, cytologische Untersuchung des gezielt abgesaugten Bronchialsekretes oder des Sputums) in der Hand des Geübten ergeben bei 70—80% aller Kranken mit Bronchialcarcinomen eine positive Diagnose. Die restlichen Fälle, zu denen vor allem der isolierte, peripher im Lungengewebe liegende Rundherd gehört, können manchmal bei der Abgrenzung gegenüber dem Tuberkulom, dem Lungenabsceß, der chronischen Pneumonie, gewissen Pilzerkrankungen (Aspergillom) oder gutartigen Lungentumoren beträchtliche Schwierigkeiten bereiten, da sie für die Bronchoskopie nicht erreichbar sind und die röntgenologischen Methoden (Bronchographie, Schichtaufnahmen) höchstens differentialdiagnostische Hinweise geben. Der Beitrag, den die Angiopneumographie zur Differentialdiagnose des Bronchialcarcinoms liefern kann, ist auch heute noch umstritten.

Es wird immer wieder betont, daß beim Bronchialcarcinom eine verminderte Vascularisierung im Tumorbereich, bei der chronischen oder sich lösenden Pneumonie dagegen eine relative Zunahme der Vascularisierung des betroffenen Parenchymbezirkes gegenüber gesunden Lungenteilen zu beobachten ist (KEIL und SCHISSEL 1950, 1952; SAUVAGE, HATT und MERLIER 1950, 1952). Dagegen ist zu sagen, daß der Grad der Vascularisation eines chronischen (spezifischen oder unspezifischen) Lungenprozesses auch vom Alter des Entzündungsprozesses abhängt. Je länger ein chronisch-pneumonischer Prozeß besteht, desto mehr tritt die Bindegewebsbildung mit Obliteration immer größerer Gefäße in den Vordergrund. Die Vascularisationen, die dann zu beobachten sind, bestehen durchweg aus kleinen Gefäßen, die angiographisch gar nicht erfaßt werden können und deshalb unter dem hier zur Diskussion stehenden Gesichtswinkel bedeutungslos sind.

Die erheblichen Gefäßausfälle bei Bronchialcarcinomen, die gelegentlich als Gefäßlosigkeit beschrieben werden, lassen sich zwanglos dadurch erklären, daß die Gefäße einerseits durch das Carcinom zerstört oder obliteriert werden, andererseits sich in den Randgebieten dieser Tumoren schwere degenerative Gefäßveränderungen oder Thrombosen abspielen, was wiederum angiographisch als Gefäßausfall imponiert.

Die angiographische Unterscheidung eines unspezifischen Lungenabscesses von einer spezifischen Kaverne kann in bestimmten Fällen ebenso wenig möglich sein, wie die Differenzierung einer karnifizierenden Pneumonie von einem Bronchialcarcinom (ANDERSEN, ANDERSEN, ELTORM, POULSEN, GLISTRUP und PETERSEN 1951; SCHOENMACKERS und VIETEN 1952, 1953, 1958). Das gleiche gilt für die sog. „peripheren Rundherde". Im allgemeinen kann man annehmen, daß gutartige Tumoren das Gefäßsystem verdrängen, deformieren und verziehen, ohne größere Gefäßabbrüche zu verursachen oder das benachbarte Parenchym in seiner Vascularisierung allzu stark zu schädigen, während infiltrierend wachsende Rundherde das Gefäßsystem an sich heranziehen und durch Infiltration der Gefäßwand verschließen (NEUHOF, SUSSMAN und NABATOFF 1949; SANTY, BÉRARD, PAPILLON und SOURNIA 1951, 1953). Lungenmetastasen können das umgebende Gefäß-

system verdrängen *oder* zerstören. *Eine Unterscheidung zwischen primären bösartigen Rundherden und Lungenmetastasen ist deshalb durch die Angiographie ebenfalls nicht möglich. Auch gutartige Lungentumoren können durch intermittierenden
Verschluß größerer Bronchen zur Atelektase, Lungeneiterung und damit zur Schädigung des Gefäßsystems führen.* Tuberkulome können selbst Gefäße von der Größe
einer Segmentarterie zerstören, so daß angiographisch ein Gefäßabbruch entsteht
(Abb. 62), sie können das Gefäßsystem der Umgebung durch Streuung erheblich
schädigen. *Auf diese Weise entstehen angiographische Bilder, die eine sichere Unterscheidung von einem malignen Prozeß nicht zulassen.* Außerdem ist zu berücksichtigen,
daß der Abbruch eines großen Gefäßes im Angiogramm immer vieldeutig ist: Es kann
sich auch um eine Embolie, eine Silikose, eine primäre Gefäßerkrankung handeln.

Allgemein anerkannt ist dagegen die große Bedeutung der Angiographie bei der
Abgrenzung von Aneurysmen gegenüber *Lungen- und Mediastinaltumoren.* Bei

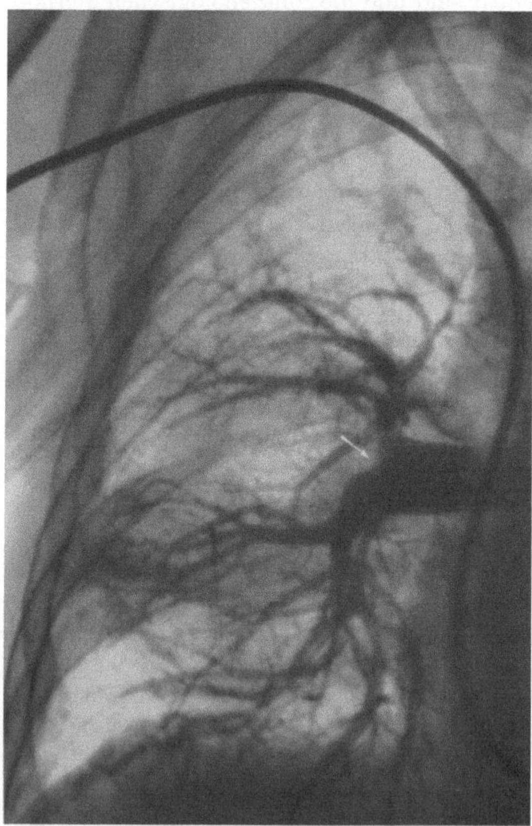

dieser Indikationsstellung führt
man die Angiographie zweckmäßig in Form der Angiokardio-
pneumographie durch.

Die von SANTY, PAPILLON
und SOURNIA (1953) hervorgeho-
benen Schwierigkeiten der Diagnostik liegen in der Methode der
Angiopneumographie als solcher
begründet: *Kleine Veränderungen
im Parenchym können zu geringe
Ausmaße haben, um angiopneumographisch sichtbare Veränderungen zu verursachen.* Außerdem
ist die Lokalisation solcher klein-
ster Veränderungen wegen der
Überlagerung der Gefäßäste im
Angiopneumogramm schwierig.
Die Autoren weisen ausdrücklich
darauf hin: „Das Fehlen jeder
Veränderung am Gefäßbaum beweist nicht, daß keine Veränderungen im Parenchym vorliegen.“
Dagegen läßt sich nach unseren
Erfahrungen mit der *selektiven
Angiographie* sicher sagen, daß
das Fehlen angiographischer Veränderungen das Vorliegen normaler Parenchymverhältnisse be-

Abb. 43. Einbruch des Carcinoms in die Pars interlobaris der
Lungenarterie (→)

weist und daß jede Veränderung einem bestimmten Lungensegment zugeordnet
werden kann. Schließlich ist ein vollständiger Gefäßverschluß durch die gezielte
Darstellung mit Hilfe des Katheters sicherer nachweisbar als mit der Angiopneumographie, bei der immer die Möglichkeit einer funktionellen Minderdurchblutung besteht.

Natürlich geben gewisse Veränderungen der Angioarchitektonik wertvolle Hinweise. So wird man einen Abbruch oder eine unregelmäßige Stenose eines großen Gefäßes, etwa einer Lappenarterie oder eines Pulmonalishauptstammes, öfter

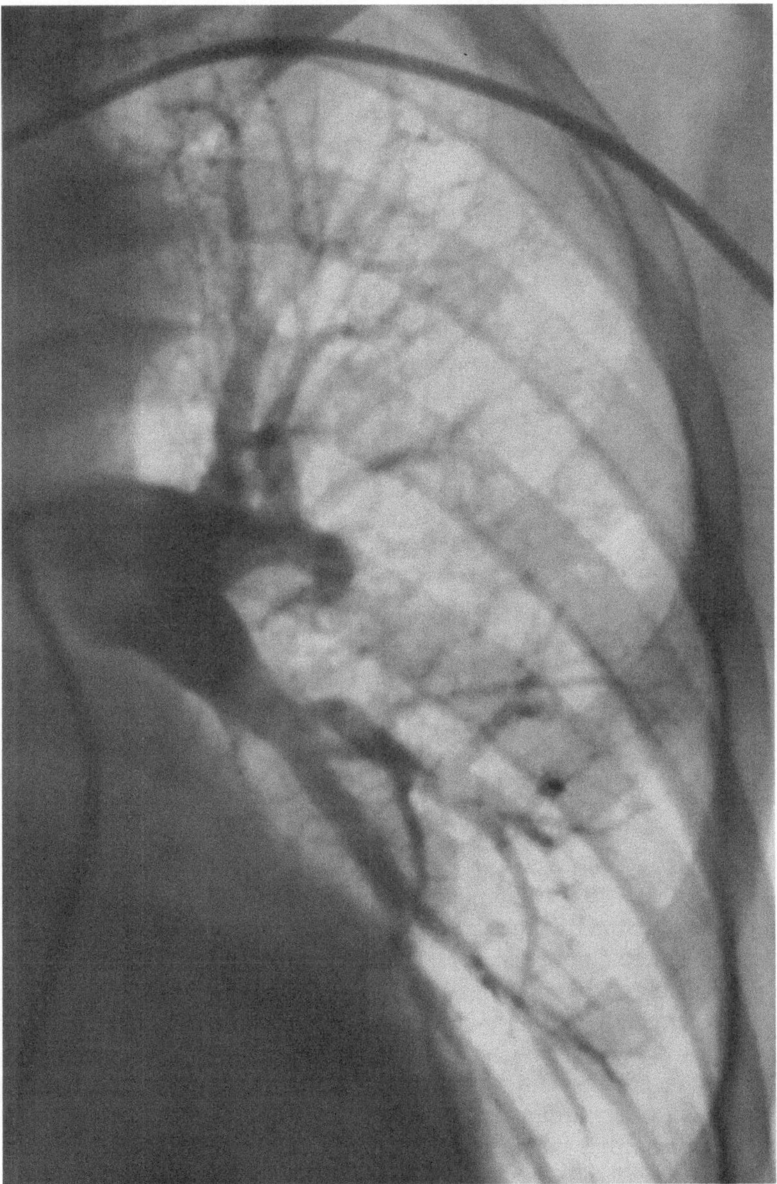

Abb. 44. Verschluß der Arterie des li. Unterlappens durch Carcinom

einem Bronchialcarcinom als einem chronisch entzündlichen Lungenprozeß zuordnen dürfen, wie die Erfahrungen von KRALL (1955) und unsere eigenen Untersuchungen ergeben haben. Abb. 43 zeigt das Angiogramm eines Kranken, bei dem

das Bronchialcarcinom in die Pars interlobaris der rechten Lungenarterie ein-
gebrochen war. Bei dem Kranken der Abb. 44 führte das Bronchialcarcinom zu
einem Verschluß der linken Unterlappenarterie. Vollständige Verschlüsse so großer
Gefäße sind selten durch einen entzündlichen Prozeß verursacht, wenn nicht eine
zerstörte Lunge durch eine jahrelange Eiterung vorliegt. Sie sind um so ver-
dächtiger auf ein Bronchialcarcinom, je kürzer die Anamnese ist. Die Gefäßveränderungen, die das Bronchialcarcinom hervorruft, bestehen außerdem in un-
scharfen, wie zerrissen aussehenden Unregelmäßigkeiten der Wandkonturen, Ge-
fäßstenosen, Verdrängungen, Verziehungen und Abknickungen der Verlaufsrichtung,
Kompression der Gefäße von außen durch vergrößerte Lymphknoten, vor allem im
Bereich des Mediastinums (Abb. 45). Dazu kommen die angiographischen Zeichen der
Minderbeatmung und der Minderdurchblutung. Das selektive Angiogramm gestattet in diesen Fällen, gewissermaßen „einen Blick durch den Vorhang zu werfen,
der durch die Atelektase ausgebreitet ist" (BOLT 1953).

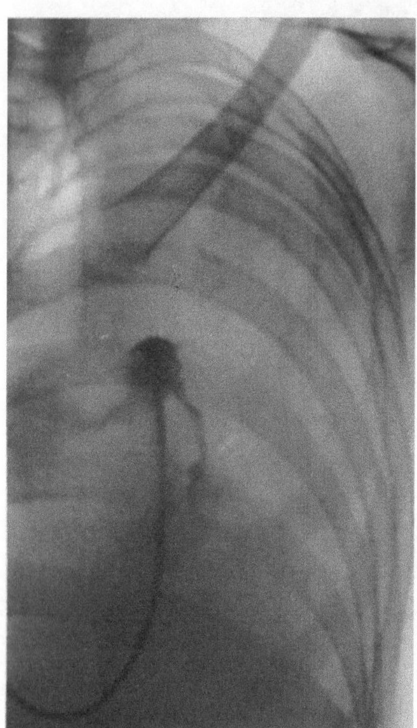

Abb. 45. Völlige Zerstörung der li. Lungenarterie durch Carcinom

Zu 2.: *Bei der Beurteilung der Inoperabilität eines histologisch gesicherten Bronchialcarcinoms hat die Angiographie nach unserer Überzeugung eine wertvolle Aufgabe.* Sie erlaubt es, vielen Kranken eine Probethorakotomie zu ersparen. Wie
VIETEN und WILLMANN (1956) mit Recht hervorgehoben haben, *ist keine röntgen-
diagnostische Methode in der Lage, die Operabilität eines Lungentumors mit Sicherheit zu beweisen.* Es läßt sich vielmehr nur feststellen, daß ein Bronchialcarcinom
sicher inoperabel ist und daß man deshalb von weiteren chirurgischen Maßnahmen
absehen darf. Zur angiographischen Beurteilung der Inoperabilität gehört die Darstellung der mediastinalen Venen, d. h. des Vena-cava-Systems mit seinen Zu-
flüssen (Vv. anonymae, Trunci venosi brachiocephalici und Vv. subclaviae, Vv.
azygos und hemiazygos) und der beiden Hauptstämme der A. pulmonalis. Man
kann diese beiden Untersuchungen selektiv mit dem Katheter oder in Form der
ungezielten i. v. Angiokardiopneumographie ausführen. Abb. 46 zeigt den Verschluß der oberen Hohlvene durch ein Bronchialcarcinom des rechten Lungen-
oberlappens. Dieser Tumor ist sicher inoperabel, da er schon tief in das Mediastinum eingewuchert ist [Vena-cava-cranialis-Syndrom, SCHÖLMERICH (1957)].
Diese einfache Untersuchung hat dem Kranken eine Operation erspart. Als wichti-
ges Zeichen der Inoperabilität gilt der teilweise oder vollständige Verschluß des
rechten oder linken Pulmonalisastes. DOTTER, STEINBERG und HOLMAN (1950,
1952) fanden bei 100 Fällen von histologisch gesicherten Bronchialcarcinomen in

87% angiographisch nachweisbare Veränderungen der Gefäße, in 43% Veränderungen des Gefäßsystems, die auf die Inoperabilität hinweisen. DOTTER, STEINBERG und HOLMAN (1950, 1952), WYMAN und WILKINS (1958) glauben, daß ein Verschluß des linken Lungenarterienastes dann die Inoperabilität beweist, wenn

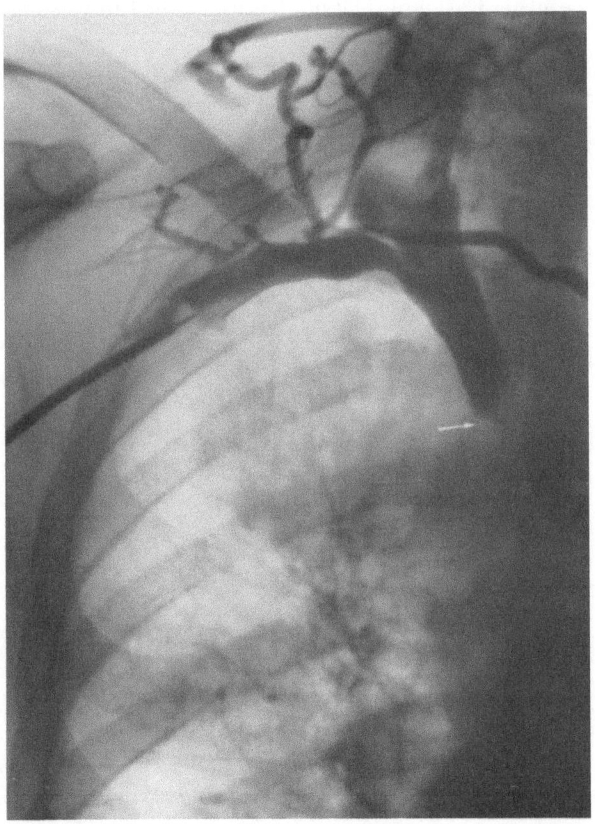

Abb. 46. Verschluß der oberen Hohlvene durch Carcinom des re. Oberlappens (→)

er innerhalb einer Entfernung von 1,5 cm vom Abgang des Pulmonalishauptstammes liegt. Außerdem wissen wir aus der mikroskopischen Untersuchung unserer Operationspräparate, daß selbst periphere Rundherde, die noch keine Veränderungen an Gefäßen der Größenordnung einer Lappenarterie verursachen, schon Absiedlungen in den mediastinalen Lymphknoten gesetzt haben können, besonders wenn es sich um relativ undifferenzierte, kleinzellige Carcinome handelt. Wir glauben deshalb in Übereinstimmung mit KRALL (1955), VIETEN und WILLMANN (1956), daß man derartig feine Unterscheidungen nicht treffen kann. In den meisten Fällen eines vollständigen Abbruches an der Ursprungsstelle einer Lappenarterie durch ein Bronchialcarcinom ist schon eine weitgehende Metastasierung in die Lymphknoten der Lungenwurzel, der Bifurkation der Trachea und in die paratrachealen Lymphknotengruppen anzunehmen (CLERCQ, DE COSTER, MELOT, BOLLAERT, DUMONT und DUPREZ 1953; KRALL 1955). Weiter peripher liegende Gefäßveränderungen sprechen nicht gegen die Operabilität, können sie aber auch nicht beweisen.

Beispiel 15: Wilhelm G., Nr. 1977/57

Bei dem 64jährigen Kranken wurde im Mai 1957 eine Atelektase des linken Unterlappens festgestellt. Die Bronchoskopie ergab blumenkohlartige Schleimhautwucherungen am Abgang des linken Unterlappenbronchus. Histologisch: Verhornendes Plattenepithel-Carcinom. Deshalb erfolgte die Einweisung zur Operation.

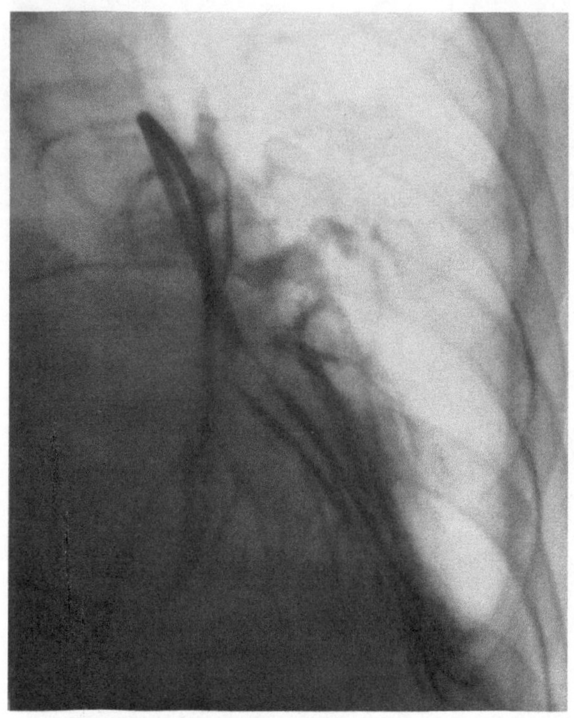

Abb. 47. Präoperatives Angiogramm mit Darstellung der Arterien zur linken basalen Segmentgruppe. Starke Lumeneinengung mit stärkster Rarefizierung, Kalibersprüngen und Unregelmäßigkeit der Wandkonturen

Lungendurchleuchtung und -aufnahme

Es besteht eine Verschattung der herznahen Teile des linken Unterlappens. Im Seitenbild erkennt man eine stärkere Trübung der dorsalen und unteren Teile der linken Lunge.

Bronchographie links in endotrachealer Narkose

Füllungsausfall des linken Unterlappenbronchus mit Schrumpfung des linken Unterlappens und kompensatorischer Überdehnung des linken Oberlappens.

Lungenfunktion

VK: 2750 ml = 80% des Soll. AGW: 97,8 l = 97% des Soll. Apn. Pause: 30″/25″. PaO_2: 65 mm Hg.

Präoperatives Angiogramm (Abb. 47):

Dargestellt sind die Arterien zur basalen Segmentgruppe links. Man sieht besonders am Abgang der basalen Segmentarterien von der Pars basalis der A. pulmonalis in 3 cm Länge eine hochgradige Einengung des Lumens. Nach der Peripherie zu erscheint das Lumen spindelförmig, daran anschließend wieder unregelmäßig eingeengt. Alle Gefäße sind besenreiserartig gestreckt und zusammengedrängt. Es fehlt ein großer Teil der kleineren Seitenzweige. Oberhalb der Katheterspitze sieht man einen angedeuteten venösen Rückfluß zum Hilus, ein Beweis dafür, daß ein Teil des Capillarkreislaufes noch erhalten ist. Bei der Durchleuchtung ist zu erkennen, daß der Kontrastmitteldurchfluß erheblich verlangsamt ist. Außerdem ist A² des linken Oberlappens dargestellt. Man sieht hier, besonders in den caudalen Partien, korkzieherartige Windungen der Seitenäste. Die Gefäßwandkonturen erscheinen unscharf, die Gefäße sind rarefiziert.

Beurteilung

Auf Grund der klinischen und röntgenologischen Befunde handelt es sich um eine Totalatelektase des linken Unterlappens durch ein histologisch gesichertes Plattenepithelcarcinom.

Operation

Postero-laterale Thorakotomie im Bett der 5. Rippe. Nach Lösung ausgedehnter Verwachsungen findet sich im Hilusbereich des Unterlappens ein derber Tumor, der auf den Oberlappen übergreift. Da der linke Hauptbronchus und der linke Ast der A. pulmonalis frei von Geschwulstgewebe sind, wird eine linksseitige Pneumonektomie durchgeführt.

Postoperatives Angiogramm

Dargestellt sind A^{1+2}, A^3, A^4 und angedeutet A^5. Der Unterlappen ist so ausgedehnt von Tumorgewebe eingenommen, daß eine Darstellung der Gefäße von den kurzen Stümpfen aus nicht mehr möglich ist. Im Bereich von A^3, weniger deutlich im Gebiet von A^{1+2}, erkennt man die im präoperativen Angiogramm beschriebenen korkzieherartigen Windungen des Gefäßverlaufes und die vergrößerten Abgangswinkel. A^{1+2} zeigt reichlichere Seitenverzweigungen als A^3. A^4 läßt eine kontinuierliche Abnahme des Gefäßkalibers bis zur Peripherie erkennen, hier scheinen Seitenzweige zu fehlen.

An Hand der prä- und postoperativen Angiogramme muß ein Parenchymschädigungsgrad IV angenommen werden.

Pathologisch-anatomischer Befund

a) *Makroskopisch:* Die ganze linke Lunge ist von einer derben Schwiele bedeckt. Etwa 1,5 cm distal von der Resektionsstelle des Hauptbronchus entfernt beginnt das blumenkohlartig wachsende Carcinom, das eine hochgradige Einengung des Lumens hervorruft. Die zentralen Teile des Oberlappens fühlen sich relativ fest an. Der Unterlappen ist vollständig von Tumorgewebe eingenommen. Auf der Schnittfläche erkennt man im Oberlappenbereich eine grau-bräunliche Farbe des Lungengewebes. Von der Höhe des Hilus bis zu den basalen Unterlappensegmenten herab zeigen die Schnittflächen das markig-weiße Carcinom, das infiltrierend in das Lungengewebe einwächst, jedoch den Lungenmantel nicht ganz erreicht. In der Peripherie der basalen Unterlappensegmente ist das Parenchym derb infiltriert. Es handelt sich um chronisch-pneumonische Veränderungen, die auch in der Lingula nachweisbar sind.

b) *Mikroskopisch:* Übersichtsschnitte aus dem Unterlappen zeigen, daß normal belüftetes Lungengewebe nicht mehr vorhanden ist. In großer Ausdehnung wird das Bild von den vom Hilus ausgehenden solid-epithelialen Tumorsträngen des unreifen Plattenepithelcarcinoms beherrscht.

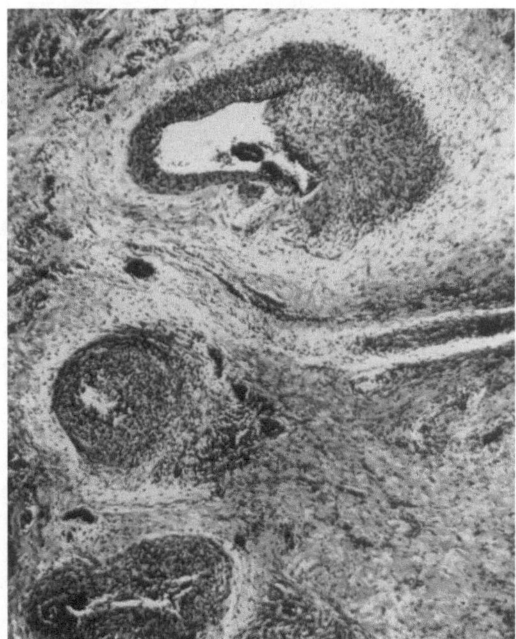

Abb. 48. Starke Lumeneinengung mehrerer Gefäße im Bereich chronisch-pneumonischer Veränderungen in der Umgebung des Carcinoms. H.-E. Vergr. 1 : 44

Es bestehen starkes infiltratives Wachstum, erhebliche Zellpolymorphie und zentrale Nekrosen der großen Tumorzellzapfen. Außerdem finden sich atelektatische, ödematös durchtränkte und chronisch-pneumonische Parenchymveränderungen. Die Bronchen sind mit Schleim, Eiter und Nekrosemassen prall ausgefüllt. Sie sind teilweise zerstört, wobei die Eiterung auf die Umgebung übergreift und zu vielfachen Absceßbildungen führt.

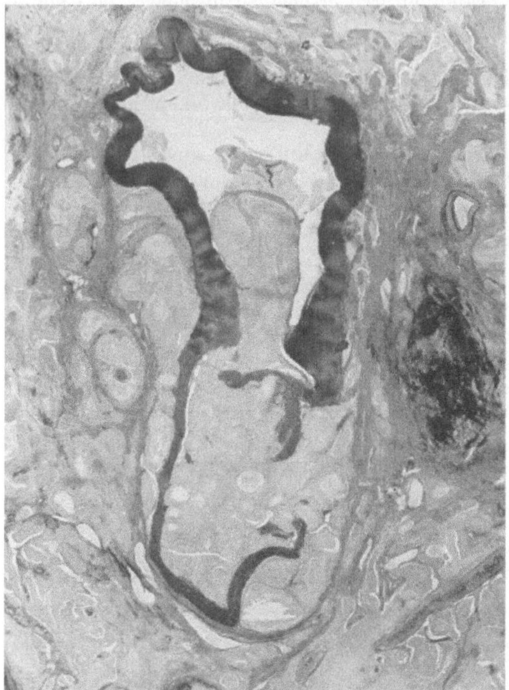

Abb. 49. Breiter Einbruch des Carcinoms in eine große Arterie mit teilweiser Verlegung des Lumens. Elastica-van Gieson. Vergr. 1 : 6

Die *Untersuchungen der Gefäße* lassen im Bereich der chronisch-pneumonisch veränderten Parenchymteile eine starke Vermehrung des perivasculären Bindegewebes erkennen. In Elastica-Schnitten zeigt sich, daß in erster Linie an den großen Gefäßen Aufsplitterungen, Zerbröckelungen und Zerstörungen der elastischen Elemente vorhanden sind.

Als auffälligste Gefäßveränderungen imponieren in diesem Bereich die Intimaproliferationen. Sie sind vorwiegend bei kleinen und mittleren Arterien und Venen nachweisbar und engen konzentrisch wie exzentrisch das Lumen häufig sehr stark ein. Bei den großen Arterien und Venen der entzündlich veränderten Lungenbezirke finden sich beetartige oder halbmondförmige Intimaproliferationen, die in Stufen- und Serienschnitten wechselnde Form und Ausdehnung erkennen lassen. Es ist oft erstaunlich, wie ausgedehnt diese Intimapolster sogar bei den großen Hilusgefäßen sind (Abb. 48).

Im Carcinombereich ummauert der Tumor teilweise fest die großen Arterienäste, teilweise bricht er auch breitbasig in die Arterienwand ein. In Stufen- und Serienschnitten ist dabei deutlich zu verfolgen, daß sich der Tumor canaliculär in den Arterienlichtungen ausbreitet. Dabei kann ein Restlumen offen bleiben (Abb. 49). An vielen Stellen läßt sich zeigen, daß die Gefäßlumina verschiedener Größe verlegt und die Gefäßwände zerstört sind, so daß sie nur im

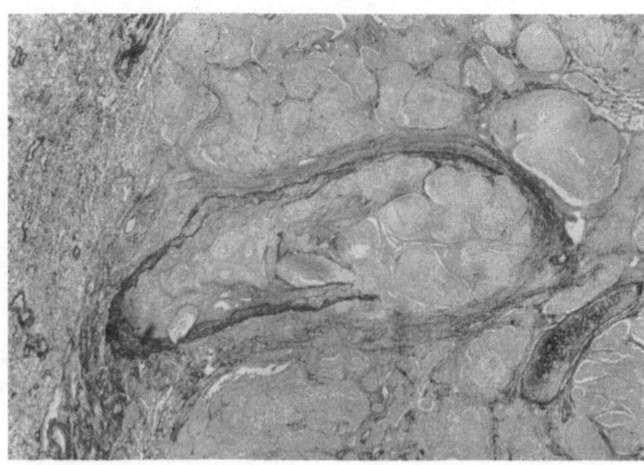

Abb. 50. Zerstörung einer großen Arterie durch das Carcinom mit völliger Lumenverlegung. Elastica-van Gieson. Vergr. 1 : 10

Elastica-Schnitt zu identifizieren sind (Abb. 50). Neben obliterierenden Thrombosierungen mit Rekanalisierung sind schmale intracanaliculäre Carcinomzapfen an größeren Gefäßen erkennbar (Abb. 51).

Zusammenfassend kann man also sagen, daß neben totalen und partiellen Verschlüssen von Gefäßen aller Kaliber durch eingebrochene Tumormassen sowohl im Tumorbereich als auch in der entzündlich veränderten Umgebung zahlreiche Verschlüsse oder hochgradige Gefäßeinengungen durch Intimaproliferationen vorliegen. Große Teile der arteriellen Versorgung sind also völlig blockiert.

Die *Gefäßauszählung* ergibt, daß in allen Schnitten nur unter 20% der Gefäße offen sind. Es handelt sich demnach um einen Parenchymschädigungsgrad IV.

Die morphologischen Untersuchungen bestätigen den Befund im Angiogramm. Da es sich um ein zentral wachsendes Carcinom mit ausgedehnter Zerstörung der ganzen Lunge handelte, kam nur die Pneumonektomie in Frage. Die Radikaloperation war möglich, da der Hauptbronchus und die linke Lungenpartie noch keine Veränderungen aufwiesen.

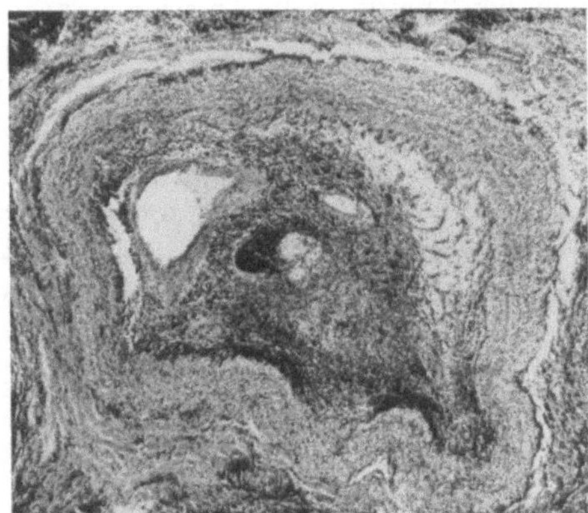

Abb. 51. Schmale canaliculäre Ausbreitung des Carcinoms in einer großen Arterie der Peripherie mit thrombotischem Verschluß und Rekanalisation. H.-E. Vergr. 1 : 30

2. Zusammenfassung der histologischen Befunde an den Gefäßen bei Lungentumoren

Die histologischen Untersuchungen der Gefäßveränderungen bei *gut- und bösartigen Lungentumoren* erwecken zunächst den Eindruck morphologischer Uneinheitlichkeit, da sich dem Tumorgewebe unspezifisch-entzündliche Veränderungen im Parenchym hinzugesellen, wodurch die Bilder vielgestaltig, nicht selten verwischt werden. Trotzdem erkennt man, daß die Gefäßveränderungen nur in relativ engen Grenzen variieren und daß sie sich nach wenigen Gesichtspunkten ordnen lassen.

Die kleinen benignen Tumoren rufen selbst keine oder zumindest keine erheblichen, morphologisch ins Gewicht fallenden Gefäßveränderungen hervor. Größere gutartige Geschwülste bewirken an den sie durchziehenden Gefäßen in erster Linie Intimaproliferationen. Die entscheidenden Gefäßveränderungen finden sich bei gutartigen Blastomen im Bereich der begleitenden chronisch-pneumonischen Veränderungen und peribronchialer Narbenfelder. Sie bestehen neben einer häufigen Adventitiaverbreitung in einer mäßigen Mediaverdickung mit teilweiser Aufsplitterung, Zerbröckelung und Zerstörung der elastischen Lamellen, vor allem in einer erheblichen Intimaproliferation. Dabei handelt es sich um starke Zellwucherungen zwischen Endothel und Elastica interna, an denen sich neben längsovalen und spindeligen Zellen auch polymorphkernige Leukocyten und Rundzellen beteiligen.

Durch diese proliferativen Vorgänge werden die mittelgroßen Gefäße meist stark, nicht selten bis auf Capillarweite eingeengt, die kleinen Gefäße verschlossen.

Bei den großen Gefäßen bestehen die Intimaproliferationen in beet-, halbmond- oder ringförmigen Polsterbildungen aus spindeligen und ovalen, hellen Zellen, jedoch auch aus polymorphkernigen Leukocyten und Rundzellen, in die durchweg reichlich elastische Lamellen eingelagert sind.

Von diesen einheitlichen Befunden weichen die Gefäßveränderungen im Bereich des Carcinoms ab. Hier finden sich nicht selten schmale oder breite Einbrüche des malignen Tumors in die Arterien, mit teilweiser oder völliger Verlegung des Lumens und canaliculärer Ausbreitung zur Peripherie. Gleichzeitig kann eine Thrombarteriitis obliterans mit Rekanalisation bestehen. Darüber hinaus sind aber auch an großen Arterien im Carcinombereich Intimaproliferationen mit Einengung des Lumens erkennbar.

Die gleichen Gefäßveränderungen, wie sie in den benigne Tumoren umgebenden chronischen Entzündungsherden erkennbar sind, lassen sich in den peripheren Entzündungsbezirken der Umgebung des Carcinoms nachweisen.

G. Die Gefäßdarstellung der Operationspräparate

Mit Hilfe des postmortalen Angiogrammes haben SCHOENMACKERS und VIETEN (1952, 1954, 1958) nachgewiesen, daß angiographische Veränderungen ebenso durch eine Silikose wie durch eine Tuberkulose, ein Bronchialcarcinom, einen Lungenabsceß oder eine chronische Pneumonie verursacht sein können. *Es ist also nicht möglich, das Angiogramm zur Differentialdiagnose der Lungenkrankheiten zu verwerten.* Lediglich Veränderungen der Gefäßarchitektonik können im Einzelfall im Rahmen anderer klinischer und röntgenologischer Befunde wertvolle Hinweise geben. *Wenn die Diagnose einer bestimmten Lungenerkrankung aber feststeht, ist die Angiographie eine wichtige Untersuchungsmethode, um das Ausmaß der Parenchymschädigung im einzelnen Segment zu analysieren und damit die Indikation zu den verschiedenen Formen der Lungenresektion auf eine sichere Grundlage zu stellen.*

Bei der Diskussion der lungenangiographischen Befunde interessiert die Frage, wie weit die im Angiogramm festgestellten Veränderungen anatomischer Natur und wie weit sie funktioneller Art sind (mangelhafte Durchlüftung und Durchblutung, z. B. unter Kollapsmaßnahmen, Druckerhöhung im kleinen Kreislauf, spastische Engstellung durch Injektion des hypertonischen Kontrastmittels). 1954 wiesen BARRETT, MASAKI und DAY darauf hin, daß die im postoperativen Angiogramm nachweisbaren Gefäßveränderungen permanent sind, d. h. daß sie auf histologischen Veränderungen der Gefäßwand beruhen, die durch den in der Umgebung ablaufenden Parenchymprozeß ausgelöst werden und deshalb nicht mehr rückgängig zu machen sind. 1955 veröffentlichten CICERO und CELIS vergleichende Untersuchungen über die antemortale und postmortale Angiographie des Lungengefäßbaumes bei fortgeschrittener Tuberkulose auf Grund der Angiopneumographie. Bei der Kontrastmittelfüllung der Sektionspräparate konnten sie zeigen, daß die Verminderung der Zahl und des Kalibers der Gefäße, die sie während des Lebens angiographisch dargestellt hatten, auch im Sektionspräparat nachweisbar war. Die Engstellung der kleinen Gefäße infolge Minderbeatmung und Drosselung des kleinen Kreislaufes (z. B. beim Asthma bronchiale, beim Keuchhusten) ist angiographisch erfaßbar (BOLT, FORSSMANN und RINK 1957). v. EULER und LILJESTRAND (1946) *haben funktionelle Umstellungen der Durchblutung des Capillargebietes nachgewiesen, sie sind angiographisch jedoch kaum erkennbar, da sich diese Veränderungen in zu kleinen Dimensionen abspielen.* Nachdem wir in über

60 Fällen den Befund des präoperativen Angiogramms durch Injektion der Gefäße unserer Resektionspräparate mit dem gleichen Kontrastmittel (76%iges Urografin, Schering) genau kontrollieren und histologisch klären konnten, glauben wir, *daß die vasoconstringierende Wirkung des hypertonischen Kontrastmittels bei der Deutung der Angiogramme vernachlässigt werden kann.* Sie spielen jedenfalls beim Zustandekommen der angiographischen Symptomatologie keine wesentliche Rolle. *Die im postoperativen Angiogramm festgestellten Veränderungen der Gefäße sind sowohl bei den spezifischen als auch bei den unspezifischen Lungenerkrankungen genau die gleichen, wie wir sie im präoperativen Angiogramm am Lebenden gesehen haben.*

Beispiel 16: Gisela Ja., Nr. 9142

Die 23jährige Kranke wurde wegen einer seit 1953 bekannten, offenen, linksseitigen produktiv-exsudativen Lungentuberkulose mit Kaverne im Oberlappen bei vollständigem Pneumothorax zur Operation eingewiesen.

Bei der Lungendurchleuchtung und -aufnahme sieht man einen breiten Pneumothoraxmantel über der gesamten linken Lunge. Der Oberlappen ist auf Kleinkinderfaustgröße geschrumpft und völlig atelektatisch. In der Oberlappenspitze erscheint eine unregelmäßig begrenzte Aufhellungsfigur.

Die ap. und seitliche Schichtuntersuchung ergibt im Unterlappen noch einzelne kleine Streuherde, besonders in den latero- und posterobasalen Segmenten S^9 und S^{10}.

Die selektive Angiographie soll die Frage klären, ob der Unterlappen zu erhalten ist. In dem völlig geschrumpften und atelektatischen Oberlappen lassen sich nur einzelne kleine, kahle Gefäßstümpfe nachweisen. Der Unterlappen ist stark überdehnt und zeigt eine beträchtliche Spreizung der Subsegmentäste in S^6, S^9 und S^{10}. Während das antero-basale Segment eine normale Gefäßaufteilung bis zu den feinsten Verzweigungen im Lungenmantel erkennen läßt, ist im Bereich des apikalen Segmentes S^6 und der latero- und posterobasalen Segmente S^9 und S^{10} eine beträchtliche Rarefizierung

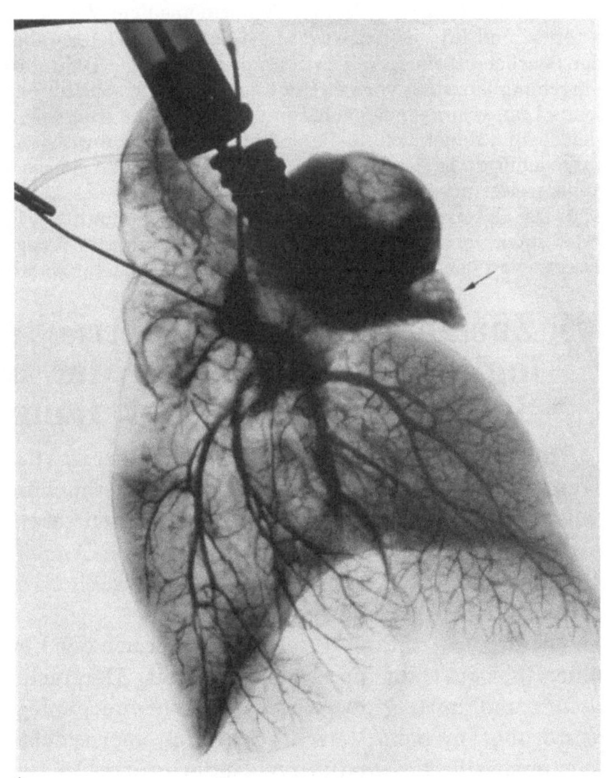

Abb. 52. Angiogramm des Operationspräparates: Li. Lunge von der mediastinalen Seite (Kontaktabzug). Im völlig geschrumpften Oberlappen ließen sich keine Gefäße darstellen. Vom Unterlappen ist A^8 am besten erhalten. Die übrigen Segmentarterien des Unterlappens sind mehr oder weniger stark rarefiziert

mit Engstellung des Gefäßkalibers festzustellen. Die angiographischen Veränderungen deuten darauf hin, daß eine Induration des ganzen Oberlappens vorliegt und daß S^6 und S^{9+10} durch eine dichte Streuung schwer geschädigt sind.

Da die rechte Lunge keine wesentlichen Veränderungen aufweist und da die Lungenfunktionswerte keine Bedenken gegen eine *Pneumonektomie* ergeben, wird die ganze linke Lunge entfernt.

Angiographie des Operationspräparates (linke Lunge, Abb. 52):

Der ganze linke Oberlappen einschließlich der Lingula ist auf Kleinfaustgröße geschrumpft. Man sieht in dem verdichteten Parenchym eine größere und viele kleinere Aufhellungen. Der Unterlappen wird etwas überbläht, um die Gefäßveränderungen deutlich hervortreten zu lassen. Das antero-basale Segment S^8 zeigt, von den durch die Überblähung etwas verbreiterten Abgangswinkeln der Gefäße abgesehen, keine pathologischen Veränderungen. Die übrigen Segmente des Unterlappens lassen eine beträchtliche Engstellung und Rarefizierung erkennen. Diese Veränderungen sind durch indurative Umwandlung der Gefäßwand in der Nähe dichtstehender fibro-caseöser Streuherde verursacht.

Der pathologisch-anatomische Befund bestätigt diese Annahmen.

a) *Makroskopischer Befund der linken Lunge:* Der ganze Oberlappen ist stark geschrumpft, besonders im Bereich der apiko-posterioren Segmentgruppe S^{1+2}. Er ist von einer größeren Kaverne mit dichtem Randwall und vielfachen kleinen, unregelmäßig gestalteten fibro-caseösen Herden durchsetzt, die z. T. in Zerfall begriffen sind. Der Unterlappen ist stark kompensatorisch überbläht. Im Bereich des apikalen Segmentes S^6 und der latero -und posterobasalen Segmente S^9 und S^{10} finden sich bis haselnußgroße z. T. dichtstehende, derbe fibrocaseöse Herde. S^8 erscheint frei von Herden und gut lufthaltig.

b) *Mikroskopischer Befund:* Schnitte aus dem Versorgungsbereich von A^9 zeigen, daß die Arterien und ihre Seitenzweige in derbes Schwielengewebe eingebettet sind. Das Gefäß läßt eine deutliche Intimaproliferation mit fast völliger Obliteration des Lumens erkennen. In der Umgebung einzelne, vorwiegend ältere, abgekapselte fibrocaseöse Herde. Das dazwischen liegende Lungengewebe ist völlig atelektatisch und weitgehend narbig induriert. Annähernd das gleiche Bild findet sich im Bereich von S^3, die fibrocaseösen Herde sind noch zahlreicher und ausgedehnter. An den kleinen Gefäßen erkennt man eine beträchtliche Intimaproliferation, die stellenweise zur völligen Obliteration des Lumens geführt hat. Die Lingula bietet das gleiche Bild. Der Unterlappen ist hochgradig emphysematös überbläht, die Alveolarsepten sind stellenweise stark verbreitet. Im Bereich von S^6 und S^{9+10} ist das Parenchym von dicht stehenden, bis erbsengroßen fibro-caseösen Herden durchsetzt. S^8 ist weitgehend frei von Herden.

H. Zusammenfassende Betrachtung der morphologischen Grundlagen der angiographischen Befunde chirurgischer Lungenerkrankungen

Im normalen selektiven Angiogramm zeigt das Pulmonalgefäßsystem eine baumartige Aufzweigung, kontinuierlich abnehmende Gefäßkaliber und eine vollständige Darstellung des fein verzweigten terminalen Gefäßnetzes (Abb. 56).

Im pathologisch veränderten selektiven Angiogramm lassen sich vor allem Rarefizierung, Gefäßabbrüche, Unregelmäßigkeiten der Wandkonturen und Füllungsdefekte nachweisen (Abb. 60).

Die *Rarefizierung* ist durchweg im Bereich der Lungenveränderungen zu finden, ohne Rücksicht auf die Grundkrankheit. Der mehr oder weniger starke Ausfall kleiner und mittelgroßer Gefäße besteht morphologisch entweder in einer Gefäßzerstörung, in einem Verschluß oder in einer erheblichen Lumeneinengung durch eine unspezifische produktive Endarteriitis. In den fibrocaseösen Herden, den käsig-pneumonischen Gebieten und den Kavernen sind die Gefäße ebenso zerstört wie im Bereich von Abscessen oder im Zentrum maligner Tumoren (Abb. 53 a—i).

Abb. 53 a—i. Die Rarefizierung. a Schematische Darstellung des pathologisch veränderten selektiven Angiogramms. b Starke Gefäßeinengung in unmittelbarer Absceß-Nähe, H.-E. Vergr. 1 : 80. c Fast vollständige Obliteration mittelgroßer Arterien in der Randzone einer Kaverne, H.-E. Vergr. 1 : 66. d Starke Einengung einer Arterienlichtung im Narbengebiet entfernt von der Kaverne. Orcein. Vergr. 1 : 44. e Starke Lumeneinengung einer mittelgroßen Arterie in der unmittelbaren Umgebung abszedierender Herde, H.-E. Vergr. 1 : 66. f Zellreiche Intimaverdickung mit entzündlicher Infiltration und ödematöser Durchtränkung in der Nachbarschaft eines Abscesses, H.-E. Vergr. 1 : 66. g Deutliche Lumeneinengungen im Bereich chronisch-pneumonischer Herde in der Umgebung eines Carcinoms, H.-E. Vergr. 1 : 44. h Starke Lumeneinengung bei mittelgroßer Arterie in Kavernenumgebung, H.-E. Vergr. 1 : 66. i Starke Gefäßeinengungen durch zellreiche Intimaverdickung unmittelbar neben einem Absceß, Orcein. Vergr. 1 : 44.

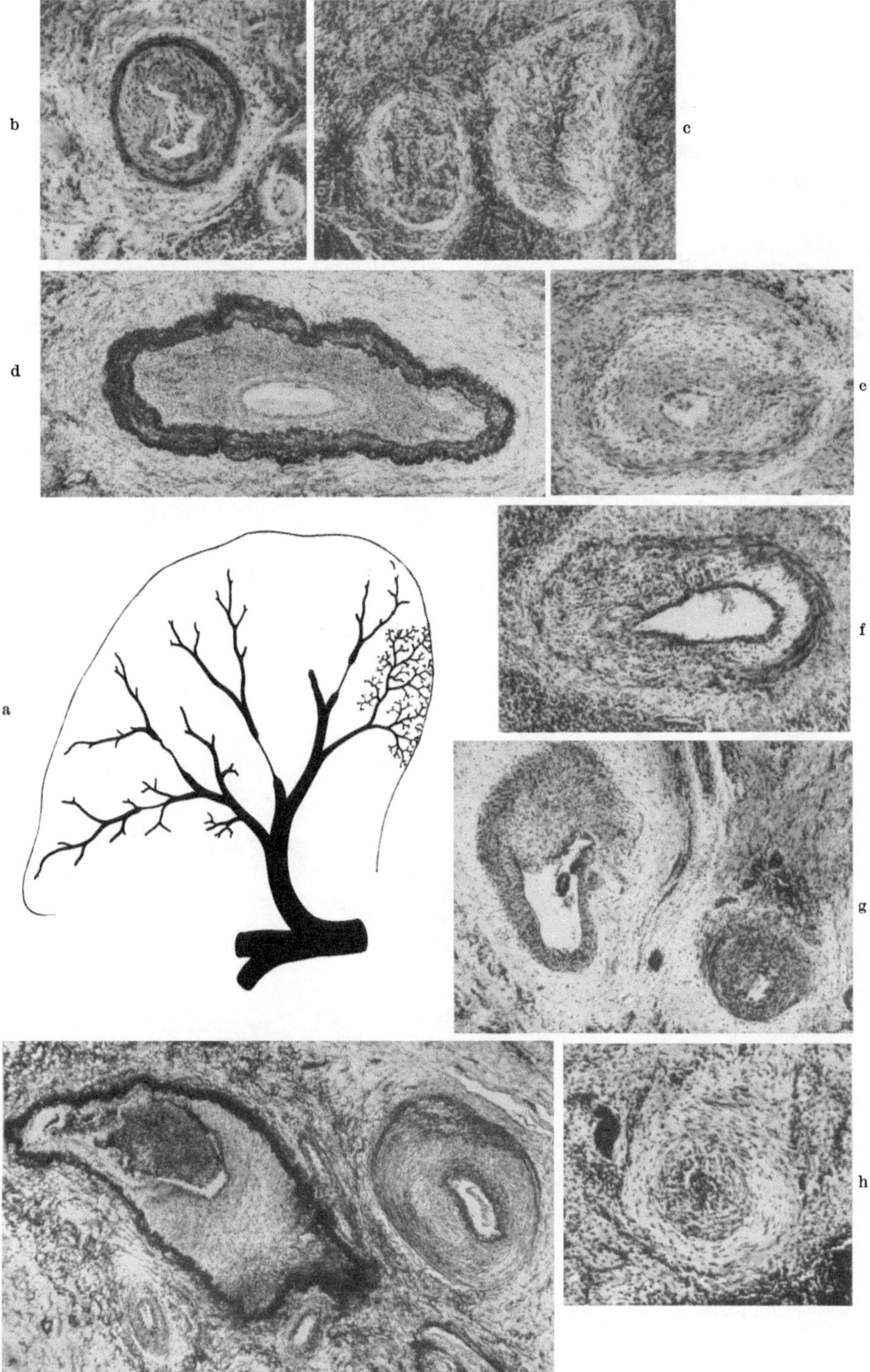

Abb. 53a—i

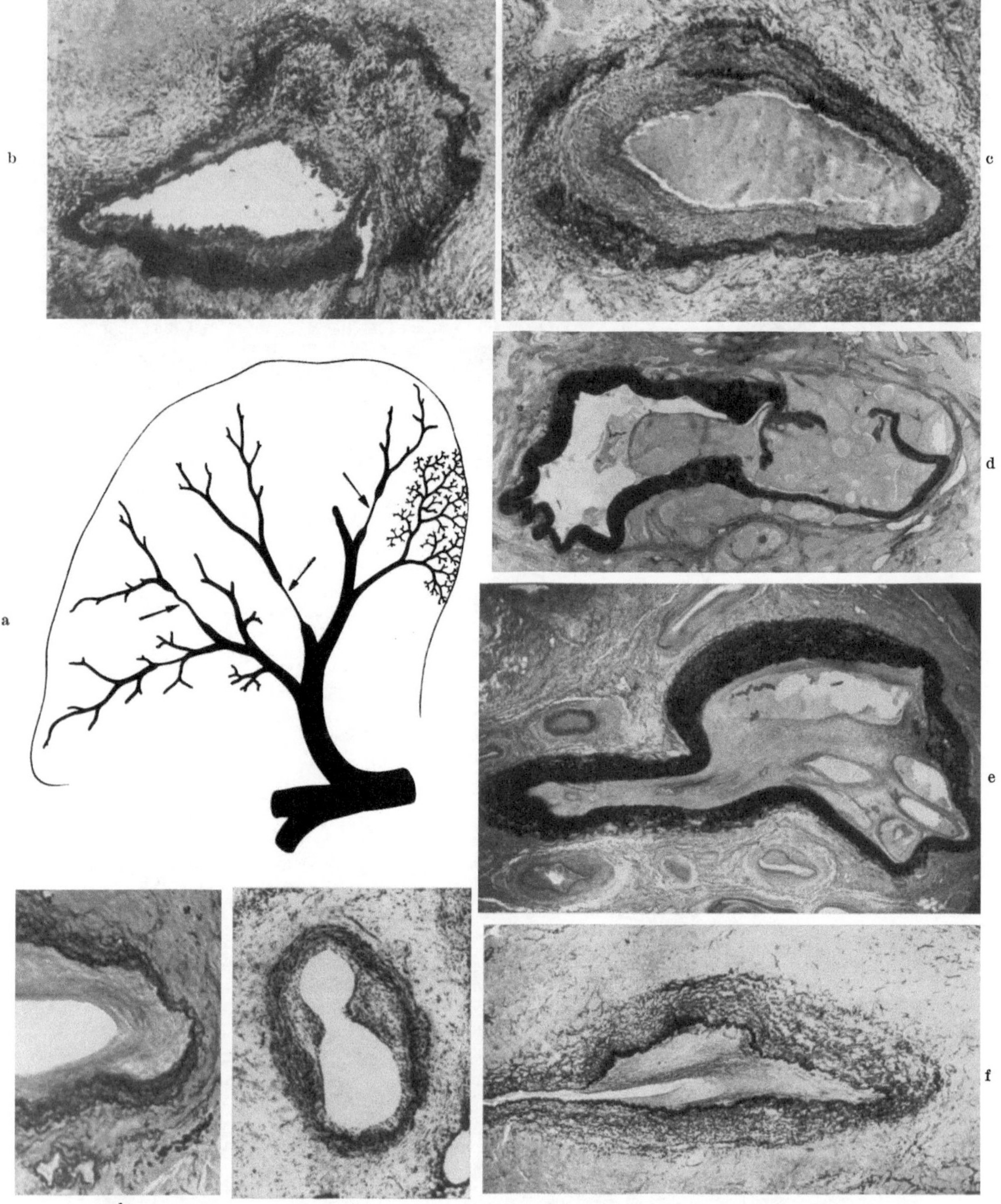

Abb. 54a—h. Die Kaliberveränderungen. a Schematische Darstellung des pathologisch veränderten selektiven Angiogramms. b Stärkere Lumeneinengung einer großen Arterie durch spezifisches Granulationsgewebe in der Randzone eines Tuberkuloms, Orcein. Vergr. 1 : 44. c Halbmondförmige Intimaverdickung in breitem Narbenfeld, Orcein. Vergr. 1 : 44. d Breiter Einbruch eines Carcinoms in eine große Arterie mit Teilverlegung des Lumens, Elastica-van Gieson. Vergr. 1 : 23. e Rekanalisation einer thrombosierten großen Arterie in der narbigen Randzone einer Kaverne, Orcein. Vergr. 1 : 23. f Breite halbmondförmige Intimaverdickung im Narbenbereich neben fibrocaseösen Herden, Orcein, Vergr. 1 : 23. g Zellreiches Intimapolster bei mittelgroßer Arterie im Narbenbereich neben Bronchiektasen. H.-E. Vergr. 1 : 44. h Halbmondförmige Intimaverdickung einer mittelgroßen Arterie in der Nähe einer Kaverne. Aufsplitterung und teilweise Zerstörung der elastischen Lamellen, Orcein, Vergr. 1 : 60.

Diese Arterienobliterationen und Lumeneinengungen finden sich sowohl am Rande der spezifischen Herde als auch vor allem im Bereich der chronischen Atelektasen und der Narbenherde, des spezifische oder unspezifische Herde sowie Tumoren umgebenden Lungengewebes. Sie lassen sich dagegen weder im Bereich ödematöser noch emphysematöser oder hämorrhagisch überschwemmter Lungenbezirke nachweisen.

Kalibersprünge, Kalibereinengungen, Wandunregelmäßigkeiten und *Füllungsdefekte* sind durch die bei mittleren und vor allem großen Gefäßen nachweisbaren beet-, halbmond- oder ringförmigen subendothelialen Intimapolster hervorgerufen. Diese gehen teils mit, teils ohne Wandveränderungen einher und zeigen in Serienschnitten stets wechselnde Form und Ausdehnung. Die Kaliberveränderungen sind aber auch bei großen Arterien dann vorhanden, wenn ein thrombotischer Verschluß rekanalisiert wurde und wenn die Rekanalisation so groß ist, daß sie eine angiographische Darstellung erlaubt (Abb. 54e). Darüber hinaus können die Kalibereinengungen durch Einwuchern eines spezifischen Granulationsgewebes oder durch Einbrüche maligner Tumoren in die Gefäße mit Teilverlegung des Lumens hervorgerufen werden (Abb. 55a—h).

Gefäßabbrüche werden durch Gefäßverschlüsse beim Eintritt in Tuberkulome, Kavernen, große fibrocaseöse Herde und abszedierende Lungenherde oder maligne Tumoren verursacht. Bei den spezifischen Prozessen erfolgt der Verschluß nicht selten durch spezifisches Granulationsgewebe. Häufiger werden jedoch Gefäße wie bei Abscessen durch unspezifisches, teils rekanalisiertes Granulationsgewebe bzw. durch Thrombosen verschlossen. Bei malignen Tumoren ist die Obliteration durch die in das Gefäßsystem eingebrochenen und sich intracanaliculär ausbreitenden Tumormassen bedingt (Abb. 55a—h).

Die Gefäßveränderungen sind unabhängig von der Grundkrankheit in gleicher Weise bei allen untersuchten Lungenerkrankungen zu beobachten. Die Schwere und Ausdehnung des Grundleidens bestimmen mit der Umgebungsreaktion die Schwere und Ausdehnung der Gefäßveränderungen. Nicht krankhaft veränderte Lungenbezirke sind frei von Gefäßveränderungen. Damit bestätigen die histologischen Untersuchungen für alle chirurgischen Lungenerkrankungen, daß im selektiven Angiogramm nur dort Veränderungen nachweisbar sind, wo der intrapulmonale Prozeß zur Parenchymdestruktion geführt hat. Um die quantitativen Beziehungen zwischen dem Schweregrad der Parenchymveränderungen und der aus dem Angiogramm ablesbaren Veränderungen am Segmentarterienbaum schärfer zu fassen, wurden die im histologischen Bild des Operationspräparates erkennbaren, offenen und verschlossenen Gefäße ausgezählt und ihr Verhältnis zueinander errechnet. Einen guten optischen Eindruck von dem Verhältnis der offenen, schon verschlossenen oder doch stark eingeengten und deshalb röntgenologisch nicht mehr ganz erfaßbaren Gefäße gewinnt man durch Nachzeichnen der Gefäße des histologischen Präparates bei etwa 20—25facher Vergrößerung. Hierdurch erhält man ein eindrucksvolles Gefäßübersichtsbild (angioarchitektonisches Bild, SCHOENMACKERS und VIETEN 1951).

Zählt man in den einzelnen willkürlich gewählten histologischen Präparatequerschnitten unabhängig von ihrer Größe sämtliche röntgenologisch darstellbaren Gefäße bis zu den Terminalarterien aus, so ist festzustellen, daß die Gesamtzahl der Gefäße im Einzelfall in verschiedenen Höhen innerhalb gewisser

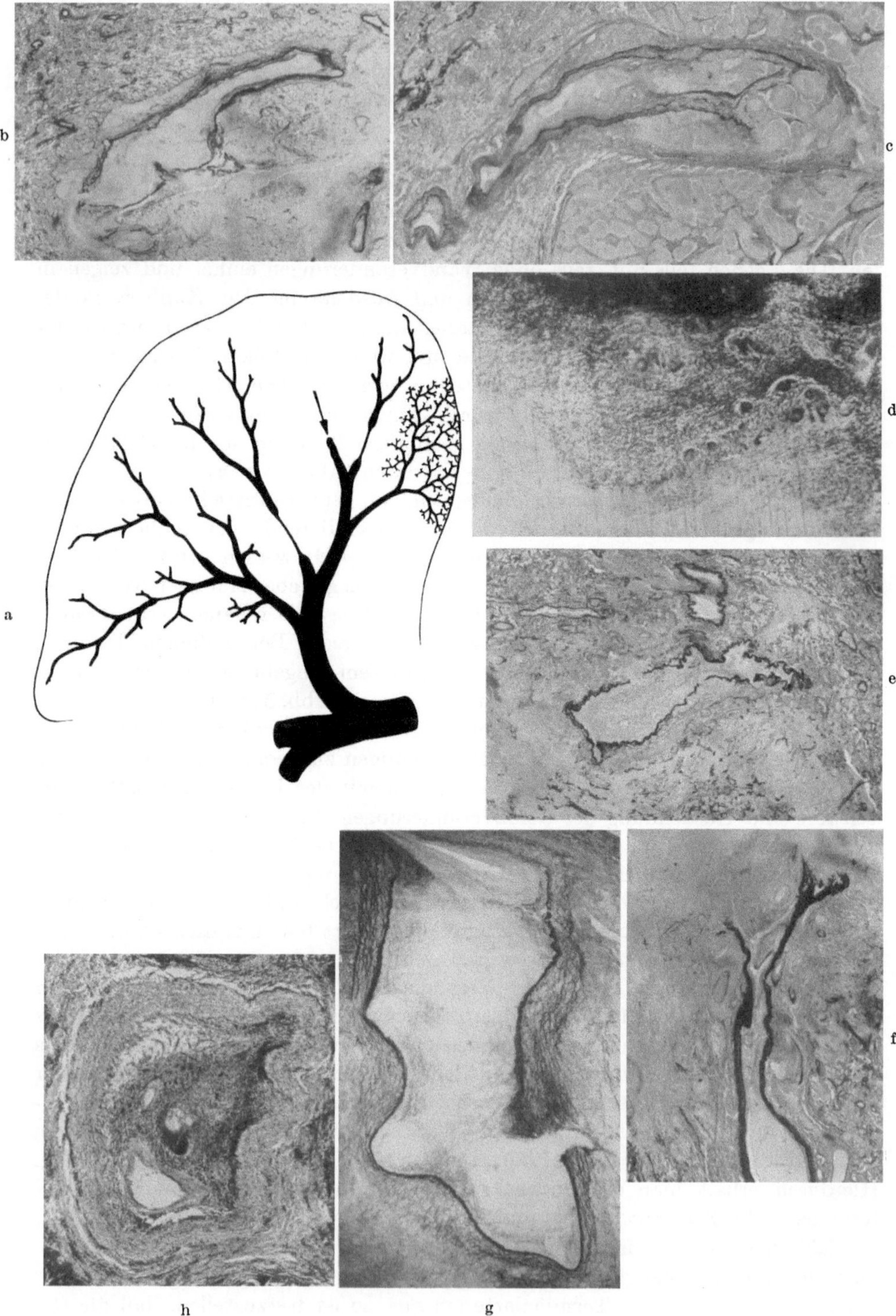

Abb. 55a—h

Grenzen schwankt, daß aber die Prozentzahlen des Verhältnisses der offenen und
verschlossenen oder röntgenologisch nicht mehr nachweisbaren Gefäße in sehr

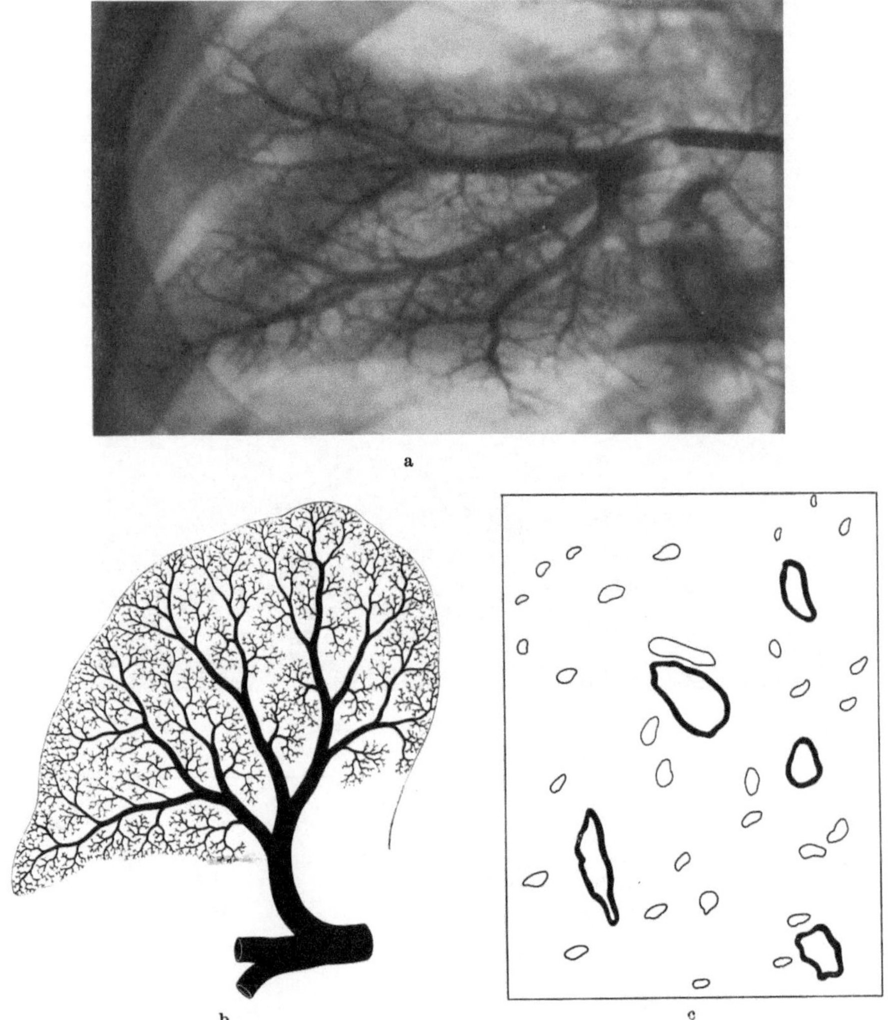

Abb. 56a—c. a Normales präoperatives selektives Angiogramm. b Schematische Darstellung eines normalen selektiven Angiogramms. c Angioarchitektonisches Bild eines normalen Lungenbezirkes

engen Grenzen übereinstimmen. Dies gilt sowohl für jene Fälle mit außerordentlich
starker Rarefizierung bei schwerer Parenchymdegeneration, ausgedehnten tuberkulösen oder neoplastischen Prozessen, als auch für diejenigen Fälle, bei denen nur

Abb. 55a—h. Der Gefäßabbruch. a Schematische Darstellung des pathologisch veränderten selektiven Angiogrammes. b Verschluß einer großen Arterie bei Einmündung in einen spezifischen Nekroseherd durch spezifisches Granulationsgewebe, Elastica-van Gieson, Vergr. 1 : 10. c Verschluß einer großen Arterie durch einwuchernde Carcinommassen, Elastica-van Gieson. Vergr. 1 : 10. d Obliteration einer in ein Tuberkulom mündenden großen Arterie durch spezifisches Granulationsgewebe, H.-E. Vergr. 1 : 23. e Dasselbe, Elastica-van Gieson. Vergr. 1 : 23. f Verschluß einer in eine Kaverne mündenden großen Arterie durch unspezifisches Granulationsgewebe, Elastica-van Gieson. Vergr. 1 : 10. g Verschluß einer großen Arterie durch spezifisches Granulationsgewebe im Randgebiet eines Tuberkuloms, Elastica-van Gieson. Vergr. 1 : 23. h Schmale intracanaliculäre Ausbreitung eines verhornenden Plattenepithelcarcinoms in einer großen Arterie mit thrombotischem Verschluß und spärlicher Rekanalisation, H.-E. Vergr. 1 : 30.

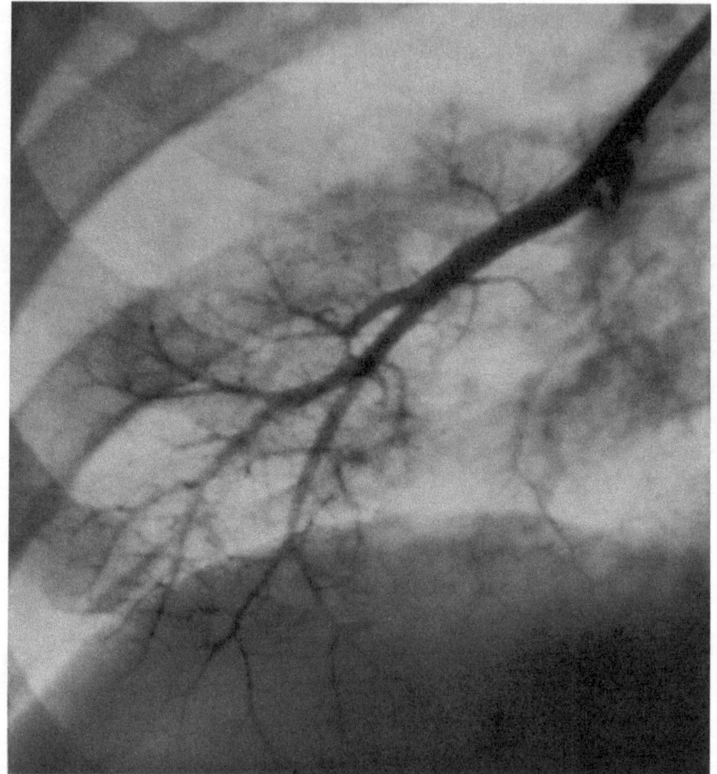

a

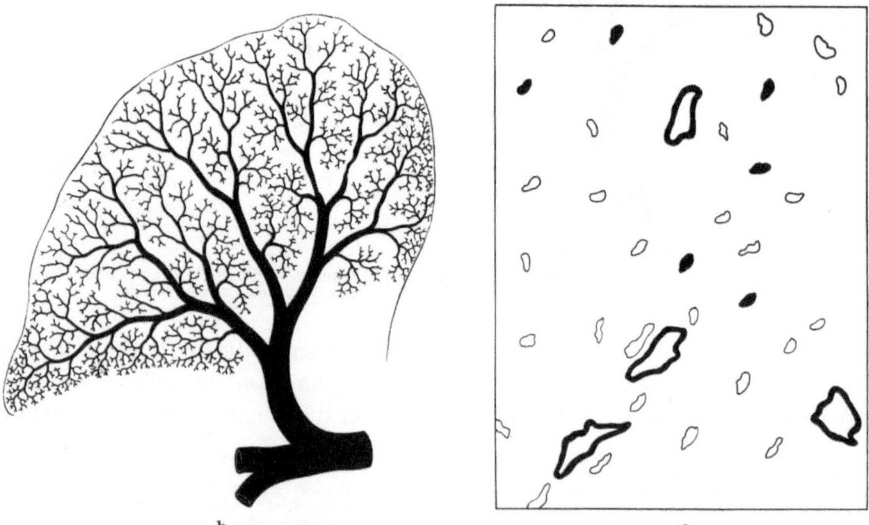

b   c

Abb. 57a—c. a Präoperatives selektives Angiogramm bei Schädigungsgrad I. b Schematische Darstellung eines selektiven Angiogramms bei Schädigungsgrad I; der Ausfall des terminalen Stromnetzes (Rarefizierung) und die unregelmäßigen Kalibersprünge sind in geringem Grade erkennbar. c Angioarchitektonisches Bild bei Schädigungsgrad I. Die verschlossenen Gefäße sind schwarz eingezogen

leichte oder mittelschwere Gefäßausfälle oder -schädigungen vorliegen. Der in den Prozentzahlen ausgedrückte Anteil der offenen Gefäße zeigt in den verschiedenen Präparaten der jeweiligen Fälle eine statistische Sicherung, weshalb dieser Anteil als reeller Repräsentant anzusehen ist.

Es besteht kein Zweifel, daß das Gefäßbild der Lunge durch verschiedene äußere Faktoren wie Manipulation während und nach der Operation, Fixierung usw. verändert wird. Die Gegenüberstellung aller in gleicher Weise bearbeiteten Präparate erlaubt jedoch gute Vergleiche und Einblicke.

Der Vergleich zwischen Angiogramm und Gefäßübersichtsbild beim normalen Lungenparenchymbezirk ergibt, daß je nach Lokalisation des Lungenquerschnittes Zahl, Größe und Verteilung der Arterienquerschnitte gleichmäßig aufeinander abgestimmt sind, daß sich das gesamte periphere Stromnetz darstellt und die Kaliber nach der Lungenperipherie hin kontinuierlich abnehmen (Abb. 56 a—c).

Im pathologisch veränderten selektiven Angiogramm steht neben Gefäßabbrüchen, Unregelmäßigkeiten der Wandkonturen und Kalibersprüngen vor allem die Rarefizierung verschiedener Schweregrade bis zum völligen Verlust auch größerer Seitenzweige im Vordergrund. Dementsprechend findet man im angioarchitektonischen Bild eine Verschiebung des Verhältnisses der Zahl offener und unveränderter Gefäßquerschnitte zugunsten der Zahl eingeengter oder völlig verschlossener Gefäße.

In den Fällen mit leichten Veränderungen im Angiogramm findet sich im angioarchitektonischen Bild eine relativ gleichmäßig über das ganze Präparat verteilte Gefäßschädigung (Abb. 57 a—c). Die Auszählung ergibt, daß in den histologischen Präparaten durchschnittlich 12—21% der Gefäßquerschnitte weitgehend eingeengt bzw. verschlossen sind. Bei mittelschweren Veränderungen im Angiogramm fallen im angioarchitektonischen Bild schon stärkere Gefäßausfälle auf: Durchschnittlich 30—47% der Gefäße sind im histologischen Präparat weitgehend eingeengt bzw. verschlossen (Abb. 58 a—c). Bei schweren Veränderungen im selektiven Angiogramm liegen im angioarchitektonischen Bild starke Gefäßausfälle vor. Sie betragen durchschnittlich 53—72% (Abb. 59 a—c). Bei schwersten Veränderungen im selektiven Angiogramm, die sich entweder in völlig fehlender Gefäßdarstellung oder in stärkster Rarefizierung der zentralen Segmentarterien zeigen, sind im angioarchitektonischen Bild durchschnittlich 76—85% Gefäßausfälle zu erkennen (Abb. 60 a—c). Besonders eindrucksvoll sind die Fälle, bei denen im gleichen Präparat angiographisch faßbare, verschieden schwere Gefäßveränderungen nebeneinander erkennbar sind, da sich gerade bei ihnen ein statistisch gesichertes prozentuales Verhältnis für den jeweiligen Schädigungsgrad nachweisen läßt. Bei der Auswertung dieser Ergebnisse darf man auf Grund der beobachteten morphologischen Befunde, Gefäßmessungen und Gefäßauszählungen den Grad des Gefäßausfalles dem Grad der Parenchymschädigung gleichsetzen.

Für den klinischen Gebrauch schlagen wir deshalb vor:

Parenchymschaden Grad   I: bei Gefäßausfall   < 25%
Parenchymschaden Grad II: bei Gefäßausfall 26—50%
Parenchymschaden Grad III: bei Gefäßausfall 51—75%
Parenchymschaden Grad IV: bei Gefäßausfall   > 75%

Wir sind uns dabei bewußt, daß diese Einteilung in 4 Parenchymschädigungsgrade willkürlich gewählt ist. Auf Grund unserer Befunde aus Angiogramm, Klinik und Morphologie hat sie sich jedoch als zweckmäßig erwiesen. Beim Vergleich unseres Untersuchungsgutes ergibt sich, daß bei den Parenchymschäden Grad III und IV eine so schwerwiegende und ausgedehnte Schädigung vorliegt, daß der

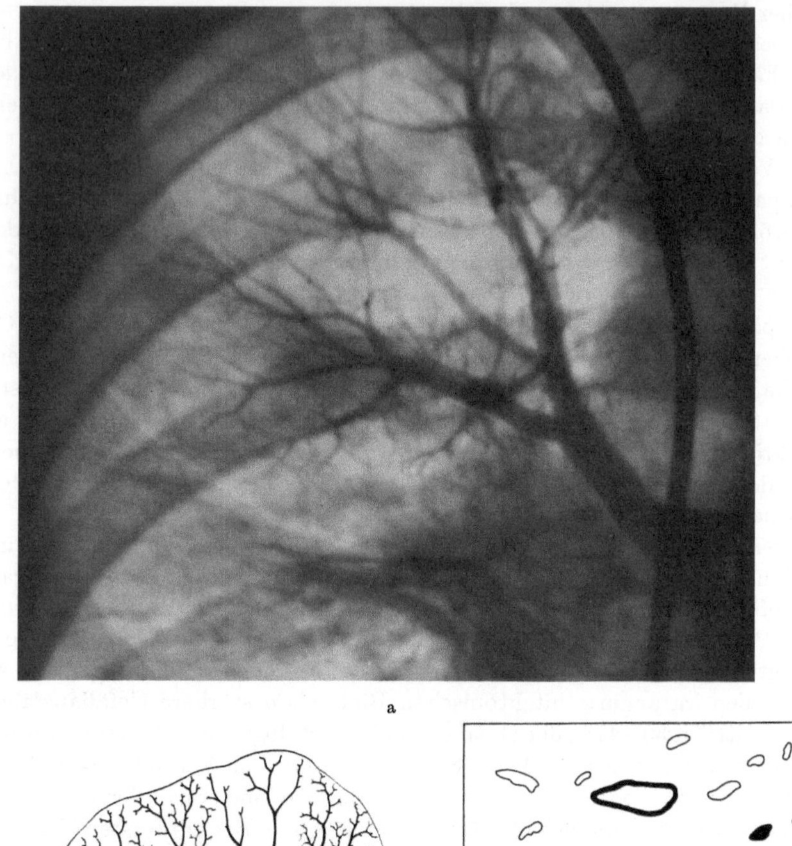

a

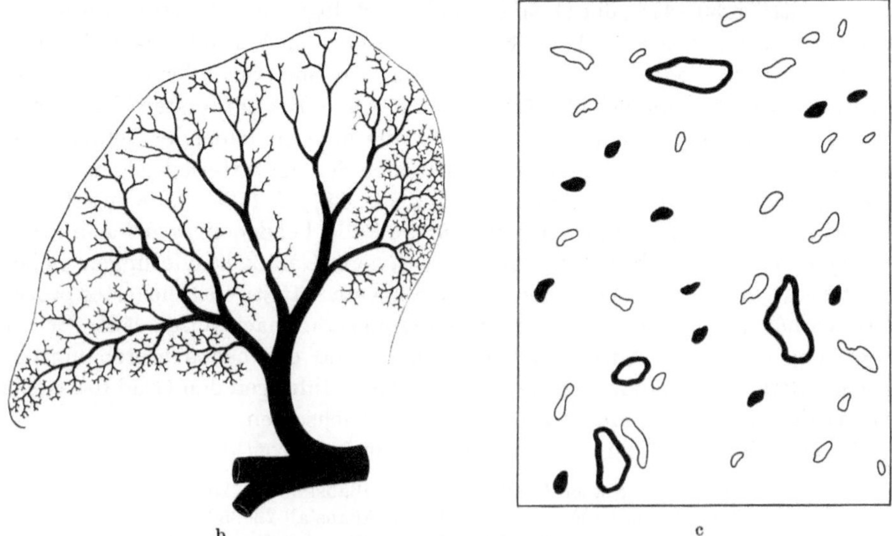

b   c

Abb. 58a—c. a Präoperatives selektives Angiogramm bei Schädigungsgrad II. Die Rarefizierung, d. h. der Ausfall des terminalen Stromnetzes, ist schon deutlicher zu erkennen. b Schematische Darstellung eines selektiven Angiogramms bei Schädigungsgrad II. Die Rarefizierung, die unregelmäßigen Wandkonturen und Kalibersprünge treten auffälliger hervor. c Angioarchitektonisches Bild bei Schädigungsgrad II. Über ein Drittel der Gefäße ist zerstört, verschlossen oder weitgehend eingeengt und damit röntgenologisch nicht mehr darstellbar

betroffene Lungenteil funktionell unbrauchbar erscheint, weshalb die operative Entfernung geboten ist. Beim Parenchymschaden Grad I ist die Schädigung so gering, daß die Erhaltung des betreffenden Lungenteils nach Möglichkeit anzu-

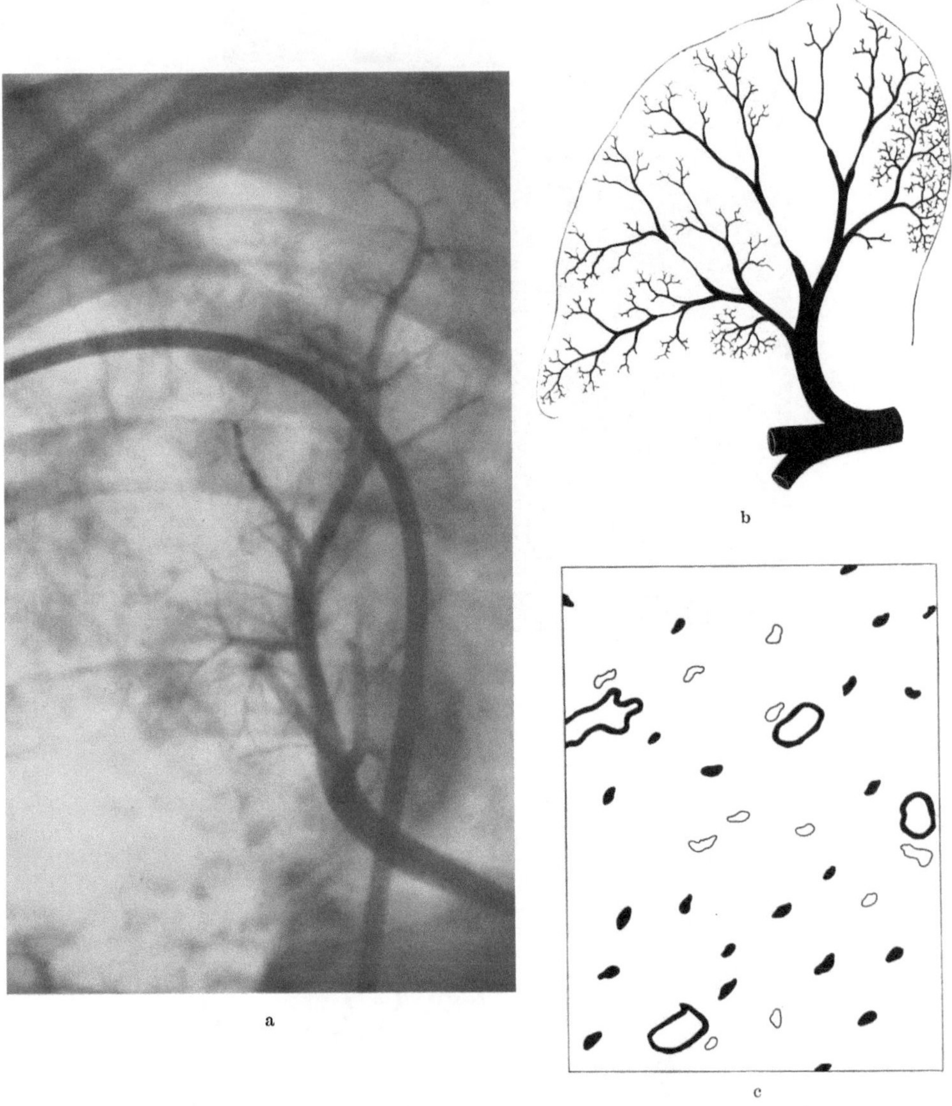

Abb. 59a—c. Präoperatives selektives Angiogramm bei Schädigungsgrad III. Stellenweise sind nur Gefäßstummel vorhanden. b Schematische Darstellung eines selektiven Angiogramms bei Schädigungsgrad III. Die Abweichung vom normalen Stromnetz ist noch deutlicher. c Angioarchitektonisches Bild bei Schädigungsgrad III. Weit über die Hälfte der Gefäße ist röntgenologisch nicht erfaßbar

streben ist. Der Parenchymschaden Grad II bildet einen Grenzfall. Die Schädigung kann hier noch so mäßig sein, daß die Erhaltung des Lungengewebes durchaus berechtigt erscheint. Sie kann jedoch auch schon eine solche Ausdehnung

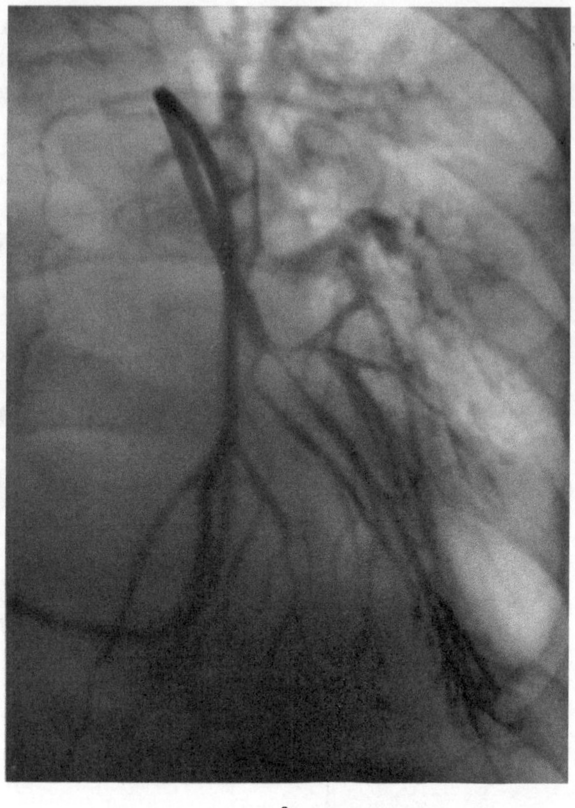

a

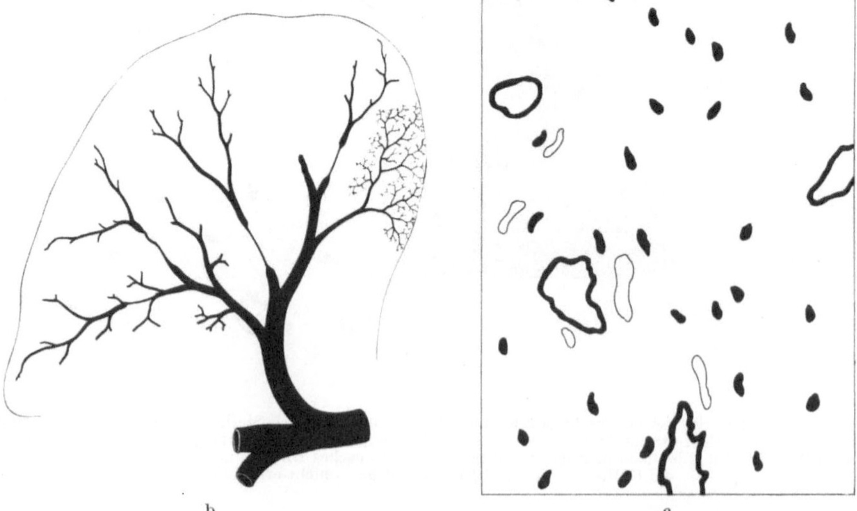

b   c

Abb. 60a—c. a Präoperatives selektives Angiogramm bei Schädigungsgrad IV. b Schematische Darstellung eines selektiven Angiogramms bei Schädigungsgrad IV. Die starke Rarefizierung, d. h. der Ausfall des terminalen Stromnetzes, die Kaliberschwankungen und Kalibersprünge sowie Gefäßabbrüche beherrschen das Bild. c Angioarchitektonisches Bild bei Schädigungsgrad IV. Nur noch vereinzelte Gefäße sind durchgängig und damit röntgenologisch darzustellen

angenommen haben, daß selbst mit einer teilweisen Wiederherstellung der Funktion nur bedingt gerechnet werden kann, weshalb auch hier die operative Entfernung angezeigt ist.

I. Beurteilung der angiographischen Befunde durch Gegenüberstellung der prä- und postoperativen Angiogramme und der pathologisch-anatomischen Veränderungen der Gefäße

Die Veränderungen des Angiogrammes bestehen in einer Rarefizierung aller Grade an den Segmentarterien, in Gefäßabbrüchen, Füllungsausfällen, Verdrängungen und Verziehungen, sprunghaften Änderungen des Kalibers und der Verlaufsrichtung der Gefäße, Streckung der Gefäße mit Änderungen der Abgangswinkel. Außerdem ist die Strömungsgeschwindigkeit des Kontrastmittels entsprechend der Schwere des Parenchymschadens herabgesetzt (BOLT, FORSSMANN und RINK 1951–1957, BLUM und QUARZ 1953, SCHOENMACKERS und VIETEN 1954, 1958; LÖHR, SCHOLTZE und KLINNER 1956, 1957). Alle diese Arbeiten bestätigen die Erfahrung, daß die angiographischen Befunde morphologischen Veränderungen der Gefäße entsprechen, die durch eine erhebliche Parenchymschädigung verursacht sind.

Nachdem wir versucht haben, dem Ablauf des pathologisch-anatomischen Prozesses bestimmte angiographische Veränderungen zuzuordnen, soll nun untersucht werden, welche angiographische Veränderungen Schlüsse auf den anatomischen Zustand und die Funktion des Parenchyms bei den verschiedenen Lungenerkrankungen zulassen. Wir sind dabei zu folgenden Ergebnissen gekommen:

Lungentuberkulose

Für die Beurteilung der Stärke und des Ausmaßes der exsudativen Phase lassen sich aus dem Angiogramm wahrscheinlich keine entscheidenden Gesichtspunkte gewinnen. Hier müssen andere klinische und röntgenologische Untersuchungsmethoden die Diagnostik und Behandlung bestimmen.

Die früheste, im Angiogramm erkennbare Schädigung ist der Ausfall kleiner Seitenzweige (Rarefizierung) der Segmentarterie. Die Rarefizierung wird in erster Linie durch den Verschluß oder durch die starke Einengung der kleinen (Durchmesser 100 μ–40 μ) und mittelgroßen (Durchmesser 1000 μ–100 μ) Arterien hervorgerufen. Verschluß und Einengung finden in der erheblichen Intimaproliferation (obliterierende, unspezifische, produktive Endarteriitis) ihre morphologische Unterlage. Die Rarefizierung kann aber auch durch Zerstörung kleiner und mittelgroßer Gefäße im Bereich des tuberkulösen Gewebes oder durch Einbruch spezifischen oder unspezifischen Granulationsgewebes oder schließlich durch Verschluß infolge lymphocytärer Infiltration bedingt sein.

Bei der Gefäßeinengung zeigen nicht selten mittelgroße Arterien von 500 μ Durchmesser und mehr ein Restlumen von 50 μ und darunter. Selbst unter der Voraussetzung, daß die Messungen an kollabiertem, fixiertem und schließlich eingebettetem Material nicht den wirklichen Verhältnissen in vivo genau entsprechen, muß man in diesen Fällen annehmen, daß die erhebliche Lumeneinengung durch die Intimaproliferationen praktisch einem Gefäßverschluß gleichkommt. Denn Gefäßlumina unterhalb des Durchmessers von 50 μ lassen sich mit dem von uns benutzten Kontrastmittel (Urografin, Schering) mit einem Viscositätsgrad von 7,5 cps (bei Körpertemperatur) angiographisch nicht mehr darstellen. Die Rarefizierung deutet damit auf eine mehr oder weniger starke Anhäufung teils caseöser, teils bindegewebig abgekapselter spezifischer Herde im Lungenparenchym hin. Im Zentrum der Verkäsung wird das Gefäßsystem zerstört, am Rande wird es verschlossen, in der weiteren Umgebung ist das Lumen der Gefäße eingeengt oder verschlossen. Außerdem weist die Rarefizierung auf eine mehr oder weniger ausgedehnte Induration des Lungengewebes hin. Je weiter dieser Prozeß fortschreitet, um so mehr Gefäßverzweigungen gehen im Angiogramm der Segmentarterie verloren. Beim Vergleich der Angiogramme und der histologischen Schnitte zeigt sich, daß die Rarefizierung ausnahmslos im Bereich pathologischer Parenchymveränderungen zu finden ist, gleichgültig, um welchen Prozeß es sich dabei handelt. Alle Gefäßveränderungen am Rande spezifischer Herde, im Bereich chronisch-pneumonischer Prozesse und mehr oder weniger ausgedehnter Narbenfelder laufen *in ihrer Stärke dem Ausmaß und der Schwere des Parenchymschadens genau parallel* und sind streng auf den Bezirk des geschädigten Parenchyms beschränkt.

Man kann deshalb den Grad des Gefäßausfalles der Schwere und Ausdehnung der chronischen Parenchymschädigung gleichsetzen. Die Bestimmung des Verhältnisses der noch offenen und schon verschlossenen oder weitgehend eingeengten Gefäße ist ein Maß für die Schwere des Parenchymschadens.

Während der Durchmesser einer normalen Segmentarterie bis zum Lungenmantel hin kontinuierlich abnimmt, sieht man bei der Tuberkulose im Angiogramm oft eine plötzliche Abnahme des Gefäßquerschnittes *(Kalibersprung)*. Das Gefäß ändert an solchen Stellen oft ruckartig seine Richtung. An anderen Stellen erscheint das Gefäßkaliber kontinuierlich eingeengt. Diese Veränderungen haben ihre morphologische Unterlage in den *halbmond- oder ringförmigen subendothelialen Intimapolstern*. Diese stellen unspezifische Intimaproliferationen dar, die teils mit, teils ohne Wandzerstörung auftreten. Die ruckartigen Änderungen der Verlaufsrichtung kleinerer Gefäße sind durch Verziehung in unmittelbarer Nähe spezifischer Lungenherde zu erklären. Wir fanden an den Stellen solcher ruckartiger Richtungsänderungen der Gefäße im histologischen Präparat immer in nächster Nachbarschaft schrumpfende fibro-caseöse, sich abkapselnde Herde. Kaliberveränderungen sind aber auch bei größeren Arterien vorhanden, wenn ein thrombotischer Verschluß rekanalisiert wurde und wenn die Rekanalisierung so ausgedehnt ist, daß eine angiographische Darstellung möglich ist. Die Verdrängung, Verziehung und Streckung der Gefäße sind durch spezifische Herde und die von ihnen ausgehende narbige Schrumpfung verursacht. Besonders eindrucksvoll ist dies bei größeren Lungenherden.

Der Ausfall der capillaren Füllungsphase deutet auf eine weitgehende Schädigung des Parenchyms durch ausgedehnte Verödung der Alveolen. Der Kontrastmitteldurchfluß ist in solchen Gebieten deutlich verlangsamt. Die Umrisse der Gefäße können bis zu 10″ im Durchleuchtungsbild erkennbar bleiben, während das Kontrastmittel normalerweise innerhalb von Bruchteilen von Sekunden abfließt. In solchen Lungengebieten ist die Atemfunktion zum größten Teil erloschen.

Füllungsausfälle und Abbrüche größerer Gefäße sieht man am Rande von Tuberkulomen, Kavernen oder größeren fibro-caseösen Herden. Die Gefäße werden an der Einmündung in den Herd durch spezifisches Granulationsgewebe verschlossen. Häufiger aber ist die Obliteration durch unspezifisches, teilweise rekanalisiertes Granulationsgewebe oder rekanalisierte Thromben ausgelöst. *Die scheinbare Engstellung der Gefäße* in der Umgebung dieser Herde ist durch die Einengung des Gefäßlumens infolge reaktiver Wandveränderungen hervorgerufen. Der Vergleich der postoperativen Injektionspräparate mit den entsprechenden präoperativen Angiogrammen zeigt, daß eine funktionelle Engstellung der Gefäße durch nervöse Einflüsse dabei keine wesentliche Rolle spielt.

Ein reiner Kollaps eines an sich gesunden Lungenteiles verursacht im Angiogramm eine Zusammenlagerung der Gefäße, die aber bis in ihre feinsten Endverzweigungen in den Lungenmantel hinein zu verfolgen sind. Entsprechend dem Grade des Kollapses sind Ventilation und Durchblutung funktionell gedrosselt. Im Laufe der Zeit kann es jedoch infolge der Hypofunktion zu reaktiven Veränderungen der Gefäßwand kommen, die man angiographisch nachweisen kann. Praktisch wichtig sind die unter dem Kollaps im Angiogramm nachweisbaren Gefäßveränderungen bei der Entscheidung der Frage, ob der kollabierte Lungenteil nach der Entfaltung (Dekortikation) seine Funktion in befriedigender Weise wieder aufnehmen wird.

Die Verlangsamung des venösen Rückflusses bei ausgedehnten Parenchymveränderungen ist durch den Ausfall weiter Gebiete des Capillarkreislaufes mit bindegewebigem Ersatz, aber auch durch die häufigen beträchtlichen *Veränderungen der Venen* (Intimaproliferationen) oder durch thrombotischen Verschluß zu erklären.

Zeigt ein ganzer Lappen oder eine ganze Lunge die erwähnten Gefäßveränderungen, so ist man berechtigt, eine völlige Zerstörung dieses Lungenteiles anzunehmen.

Unspezifische Veränderungen

Ein Ausfall der kleinsten Gefäßverzweigungen und eine Spreizung der noch vorhandenen Seitenästchen deutet auf ein *Emphysem*, das sehr häufig in der Nachbarschaft schrumpfender Prozesse zu beobachten ist. Die größeren Gefäße zeigen im Angiogramm eine Engstellung infolge der Streckung durch die Vermehrung des Lungenvolumens.

Auch bei unspezifischen, chronischen Lungenerkrankungen spielt die *Rarefizierung der Segmentarterie* eine wichtige Rolle. Der Grad der Rarefizierung ist auch hier bezeichnend für die Stärke und Ausdehnung des Parenchymschadens. Die morphologische Unterlage besteht in einer obliterierenden, unspezifisch-produktiven Endarteriitis, die streng auf den Bereich der eitrigen und pneumonischen Lungenveränderungen und ihre narbig indurierte Umgebung beschränkt ist. Die Gefäßveränderungen fehlen im Bereich reversibler Atelektasen oder ödematös durchtränkter Parenchymbezirke.

Kalibersprünge, Unregelmäßigkeiten der Wandkonturen, mehr oder weniger *rasche Kaliberabnahme* der mittelgroßen und großen Gefäße sind durch unregelmäßig verteilte beet-, halbmond- oder ringförmige subendotheliale Intimapolster verursacht, die in Serienschnitten ständig wechselnde Formen und Ausdehnung erkennen lassen und teilweise eine stärkere Einengung des Lumens hervorrufen. Für die im Angiogramm sichtbaren Veränderungen des Gefäßkalibers sind aber auch thrombotische Verschlüsse großer Arterien verantwortlich zu machen, die rekanalisiert werden können. An den Venen sind die gleichen Veränderungen erkennbar. Die ruckartigen Änderungen des Gefäßverlaufes im Angiogramm werden durch zahlreiche, wechselnd große Absceßherde und narbige Indurationen in unmittelbarer Umgebung der Gefäße hervorgerufen, die durch Schrumpfung das Gefäß an sich heranziehen.

Gefäßabbrüche erklären sich durch Verschluß von Arterien und Venen durch unspezifisches Granulationsgewebe, das sich histologisch besonders an der Einmündungsstelle dieser Gefäße in den Absceßherd nachweisen läßt. Nicht selten liegen aber auch thrombotische Verschlüsse bei scharf begrenzten, narbigen Herden vor.

Bei den *Durchlüftungsstörungen* findet man eine Engstellung der kleineren Gefäße. Mit zunehmender Dauer lassen sich aber auch Rarefizierung, Kalibersprünge und unregelmäßige Wandkonturen infolge des einsetzenden Degenerationsprozesses nachweisen.

Lungentumoren

Bei den *gutartigen Lungentumoren* finden sich die Veränderungen der intermittierenden Atelektase oder der chronischen Entzündung des Parenchyms mit Induration als Folge der Durchlüftungsstörung. Das Gefäßsystem wird im allgemeinen nur verdrängt, nicht zerstört. Gefäßveränderungen sind in erster Linie in den perifokalen Narbenfeldern nachzuweisen.

Bei den *malignen Lungentumoren* finden sich die Zeichen der chronisch-entzündlichen Parenchymveränderungen in der Umgebung. Außerdem zerstört der Tumor die Gefäße oder er bricht infiltrierend in die Gefäße ein. Angiographisch läßt sich nicht entscheiden, ob die Gefäßveränderungen durch Tumorgewebe oder durch sekundäre, chronisch-entzündliche Veränderungen hervorgerufen werden. Im Bereiche maligner Tumoren werden die mittleren und kleineren Gefäße durch die Tumormassen zerstört. Die Rarefizierung ist in diesen Fällen jedoch auch durch Intimaproliferationen oder durch Thrombosen möglich. Im Gegensatz zur Ansicht anderer Autoren zeigt es sich, daß selbst ausgedehnte Bronchialcarcinome durchaus nicht gefäßlos sind. Wie Abb. 54d zeigt, sind zumindest mittelgroße und große Gefäße teilweise durchgängig. Gefäßabbrüche und unregelmäßige Wandkonturen sind im Tumorbereich durch die in das Gefäßsystem einbrechenden und sich canaliculär ausbreitenden malignen Tumormassen hervorgerufen.

Die Frage der Beurteilung der Inoperabilität auf Grund des Angiogrammes ist auf S. 86 besprochen.

Auf Grund der Gefäßauszählung schlagen wir folgende vier Parenchymschädigungsgrade vor:

Parenchymschädigungsgrad I

Bei *leichten Veränderungen im Angiogramm* (Abb. 57) finden wir im histologischen Bild durchschnittlich 12–21% der Gefäßlumina der kleinen, mittelgroßen und großen Arterien weitgehend eingeengt, verschlossen oder die Gefäße sind zerstört.

Parenchymschädigungsgrad II

Bei *mittelschweren Veränderungen im Angiogramm* (Abb. 58) sind im Präparat durchschnittlich 30—47% der kleinen, mittelgroßen oder großen Arterien weitgehend eingeengt, verschlossen oder zerstört.

Parenchymschädigungsgrad III

Bei *schweren Veränderungen im Angiogramm* (Abb. 59) sind im histologischen Präparat 53—72% der kleinen, mittelgroßen und großen Arterien angiographisch durch Zerstörung, Verschluß oder weitgehende Lumeneinengung ausgefallen.

Parenchymschädigungsgrad IV

Bei *schwersten Veränderungen im Angiogramm* (Abb. 60) sind im histologischen Präparat durchschnittlich 76—86% der Arterien verschlossen, weitgehend eingeengt oder zerstört.

Die verschiedenen Schweregrade der Parenchymschädigung lassen sich in erster Linie aus der Stärke der Rarefizierung im Angiogramm ablesen.

K. Die Anwendung der Angiographie bei der Indikationsstellung zu den verschiedenen Verfahren der operativen Behandlung der chronischen spezifischen und unspezifischen Lungeneiterungen

I. Irreversible Lungenveränderungen

Irreversible Lungenveränderungen können bei der Lungentuberkulose entweder durch eine Bronchusstenose als Folge einer spezifischen Bronchitis oder durch eine Schrumpfung des Lungengewebes infolge einer weitgehenden Durchsetzung mit spezifischen Herden zustande kommen. Der Prozeß wird besonders begünstigt, wenn der Lungenteil lange Zeit unter Kollaps gestanden hat. Entsprechende Veränderungen findet man bei unspezifischen Lungeneiterungen. Das Parenchym verliert dann durch die weitgehende Induration seine Fähigkeit, sich wieder zu entfalten. Die Angiographie bietet die Möglichkeit, diese fibröse Umwandlung und damit den endgültigen Funktionsverlust mit Sicherheit zu erkennen. Man kann deshalb die selektive Lungenangiographie bei der Entscheidung heranziehen, ob über einem längere Zeit kollabierten atelektatischen Lungenteil eine Dekortikation noch Erfolg verspricht oder ob er als möglicher Ursprungsherd für eine weitere Streuung reseziert werden muß. Außerdem kann bei der erheblichen Verziehung der einzelnen Lungenlappen durch den schrumpfenden Lungenteil selbst die ap. und seitliche Schichtuntersuchung in manchen Fällen keinen einwandfreien Aufschluß darüber geben, welcher Lungenlappen oder welche Segmente atelektatisch sind. Die Lungenangiographie bietet dann die Möglichkeit, den geschrumpften und atelektatischen Lungenteil genau zu identifizieren, wie das folgende Beispiel zeigen soll.

Beispiel 17: Alice Gi., Nr. 9233

Die 36jährige Kranke wurde wegen einer offenen, rechtsseitigen Lungentuberkulose mit kleinkavernösem Restzerfall im Oberlappen zur Operation eingewiesen.

Ein Pneumothorax war 3 Jahre lang, von 1951–1954, aufrecht erhalten worden.
Das Rezidiv trat im Mai 1955 auf.

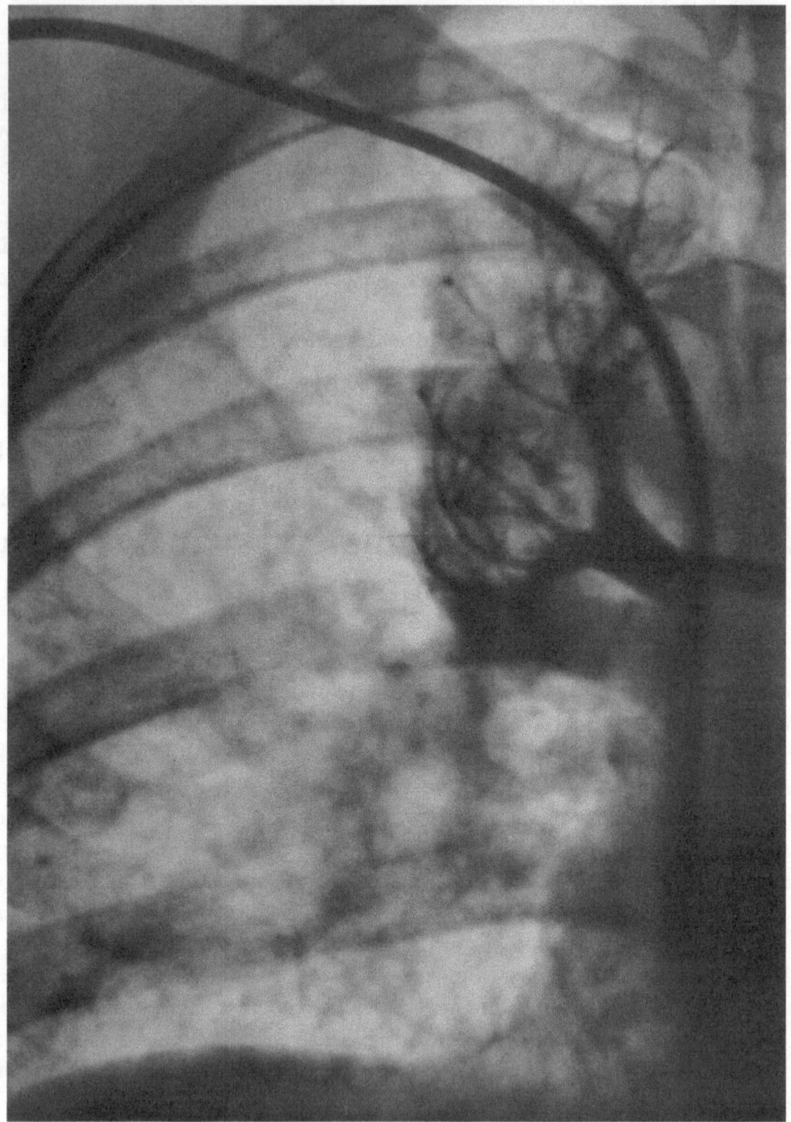

Abb. 61. Angiographie des geschrumpften re. Oberlappens (A¹, A² und A³) mit allen Zeichen der Parenchymzerstörung

Die Lungendurchleuchtung und -aufnahme zeigte einen kleinfaustgroßen Verdichtungsbezirk rechts paramediastinal, der sich scharf gegen das umgebende Lungengewebe absetzte.
Der Hilus war nach oben gerafft.

Die ap. Schichtuntersuchung ergab in 12 cm Tiefe den paramediastinalen Verdichtungsbezirk mit mehreren unscharf begrenzten Aufhellungen. Die übrigen Lungenpartien rechts und
links ließen keinen Anhalt für gröbere Herde erkennen.

Bei der seitlichen Tomographie fand sich in 14—15 cm Tiefe ein keilförmiger Verdichtungsbezirk mit der Spitze im Hilus und der Basis auf der vorderen oberen Brustwand. Dieser dreieckförmige Schatten nahm ein Gebiet ein, das man dem anterioren Oberlappensegment S^3 zuordnen würde.

Die Lungenfunktionsprüfungen ergaben keine Kontraindikation gegen eine Resektion. VK: 2730 ml = 92% des Soll. AGW: 55,0 l = 95% des Soll. Atemstoß: 1800 ml. Tiffeneau-Test: 66% der VK. Apn. Pause: 55″/50″. PaO_2:92 mm Hg.

Die selektive Angiographie (Abb. 61) zeigte, daß der bei der Durchleuchtung und auf den Schichtaufnahmen sichtbare geschrumpfte und atelektatische Lungenbezirk dem rechten Oberlappen entsprach, der an das Mediastinum herangezogen war. Die von der Oberlappenarterie abgehenden Segmentarterien ließen starke Kalibersprünge, eine beträchtliche Rarefizierung und einen unregelmäßigen und gestreckten Verlauf erkennen. Das Gefäßsystem machte den Eindruck eines im Sturmwind sich biegenden, entlaubten Baumes. Die angedeutete Füllung der Mittel- und Unterlappenarterien ließ erkennen, daß diese beiden Lappen kompensatorisch überdehnt waren und bis in die Thoraxkuppel hinauf reichten.

Die Druckmessung im kleinen Kreislauf ergab keine pathologischen Werte:

p Pulmonalis: + 26/+ 12 mm Hg,

p Ventrikel: + 34/0 mm Hg,

p Vorhof: + 3/0 mm Hg.

Bei der *Operation* fand man, daß der auf Kinderfaustgröße geschrumpfte Oberlappen dem oberen vorderen Mediastinum innerhalb dichter Pleuraschwielen anlag. Mittel- und Unterlappen waren kompensatorisch überdehnt und reichten bis zur Thoraxkuppel hinauf. Der völlig atelektatische Oberlappen wurde reseziert. Im Zentrum des Lappens lag ein fibrocaseöser Herd mit geringem Zerfall, in der unmittelbaren Umgebung fanden sich zahlreiche kleine, verkäsende Herde.

Die mikroskopische Untersuchung zeigte, daß die makroskopisch erkennbare Kaverne in S^{1+2} noch reichlich spezifisches Granulationsgewebe enthielt. In dem weitgehend atelektatischen, streckenweise völlig fibrotisch umgewandelten Lungengewebe ließen die Gefäße überall eine starke Verdickung der Wand erkennen.

In diesem Falle zeigte die Angiographie, daß der atelektatische Lungenbezirk im Gebiet des anterioren Oberlappensegmentes S^3, der mit Hilfe der a. p. und seitlichen Schichtaufnahmen nicht näher identifiziert werden konnte, dem völlig geschrumpften Oberlappen entsprach. Außerdem ließen die Gefäßveränderungen (Kalibersprünge, Rarefizierung, Streckung und Verziehungen) eindeutig erkennen, daß das Lungenparenchym durch fibro-caseöse Herde und indurative Umwandlung so weitgehend zerstört war, daß mit einer Wiederaufnahme der Funktion nach einer Dekortikation nicht mehr gerechnet werden konnte. Deshalb blieb in diesem Falle nur die Resektion.

II. Isolierte Lungenherde

Bei der Indikationsstellung zur Lungenresektion wegen isolierter Lungenherde (Tuberkulom, Kaverne) hat die Angiographie die Frage zu entscheiden: Sind in der Umgebung des Herdes so hochgradige Streuungen vorhanden, daß ein ganzer Lappen entfernt werden muß, oder handelt es sich um einen isolierten Prozeß, der die alleinige Resektion der den Herd enthaltenden Segmentgruppe rechtfertigt?

Beispiel 18: Reinhard Gö., Nr. 9494

Der Kranke wurde wegen einer aktiven, offenen, rechtsseitigen produktiven Oberlappentuberkulose mit großem Tuberkulom und fibrösen Streuherden in beiden Unterlappen eingewiesen.

Nach den a.p. und seitlichen Schichtaufnahmen nahm das Tuberkulom fast die ganze Segmentgruppe S^{1+2} ein. Ob weitere tuberkulöse Veränderungen in das Gebiet von S^3

übergriffen, ließ sich nicht genau entscheiden. Durch die Angiographie war die Frage zu klären, ob S³ bei der geplanten Resektion erhalten bleiben konnte.

Die Lungenfunktionsprüfungen ließen keine grundsätzlichen Bedenken gegen eine Resektion aufkommen, obwohl eindeutige Einschränkungen der Atemfunktion vorlagen:

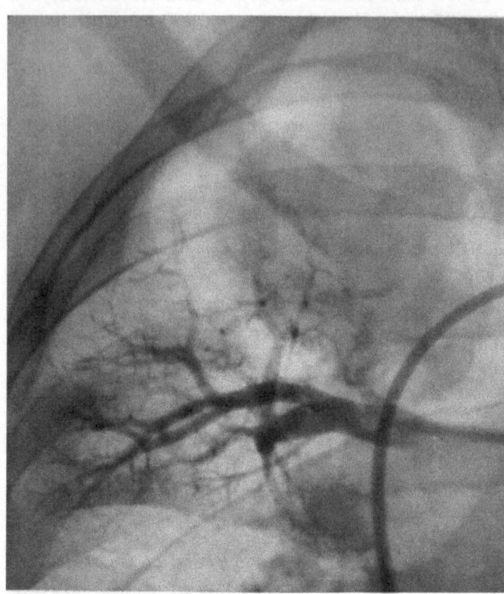

VK: 2900 ml = 65% des Soll. AGW: 60,0 l = 77% des Soll. Atemstoß: 1700 ml. Tiffeneau-Test: 59% der VK. Apn. Pause: 30″/27″. Die funktionelle Leistungsgrenze war bei einer Belastung von 50 Watt erreicht (100 ml O_2-Defizit).

Die selektive Angiographie des rechten Oberlappens (Abb. 62) zeigte, daß sich ein Teil des apiko-posterioren Gefäßstammes A¹⁺² im Schatten des Tuberkuloms verlor. Hier lag ein völliger Abbruch vor, während A³ bis in die feinsten Verzweigungen im Lungenmantel zu verfolgen war, wie man es bei normal funktionierendem Lungengewebe sieht. Deshalb wurde geplant, S³ zu erhalten.

Operation

Bei der Eröffnung des Thorax fand man S³ gut lufthaltig und frei von Herden. Man hätte das Segment erhalten können, wenn nicht eine dichte schwielige Ummauerung des B¹⁺² einen sicheren Bronchusstumpfverschluß unmöglich gemacht hätte. So mußte der ganze Oberlappen reseziert werden.

Abb. 62. Tuberkulom. Abbruch von A¹. A² ist nach lateral verdrängt. Normale Aufzweigung von A³

Das postoperative Angiogramm des rechten Oberlappens zeigte, daß das Tuberkulom hauptsächlich in S¹ lokalisiert war. S³ ließ keinerlei Schädigung des Gefäßsystems erkennen.

Die pathologisch-anatomische Untersuchung bestätigte, daß das Riesentuberkulom hauptsächlich in S¹ lokalisiert war, aber auch Teile von S² mit ergriffen hatte. S³ war bei der histologischen Untersuchung völlig frei von Herden.

III. Doppelseitige spezifische Prozesse

Bei Kranken mit doppelseitigen spezifischen Prozessen handelt es sich meist um ausgesprochene Risikooperationen, wenn man dem Kranken durch eine Teilresektion der Lunge noch eine Chance geben will. Man wird in solchen Fällen zunächst versuchen, den Prozeß auf der weniger stark befallenen Lungenseite durch eine sorgfältige konservative Vorbehandlung genügend zu stabilisieren, um dann den Herd durch eine Teilresektion auf der am stärksten befallenen Lungenseite zu entfernen. Der Angiographie fällt die Aufgabe zu, festzustellen, ob die beiderseitigen Zerstörungen nicht schon so hochgradig sind, daß ein solcher Behandlungsplan seinen Sinn verliert. Sie muß außerdem klären, welche Lunge am stärksten verändert ist.

Beispiel 19: Ernst Ma., Nr. 9327

Der 43jährige Kranke wurde mit einer aktiven, offenen, produktiv-cirrhotischen Tuberkulose beider Oberlappen mit Verdacht auf kleinkavernösen Zerfall im rechten Oberlappen und mehrfach kavernösem Zerfall im linken Oberlappen, produktiven Streuherden in der übrigen Lunge und basaler Pleuraschwarte rechts zur Überprüfung der Operationsmöglichkeit eingewiesen.

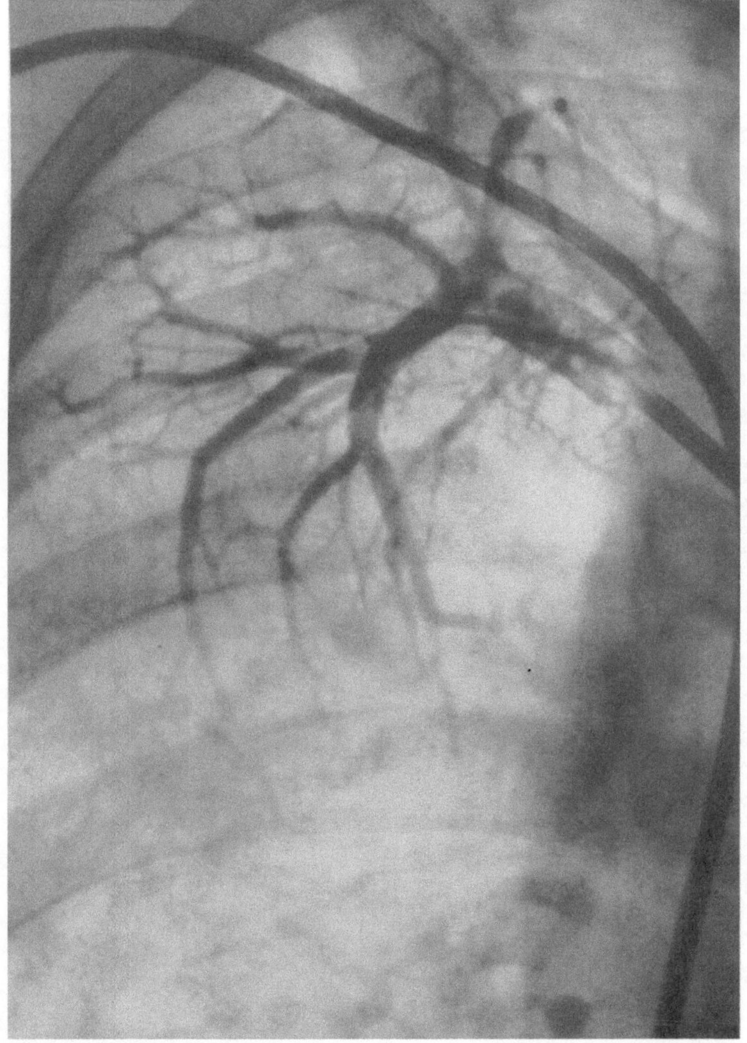

Abb. 63a. Teilweise Schrumpfung des re. Oberlappens mit Spitzenschwiele. Emphysem in S³

Die lungenphysiologischen Untersuchungen ließen schon in Ruhe eine beträchtliche Einbuße der Atemfunktion erkennen:

VK: 2550 ml = 73% des Soll. AGW: 45,0 l = 65% des Soll. Atemstoß: 1100 ml. Tiffeneau-Test: 43% der VK. Apn. Pause 22″/13″.

Die selektive Angiographie zeigte eine erhebliche Schrumpfung der rechten Lungenspitze mit Verziehung des Oberlappen-Gefäßsystems, beträchtlicher Induration in der Spitzensegmentgruppe S¹⁺² und emphysematöser Rarefizierung in S³ (Abb. 63a). Die Subsegmentarterien von S⁶ (Abb. 63b) ließen vielfache Abknickungen in ihrem Verlauf, Spreizung der Äste und Kalibersprünge erkennen, Veränderungen, die für eine Durchsetzung mit fibro-caseösen Herden und für ein regionales Emphysem sprachen. Das Unterlappengefäß-System (Abb. 63c) war durch die Verschwartung mit Raffung des Zwerchfelles stark verzogen und rarefiziert. Die oberen Segmente des linken Oberlappens zeigten in der Umgebung des kavernösen Zerfalles eine völlige Induration des Lungengewebes, erkennbar an einer Streckung der Gefäße und dem Fehlen fast jeder kleineren Verzweigung (Abb. 63d).

Die ausgedehnte Parenchymschädigung beider Lungen war der Anlaß, von operativen Maßnahmen abzusehen.

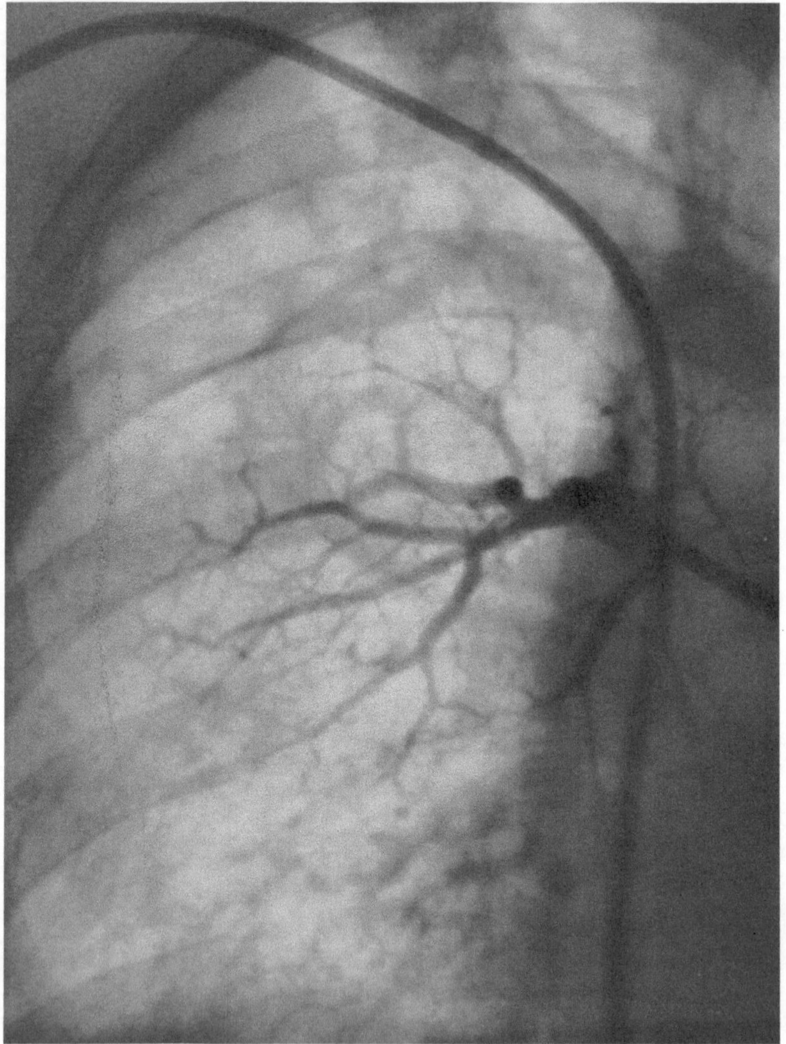

Abb. 63 b. Emphysem in S^6 re

IV. Veränderungen unter Kollapsmaßnahmen

Bildet sich eine Kaverne unter einem Pneumothorax, einer Pneumolyse oder einer Thorakoplastik nicht zurück oder entsteht ein neuer Zerfall unter Kollapsmaßnahmen, so besteht die wirksamste Behandlung in der Lungenresektion. Bei

der präoperativen Indikationsstellung übernimmt die Angiographie die Aufgabe
der zusätzlichen Lokalisation, da die a.p. und seitlichen Schichtaufnahmen infolge
der vielfach vorliegenden Verziehungen und Schrumpfungsvorgänge nicht immer
sichere Ergebnisse hinsichtlich der Lage der Kaverne in einem bestimmten Segment liefern. Außerdem hat die Angiographie zu klären, wie weit die Streuung in

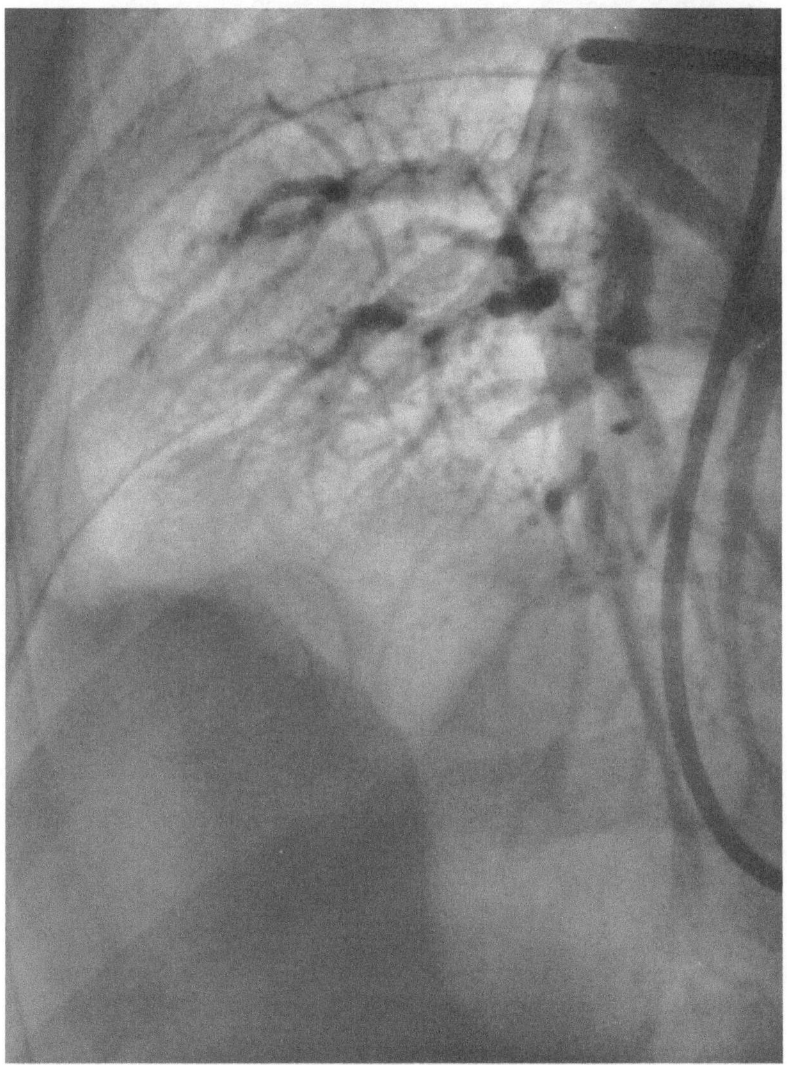

Abb. 63c. Ausgedehnte Pleuraschwiele über dem Zwerchfell. Verziehungen und Rarefizierung der Gefäße der
basalen Segmentgruppe des re. Unterlappens

der Umgebung der Kaverne reicht, um das Ausmaß der Lungenresektion festzulegen. Handelt es sich um einen isolierten Zerfall ohne oder mit nur gering-
fügigen Veränderungen in der Umgebung, so kann man sich mit der Resektion des
die Kaverne tragenden Segmentes oder der entsprechenden Segmentgruppe

begnügen, um möglichst viel funktionstüchtiges Lungengewebe zu erhalten. Liegt eine ausgedehnte Streuung vor, so muß man eine Lobektomie und u. U. eine Bilobektomie oder eine Pneumonektomie ausführen, um chronische Eiterherde aus dem Körper zu entfernen und die Möglichkeit eines Rezidives zu verhüten.

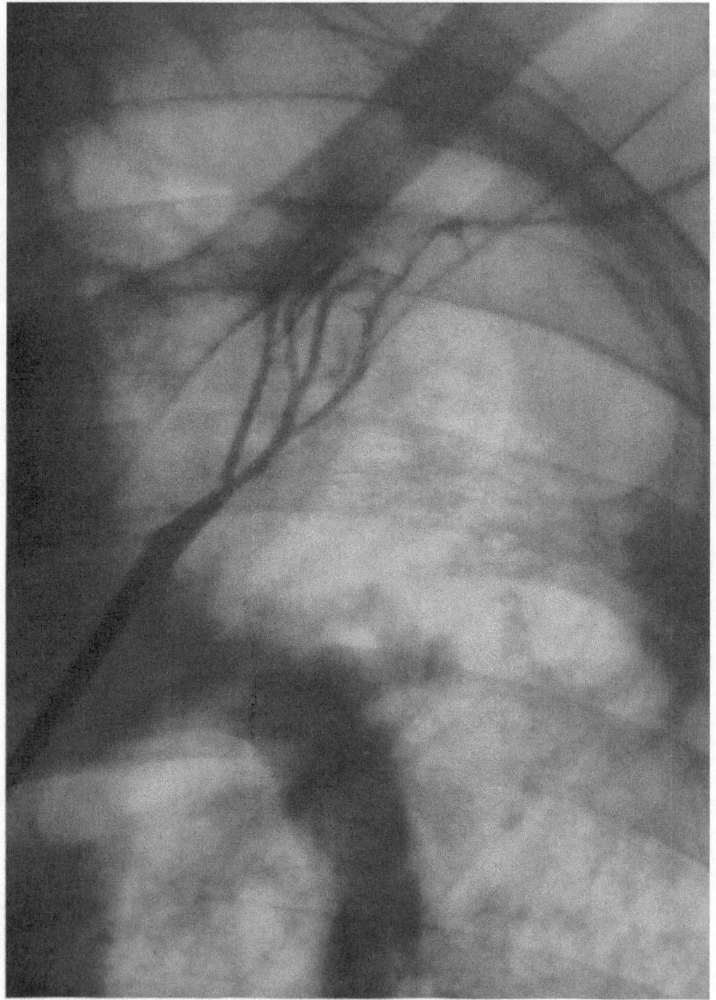

Abb. 63 d. Völlige Induration des Lungengewebes in der Umgebung der Kaverne

Zu diesen beiden Punkten, der Lokalisation des Zerfalles und der Beurteilung des Ausmaßes der erforderlichen Lungenresektion, liefert die Angiographie wertvolle Gesichtspunkte, wie die folgenden Beispiele zeigen sollen.

Beispiel 19: Walter Ru., Nr. 8270

Der 43jährige Kranke wurde wegen eines seit 1952 bestehenden Pleuraempyems links nach Pneumothoraxbehandlung, kavernösen Zerfalles in der Spitze des linken Oberlappens und Verdachtes auf innere Fistel zur Operation eingewiesen. Zu klären war die Frage, wieweit der Oberlappen zerstört war, um das Ausmaß der erforderlichen Lungenresektion bei der geplanten Dekortikation festzulegen.

Die spirometrischen Untersuchungen ergaben eine noch relativ gute Funktion
VK: 3150 ml = 99% des Soll. AGW: 66,0 1 = 100% des Soll. Atemstoß: 1650 ml. Tiffeneau-Test: 53% der VK. Apn. Pause: 85"/25".

Selektive Angiographie
Die Gefäßdarstellung der rechten Lunge zeigte im Oberlappen und Mittellappen keine nennenswerten pathologischen Veränderungen, im Unterlappen ein mäßiges, für das Alter des Kranken physiologisches Emphysem. Auf der linken Seite sah man, daß die 3 oberen Segmente des Oberlappens, S^{1+2+3}, fast funktionslos waren. Es handelte sich um eine schwere indurative Umwandlung des Parenchyms unter der Empyemresthöhle. Eine Darstellung des Capillarschleiers war nicht zustande gekommen, obwohl die Katheterspitze soweit nach peripher vorgeschoben war, daß der venöse Rückfluß sichtbar wurde (Abb. 64a, b). Die Lingula war völlig geschrumpft (Abb. 64c). S^6 und die basalen Segmente des Unterlappens zeigten Veränderungen im Sinne eines beträchtlichen Emphysems. Da die Gefäßdarstellung im Unterlappen aber mit

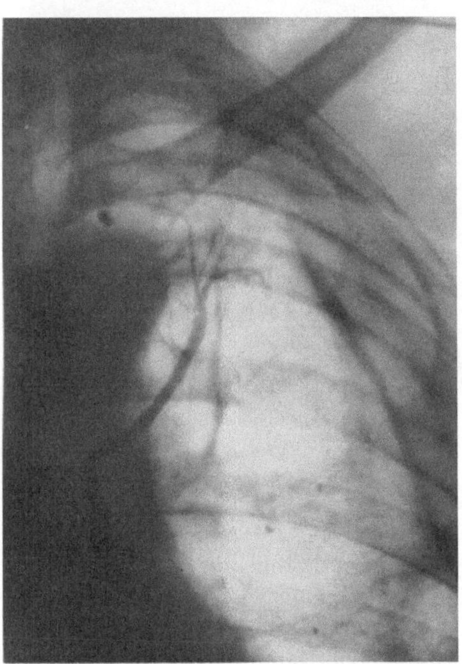

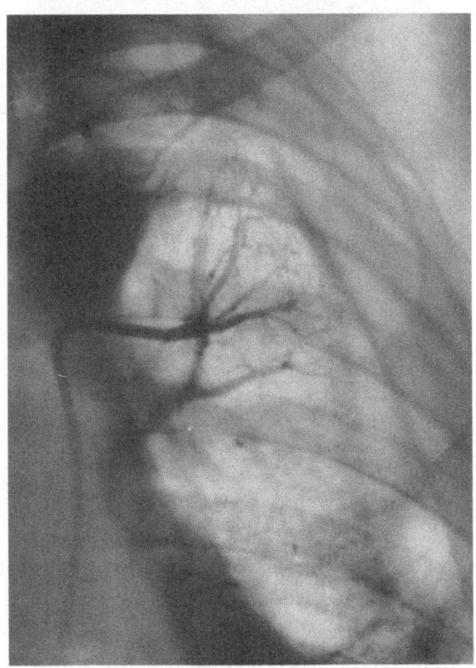

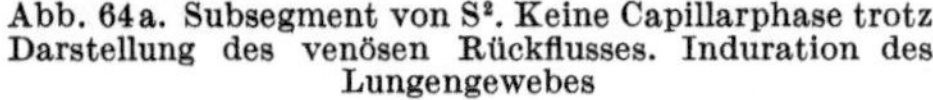

Abb. 64a. Subsegment von S^2. Keine Capillarphase trotz Darstellung des venösen Rückflusses. Induration des Lungengewebes

Abb. 64b. Subsegment von S^3. Keine Füllung der Capillaren

kleineren Verzweigungen bis zur Peripherie reichte, konnte die funktionelle Schädigung in diesem Gebiet nicht als hochgradig angesehen werden. Die Schädigung des Parenchyms im Oberlappen war dagegen irreversibel.

Bei diesem Kranken wurde der ganze linke Oberlappen entfernt, anschließend wurde eine Dekortikation über dem Unterlappen ausgeführt.

Beispiel 20: Dora Tö., Nr. 1976

Bei der Kranken bestand ein Oleothorax aus dem Jahre 1937. Da die Paraffinplombe Verseifungserscheinungen zeigte, wurde sie entfernt und eine Thorakoplastik nach HELLER ausgeführt. Eine Resektion konnte unterbleiben, da das Angiogramm (Abb. 65) auf eine genügende Funktionstüchtigkeit des Parenchyms hinwies. Die Gefäße waren unter der Plombe komprimiert und gewunden, ließen aber sonst keine Zeichen einer gröberen Schädigung erkennen. Die Werte der Lungenfunktionsprüfungen ergaben keine Bedenken gegen diesen Eingriff.

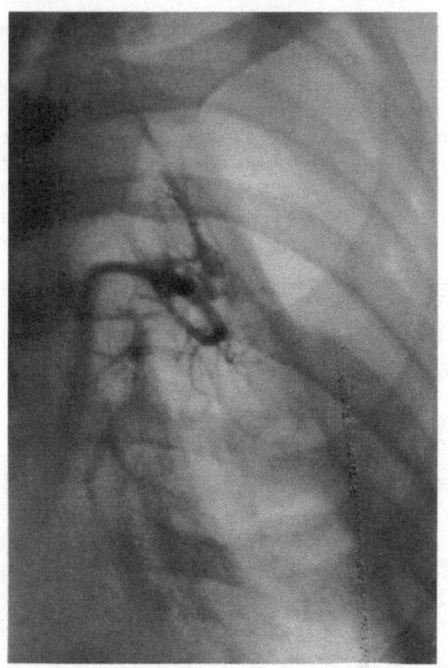

Abb. 64c. Völlige Schrumpfung des Lungengewebes im Bereich der Lingula

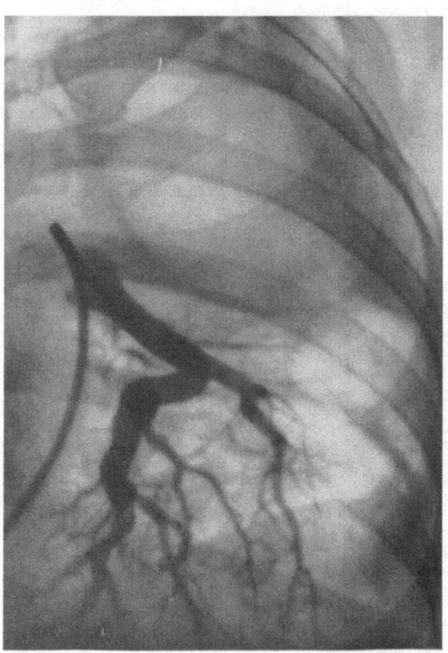

Abb. 65. Alter Oleothorax mit Zerstörung von S^{1+2+3} links

Beispiel 21: Heinrich Lu., Nr. 9354

Der 44jährige Kranke wurde mit einer seit 3 Jahren bestehenden rechtsseitigen Pneumolyse wegen Verdachtes auf innere Fistelbildung eingewiesen. Ein Empyem in der extrapleuralen Höhle war durch Punktionen und Spülungen beseitigt worden. Nach den vor Ausführung der Pneumolyse angefertigten Schichtaufnahmen handelte es sich um eine Kaverne im Oberlappen, die aber auf eine Pneumothoraxbehandlung nicht angesprochen hatte.

Die selektive Angiographie zeigte vom Oberlappen (Abb. 66a) nur noch einige starre und kahle Segmentstümpfe, die kleineren Gefäße waren in der allgemeinen Fibrose des Oberlappens untergegangen. Der Unterlappen ließ im Bereich der basalen Segmentgruppe (Abb. 66c, d) zwar noch kleinere Aufzweigungen erkennen, doch waren diese Seitenäste vielfach verzogen und gewunden. Kalibersprünge waren häufig anzutreffen, z. T. entsprangen die kleineren Seitenzweige auch unter vergrößertem Abgangswinkel. Eine Capillardarstellung kam nirgends zustande. Man mußte also damit rechnen, daß große Teile des Unterlappens mit spezifischen Streuherden durchsetzt, fibrös umgewandelt oder emphysematös geschädigt waren. Bei einer solchen Situation wäre es wenig aussichtsreich gewesen, den Oberlappen zu resezieren und über dem Mittellappen und Unterlappen eine Dekortikation auszuführen. Man mußte sich entweder zu einer Pneumonektomie entschließen oder auf eine Resektion

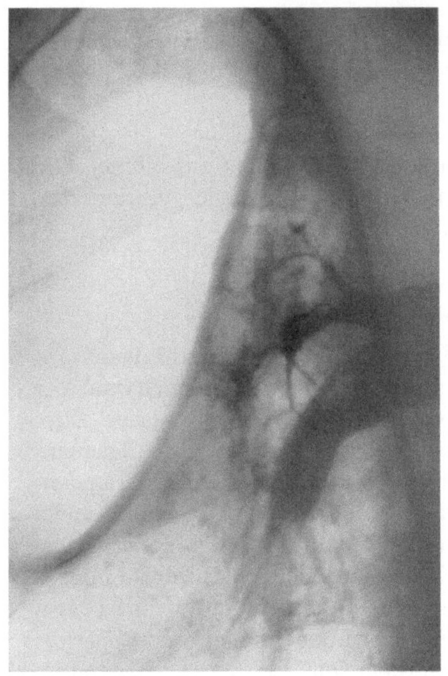

a

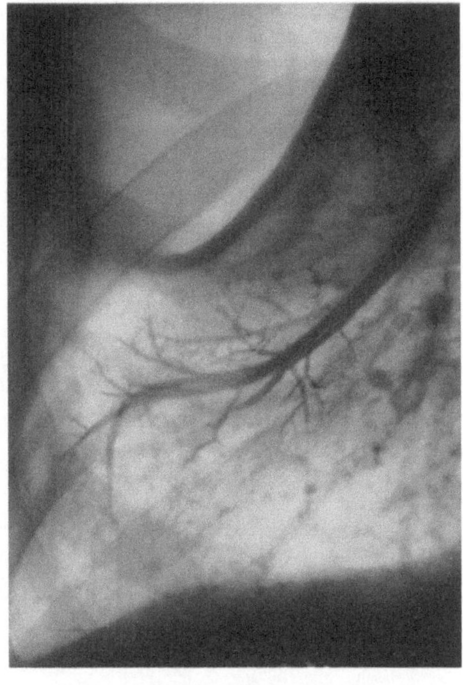

b

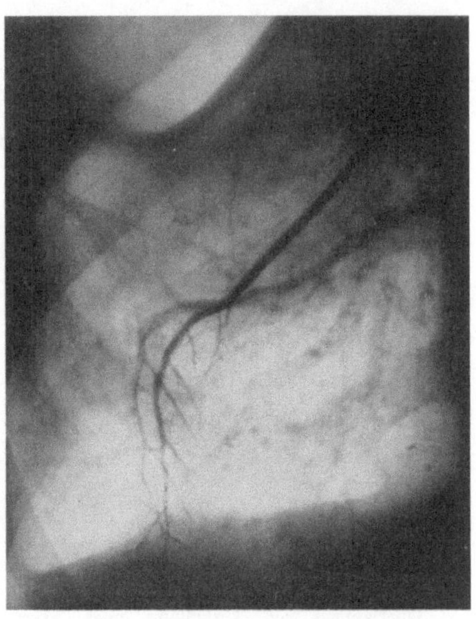

c

d

Abb. 66a—d. Kavernöser Zerfall im re. Oberlappen unter einem Empyem nach Pneumolyse. a Völlige Zerstörung des re. Oberlappens. b Mittellappen. c Latero-basales Segment S⁹ (mit starker Parenchymschädigung). d Antero-basales Segment S⁸ (mit starker Parenchymschädigung)

überhaupt verzichten. Die linke Lunge zeigte bei dem Kranken ebenfalls Streuherde. Außerdem ließen *die Lungenfunktionswerte* Bedenken gegen eine ausgedehnte Resektion aufkommen. VK: 2500 ml = 75% des Soll. AGW: 42,0 l = 64% des Soll. Atemstoß: 1200 ml. Tiffeneau-Test: 48% der VK. Apn. Pause: 24″/25″.

Man entschloß sich deshalb bei diesem Kranken zu einer Thorakoplastik der rechten Seite, um die Pneumolysenempyemhöhle endgültig zu beseitigen und den Kollaps der rechten Lunge dauerhaft zu gestalten, ohne die verminderten Atemreserven durch eine Resektion noch weiter zu belasten.

V. "Destroyed lobe" oder "destroyed lung"

Vollständig zerstörte Lungenlappen oder Lungenflügel bedeuten für den Kranken eine ständige Gefahr der Streuung oder der Schädigung parenchymatöser Organe durch die chronische Eiterung. Da der reduzierte Allgemeinzustand der Kranken eine Lungenresektion größeren Ausmaßes meist nicht zuläßt und da in der Regel Veränderungen auf beiden Lungenseiten bestehen, muß die Frage, welcher Lungenflügel zuerst operiert werden soll und in welchem Ausmaß die Lungenresektion vorgenommen werden soll, mit aller Sorgfalt geprüft werden.

Beispiel 22: Eugen Pf., Nr. 9310

Der 48 jährige Kranke wurde mit folgender Diagnose zur Überprüfung der Operationsmöglichkeit eingewiesen: Fakultativ offene, produktiv-cirrhotische Lungentuberkulose nach Abheilung einer seit 1931 bekannten Kaverne des linken Oberlappens, Pleuraschwarte und Mediastinalverziehung nach links, einzelne Streuherde im linken Unterlappen, dichte produktive Streuherde im rechten Oberlappen, basales Emphysem.

Die Schichtaufnahmen zeigten kavernenverdächtige, wabige Aufhellungen in der linken Spitze und multiple Streuherde in beiden Lungen.

Die funktionellen Werte ergaben keine Kontraindikation gegen eine Segment- oder Lappenresektion.

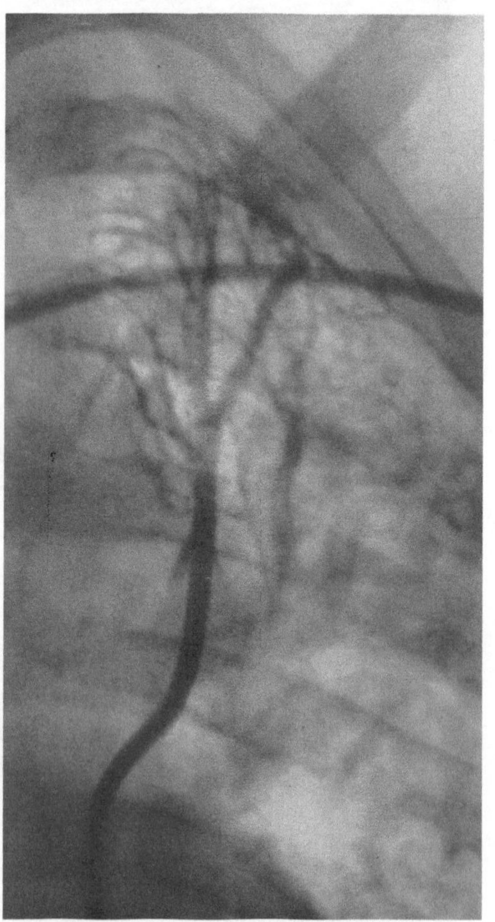

Abb. 67a. Völlige Zerstörung der Spitzensegmente des li. Oberlappens nach „Ausheilung" einer Kaverne

VK: 3750 ml = 92% des Soll. AGW: 72,0 l = 85% des Soll. Atemstoß: 2100 ml. Tiffeneau-Test: 62% der VK. Apn. Pause: 30″/20″. PaO$_2$: 76 mm Hg.

Die selektive Angiographie zeigte eine völlige indurative Umwandlung des Spitzengebietes unter einer Pleuraschwarte (Abb. 67 a). Bei der Durchleuchtung sah man im ganzen Oberlappenbereich eine wesentliche Verminderung der Kontrastmittelströmungsgeschwindigkeit als Zeichen einer ausgedehnten Parenchymschädigung. Trotz deutlicher Darstellung des venösen Rückstromes kam keine Capillarfüllung zustande. Auch die Lingula (Abb. 67 b) ließ

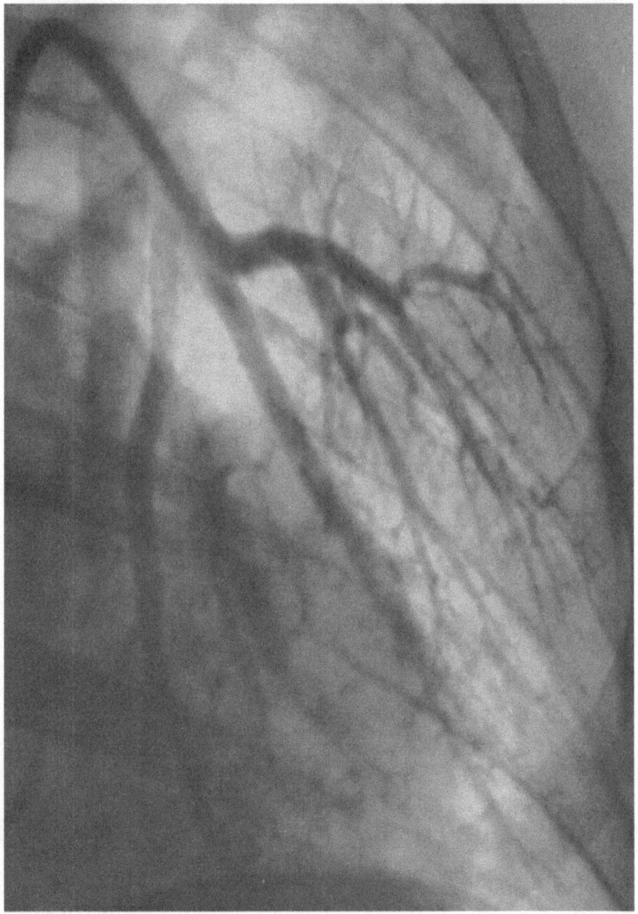

Abb. 67 b. Erhebliche Rarefizierung im Bereich der Lingula als Zeichen der Streuung

schwere Veränderungen durch eine bronchogene Streuung erkennen: Die spärlich vorhandenen Seitenästchen der beiden Lingulaarterien ragen starr und nach basal verzogen in das Parenchym hinein, ihre Abgangswinkel waren z. T. vergrößert. Der Unterlappen (Abb. 67 c) war relativ gut erhalten. Er zeigte aber die für ein Emphysem bezeichnende Spreizung der kleinen Gefäßabgänge.

Man hätte also auf Grund des angiographischen Befundes bei der Operation den ganzen linken Oberlappen entfernen müssen. Dies ließ sich jedoch mit Rücksicht auf die ausgedehnte Streuung in der rechten Lunge nicht verantworten. Der Kranke wurde deshalb zu konservativer Weiterbehandlung in die Ausgangsheilstätte zurückverlegt.

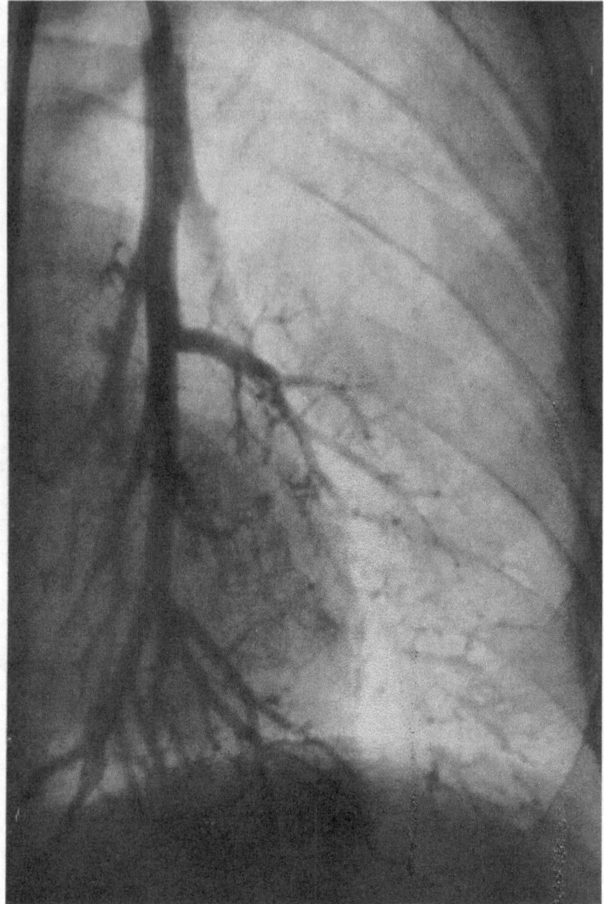

Abb. 67c. Emphysematöse Spreizung der kleinen Gefäßäste im linken Unterlappen

VI. Die spezifische oder unspezifische Empyemresthöhle

Bei der Indikationsstellung zur operativen Behandlung spezifischer oder unspezifischer Empyemresthöhlen sind folgende Fragen zu beantworten: Soll man den Empyemhöhlensack durch eine Dekortikation in der Erwartung beseitigen, daß sich die Kollapslunge wieder vollständig ausdehnt und ihre Funktion wenigstens zum größten Teil wieder aufnimmt? Soll man Teile der Kollapslunge gleichzeitig mitentfernen, da sie funktionell wertlos sind und als Sitz von chronischen Eiterherden, von inneren Fisteln oder spezifischen Veränderungen für den Kranken eine ständige Gefahr bilden? Muß man eine Pleuro-Pneumonektomie ausführen oder soll man, um zu versuchen, durch den dauerhaften Kollaps die Empyemresthöhle zu beseitigen, eine Thorakoplastik vornehmen?

Die ideale Behandlungsmethode ist die Dekortikation mit völliger anatomischer und funktioneller Wiederherstellung der kollabierten Lunge. Auf die guten Ergebnisse der Dekortikation bei der Behandlung der spezifischen oder unspezifischen Empyemresthöhle wurde in den letzten Jahren häufig hingewiesen (GORDON und WELLES 1949; WRIGHT, YEE, FILLEY und STRANAHAN 1949; ZUKSCHWERDT 1949; CARROLL, McCLEMENT, HIMMELSTEIN und COURNAND 1951; DURAU 1951; MONOD, GERMAIN und GAUCHY 1951; REHBEIN und GELBKE 1951; GRAFF 1951; DUMONT 1952; MATHEY 1952; ZUKSCHWERDT und ZETTEL 1952; ZENKER 1953; STRAHBERGER 1954; WERBER 1954; RINK 1954; BERCHTHOLD 1955; SAROT 1955; RUDSTRÖM 1956 u. a.).

Die Indikationsstellung zur Dekortikation setzt voraus, daß die spezifischen oder unspezifischen Veränderungen der kollabierten Lunge weitgehend abgeheilt sind und daß eine Reaktivierung oder Streuung nach der Wiederentfaltung mit hoher Wahrscheinlichkeit unmöglich ist. Die Frage, ob eine genügende Stabilisierung der Veränderungen, die zur Ausbildung der Empyemresthöhle geführt hatten, stattgefunden hat und ob der Kranke operationsfähig ist, muß unter Auswertung von Allgemeinzustand, Blutsenkung, Blutbild, Serumeiweißbild, Sputumuntersuchungen, lückenlos ausgeführten Vergleichsserien von Übersichts- und Schichtaufnahmen und auf Grund der funktionellen Untersuchungen der Lunge entschieden werden. Außerdem ist das Bestehen von Bronchiektasen oder Bronchusstenosen durch Bronchoskopie und Bronchographie auszuschließen, da diese Veränderungen den Erfolg der Dekortikation vereiteln, wenn sie bei der präoperativen Diagnostik übersehen werden. Man darf eine erhebliche Besserung der Lungenfunktion von der Dekortikation erwarten, wenn die zugrunde liegende Parenchymerkrankung nicht sehr ausgedehnt war und wenn der Lungenkollaps nicht jahrelang bestand. CARROLL, McCLEMENT, HIMMELSTEIN und COURNAND befaßten sich 1951 anhand von 9 Kranken mit spezifischen und unspezifischen Empyemresthöhlen, die sie nach der Dekortikation hinsichtlich ihrer Funktion untersuchten, mit der Frage der *funktionellen Wirksamkeit* dieser Operation. Die Ergebnisse zeigen eindeutig, daß die Besserung der Lungenfunktion nach der Dekortikation um so geringer ist, je schwerer und ausgedehnter der zugrunde liegende Parenchymprozeß war und je länger das Lungengewebe kollabiert war, da sich die Pleurafibrose mit der Zeit entlang der lobulären Septen in das Parenchym fortpflanzt und so die Wiederausdehnung der Lunge behindert. Außerdem muß man im Laufe der Jahre mit einem zunehmenden Ersatz der Alveolen durch Bindegewebe und reaktiven Veränderungen der Gefäße unter dem Kollaps rechnen. *Selbst wenn es gelingt, die Lunge durch Dekortikation in einem solchen Falle wieder zur Entfaltung zu bringen, so ist damit für die Funktion noch nichts gewonnen,* da die Lunge nicht mehr imstande ist, das Blut genügend zu arterialisieren.

Bei der Wahl des Operationsverfahrens und der Entscheidung der Frage, wie weit eine mit der Dekortikation gleichzeitig vorzunehmende Teilresektion der Lunge reichen soll, hat sich die selektive Angiographie bewährt. BOLT und RINK haben in verschiedenen Arbeiten auf die Bedeutung der Methode in diesem Zusammenhang hingewiesen, insbesondere soll an das eingehende Referat von RINK (1954) über die operative Behandlung der spezifischen Empyemresthöhle erinnert werden. Die Lungenangiographie hat sich ebenso wie auch bei anderen Fragestellungen in den Rahmen der übrigen klinischen und röntgenologischen Untersuchungen einzufügen. *Ihr besonderer Wert beruht auf der Tatsache, daß sie erlaubt, die Parenchymveränderungen in jedem einzelnen Segment genau zu analysieren, d. h. aus den Veränderungen der Gefäße auf den pathologisch-anatomischen und funktionellen Zustand*

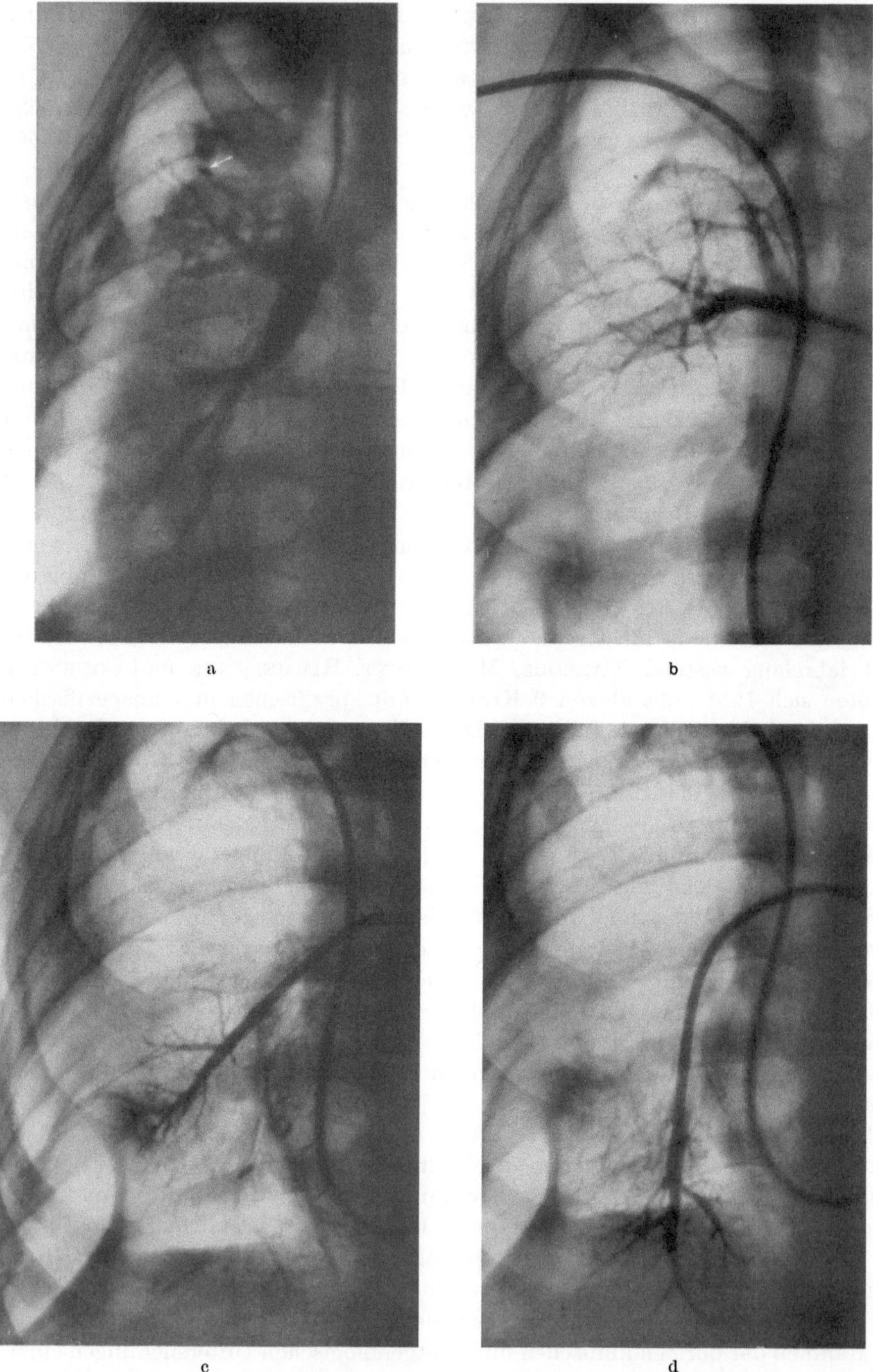

Abb. 68a—d. Unspezifische Empyemresthöhle mit innerer Fistel in S^{1+2} re. a Bronchographische Darstellung der inneren Fistel (→). b Angiogramm des re. Oberlappens: S^{1+2} ist zerstört, S^3 durch Streuung stark geschädigt. c Der re. Mittellappen ist durch Pleuraschwarte und Lungenkollaps verzogen, aber noch relativ gut erhalten. d Die Gefäße der basalen Segmentgruppe des re. Unterlappens zeigen ebenfalls eine deutliche Rarefizierung

*des Lungenparenchyms und damit auf den von der Dekortikation zu erwartenden
funktionellen Erfolg viel genauer zu schließen, als es bisher auf Grund der üblichen
Funktionsprüfungen und Röntgenuntersuchungen allein möglich war. Zeigt das Angiogramm eine hochgradige Schädigung des Parenchyms, so muß man sich zu einer Teilresektion der Lunge oder zu einer Pleuro-Pneumonektomie entschließen, wenn die
kontralaterale Lunge für einen so ausgedehnten Eingriff genügend belastungsfähig
erscheint. Auch die andere Lunge ist dann angiographisch zu kontrollieren.*

Im allgemeinen muß man mit einer ausgedehnten Fibrose des Lungengewebes
und starken Gefäßveränderungen rechnen, wenn der Kollaps mehrere Jahre bestanden hat. Ob eine Dekortikation in funktioneller Hinsicht berechtigt ist, muß deshalb im Einzelfall mit Hilfe der Angiographie entschieden werden.

Besteht der Verdacht auf das Vorliegen einer inneren Fistel, so muß man sie
bronchographisch lokalisieren. Die Bronchographie führen wir dann in der Regel
in Allgemeinbetäubung aus. Man muß sich zur Resektion des die innere Fistel
tragenden Lungensegmentes gleichzeitig mit der Dekortikation entschließen oder
notfalls eine Thorakoplastik ausführen.

Beispiel 23: Willi Gsch., Nr. 3/2386/55

Ein 54jähriger, körperlich sehr reduzierter Kranker wurde mit einer seit
3 Jahren bestehenden unspezifischen Empyemresthöhle rechts mit innerer Fistel
nach chronischem Lungenabsceß im Oberlappen aufgenommen. Die Frage war zu
entscheiden, ob eine Dekortikation mit Resektion des die Fistel tragenden Lungensegmentes, eine Pleuro-Pneumonektomie oder eine Thorakoplastik ausgeführt
werden sollte. Die Durchleuchtung, die pa. und seitlichen Übersichtsaufnahmen
und die a.p. Schichtaufnahmen ergaben im Zusammenhang mit den klinischen
Befunden keinen Anhalt mehr für einen Zerfall im kollabierten Lungengewebe.
Tuberkelbacillen konnten nie nachgewiesen werden. Die Empyemresthöhle reichte
vom Zwerchfell bis in die Thoraxkuppel. Die klinisch diagnostizierte innere Fistel
ließ sich durch die Bronchographie in Narkose (Abb. 68a) im Bereich der apiko-
posterioren Segmentgruppe S^{1+2} lokalisieren (Pfeil). Die Lungenfunktionsprüfungen ergaben eine starke Einbuße der Funktion:

VK: 1270 ml = 37% des Soll. AGW: 61,4 l = 76% des Soll. Apn. Pause:
19″/18″, PaO$_2$: 65 mm Hg.

Die selektive Angiographie zeigte eine erhebliche Rarefizierung der Gefäße im Bereich des
Oberlappens, vor allem in dem fast völlig zerstörten S^{1+2}, wo früher ein Absceß bestand und
nun die innere Fistel zu lokalisieren war (Abb. 68b). In dem stark verzogenen Mittellappen
(Abb. 68c) und im Bereich der basalen Segmentgruppe des Unterlappens (Abb. 68d) waren die
Gefäße besser erhalten. Man sah zwar noch eine ausreichende Gefäßaufzweigung in dem erheblich verschwarteten Lungenparenchym, doch ließ die auch hier bestehende Rarefizierung des
Gefäßsystems auf eine ausgedehnte Streuung und bindegewebige Induration des Parenchyms
schließen, so daß von einer Dekortikation kein entscheidender Erfolg mehr zu erwarten war.
Außerdem hätte man das die Fistel tragende apiko-posteriore Segment S^{1+2} resezieren müssen,
wenn man sich zu einer Dekortikation entschlossen hätte. Da die Werte der Lungenfunktionsprüfungen hinsichtlich eines größeren Eingriffes, wie ihn die Dekortikation mit einer Teilresektion der Lunge darstellt, an der unteren Grenze der Operationsmöglichkeit lagen, entschloß man sich zu einer Thorakoplastik. Die Empyemresthöhle ließ sich durch den völligen
Kollaps der rechten Thoraxwand zur Vernarbung bringen.

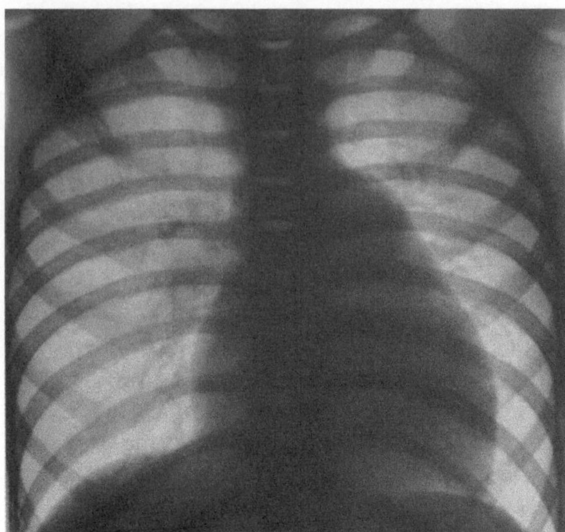

Abb. 69a—c. Thrombose der A. pulmonalis

Abb. 69a. Thoraxübersichtsaufnahme: Vergrößerung des Herzens, vorspringendes Pulmonalissegment, helle Lungenfelder

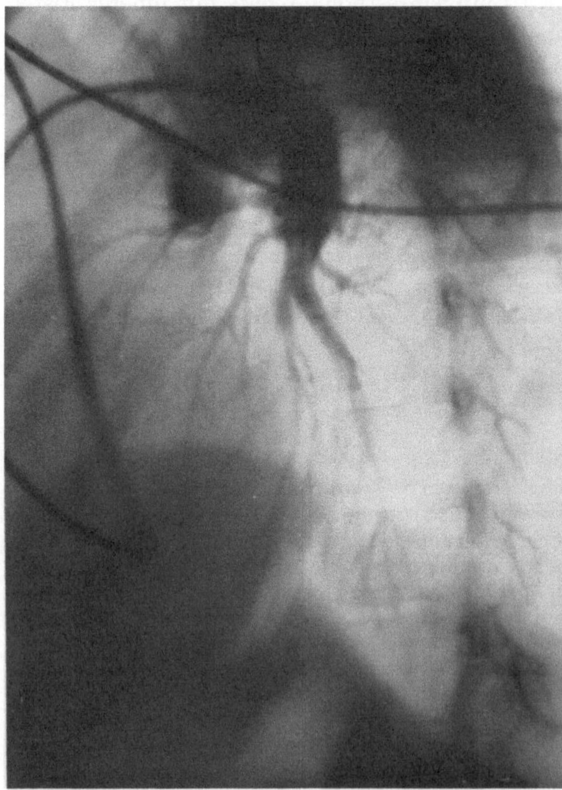

Abb. 69b. Darstellung der Pulmonalisgabel (halbschräg). Verschluß des re. Lungenarterienastes, Defekt der Wandkontur des li. Lungenarterienastes, Engstellung der peripheren Gefäßäste

L. Veränderungen der Lungengefäße

I. Die Thrombose der A. pulmonalis

Über die Thrombose der Lungenarterie berichteten u. a. Møller (1922); Means und Mallory (1931); Levy, Mayer und Jobard (1950); Dimond und Jones (1954); Barnard (1954); Magidson und Jakobson (1955); Laufer und Gray (1956).

Wir beobachteten folgenden Fall: Ingrid St., 11 Jahre alt.

Anamnese. Als Kleinkind Masern, Scharlach, Diphtherie, Keuchhusten, Mumps, Grippe und mehrfache Anginen. Im Februar 1957 Windpocken mit Recurrensparese. Seit dem Sommer 1956 traten öfter Anfälle von Cyanose mit Luftnot beim Treppensteigen auf, die Gehstrecke war auf 100 m reduziert.

Befund bei der Aufnahme. 11jähriges Mädchen in reduziertem Allgemeinzustand, deutliche Cyanose, Ödem beider Beine.

Thoraxorgane: Herzbuckel, deutlich sichtbare Pulsationen über dem Herzen. Verbreiterung des Herzens hauptsächlich nach links (Abb. 69a), Schwirren über der Herzbasis. RR 110/80 mm Hg. Kein Zeichen für eine Lungenstauung, Leber um 2 Querfingerbreite vergrößert.

Klinische Befunde. BSG 1/3 mm; Hb: 110%, Erythrocyten: 4,8 Mill., Leukocyten: 11800, Hämatokrit: 47%. Das EKG zeigte einen pathologischen Rechtstyp mit starker Ablenkung des Vektors nach rechts.

Herzkatheteruntersuchung. Druck im re. Vorhof: 27/16 mm Hg, im re. Ventrikel: 117/25 mm Hg, in der Lungenarterie: 115/85 mm Hg. Es bestand also ein pulmonaler Hochdruck. In den verschiedenen Abschnitten des re. Herzens, der oberen und unteren Hohlvene und der Lungenarterie ergab sich kein signifikanter Unterschied der O_2-Sättigung. Die Seitenäste der Lungenarterie konnten nicht sondiert werden.

Lungenangiographie. Nach der Injektion von wenigen ml Kontrastmittel durch den Katheter stellten sich die Pulmonalisgabel und der li. Hauptast der Lungenarterie dar (Abb. 69b). Der re. Hauptast der Lungenarterie war verschlossen. Am Abgang des li. Hauptastes sah man eine unregelmäßig begrenzte Konturaussparung, die in das Aufzweigungsgebiet der Lappenäste hineinreichte. Die peripheren Äste der Lungenarterie li. waren eng gestellt. Der Kontrastmitteldurchfluß durch die li. Lunge war stark verlangsamt.

Das Kind wurde dann unter der Diagnose: Primäre Pulmonalsklerose mit pulmonalem Hochdruck nach Hause entlassen. Zu Hause wurde eine Behandlung mit Akupunktur durchgeführt. Daran anschließend entwickelten sich septische Temperaturen, das Kind verstarb unter dem Zeichen des Herzversagens.

Autopsie (Dr. HENSCHEL, Pathol. Institut der Universität Marburg/L. Direktor: Prof. Dr. LINZBACH):

Massive, nicht mehr ganz frische Thrombose der Pulmonalisgabel mit hochgradiger Einengung des Hauptstammes, fast vollständige Obliteration des re. Astes der Lungenarterie, beginnende zentrale Erweichung und Organisation des thrombotischen Materiales. Hyperthrophie und Dilatation des re. Ventrikels. Stauungsumbau der Leber, Stauungsergüsse in beiden Pleurahöhlen. Histologisch waren die kleinen und mittleren Lungenarterien unverändert. Kein Hinweis für eine Pulmonalsklerose. Schnitte durch die Wand des re. Ventrikels ergaben eine ältere wandständige Thrombose.

II. Die Lungenagenesie

Das kongenitale Fehlen einer Lunge beruht auf einer Entwicklungshemmung im frühen Embryonalstadium. Es kommen alle Übergangsformen vom vollständigen Fehlen einer oder beider Lungen bis zur unvollständigen Entwicklung einer Lunge vor. Die meisten Autoren folgen der Einteilung von SCHNEIDER im Handbuch der Morphologie der Mißbildungen des Menschen und der Tiere von SCHWALBE (1912):

Typ I (Agenesie): Vollständiges Fehlen des Hauptbronchus und des Lungengewebes.
Typ II (Aplasie): Rudimentärer Hauptbronchus ohne umgebendes Lungengewebe.
Typ III (Hypoplasie): Rudimentärer Hauptbronchus mit mehr oder weniger vollständiger Entwicklung des Lungengewebes.

Die gründlichste Übersicht über das Weltschrifttum stammt von OYAMADA, GASUL und HOLINGER (1953). Sie fanden 4 Fälle von kongenitalem Fehlen beider

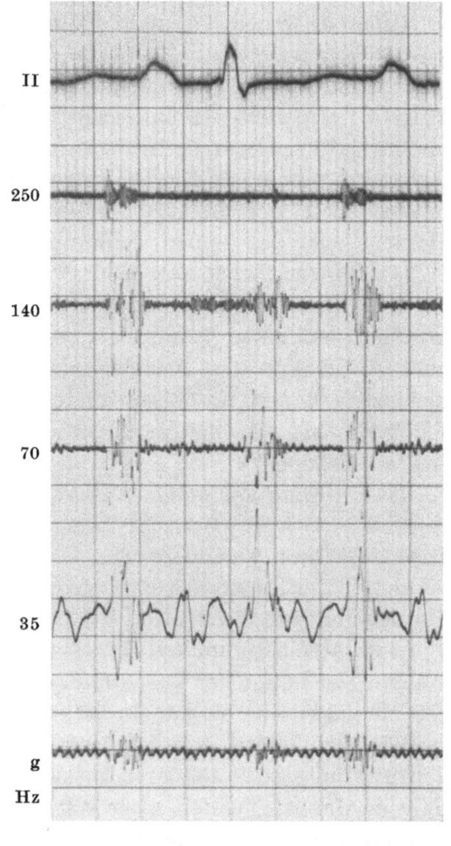

Abb. 69c, Phonokardiogramm über der Pulmonalisregion: Gespaltener erster Herzton, sehr lauter und gespaltener zweiter Herzton, Summationsgalopp

Lungen, 73 Fälle von unilateraler Agenesie und 38 Fälle von ein- oder doppelseitiger Lungenhypoplasie. Bei weiteren 21 Fällen wurde die Beschreibung entweder als unvollständig oder als nicht genügend beweisend erachtet. Inzwischen wurden weitere Fälle mitgeteilt (STEINBERG, DOTTER, LUKAS 1953; MAIER 1954; WYMAN 1954; FLYNN, SIEBENS und WILLIAMS 1954; ALEXANDER 1955; BOYDEN 1955). STEINBERG (1958) zeigte die röntgenologische Darstellung der Anomalie durch Angiokardiographie.

Offenbar findet sich keine Bevorzugung des männlichen oder weiblichen Geschlechtes oder einer Lungenseite. Die Anomalie wird in jedem Lebensalter beobachtet. Eine in der Zusammenstellung von OYAMADA, GASUL und HOLINGER (1953) zitierte Frau wurde 72 Jahre alt, bis die Agenesie festgestellt wurde. Wenn nicht andere schwerwiegende Mißbildungen vorliegen, ist die Anomalie also mit dem Leben gut vereinbar. Die Diagnose wurde während des Lebens bisher nur in etwa einem Drittel der Fälle gestellt. Meist liegen gleichzeitig angeborene Fehler des Herzens oder der großen Gefäße vor, wobei die Fallotsche Tetralogie überwiegt (EMANUEL und PATTINSON 1956; NADAS, ROSENBAUM, WITTENBORG und RUDOLPH 1953; McKIM und WIGGLESWORTH 1954). Relativ häufig finden sich auch Kombinationen mit einer Isthmusstenose der Aorta, offenem Ductus arteriosus Botalli oder Rechtslage des Aortenbogens. Ein Kranker von STEINBERG (1958) hatte gleichzeitig einen Vorhofseptumdefekt, ein weiterer Kranker einen Eisenmenger-Komplex, bei dem dritten Kranken entsprang die rechte Lungenarterie aus der Aorta ascendens.

Das isolierte Fehlen eines Pulmonalishauptastes bleibt in der Regel symptomlos. Ist eine hypoplastische Lunge vorhanden, so kann das Parenchym durch Bronchiektasen verändert sein. Das Bronchialsystem der hypoplastischen Lunge ist aber in der Regel relativ gut ausgebildet, das Parenchym wird von vergrößerten Bronchialarterien versorgt, die sich angiokardiographisch nachweisen lassen. Trachea, Mediastinum und Herz sind verlagert, es kann eine Mediastinalhernie entstehen. Die Lunge der kontralateralen Seite ist überdehnt und stark vascularisiert. Die Mediastinalhernie kann aber auch fehlen, das Herz kann fast in Mittelstellung stehen, eine Thoraxseite ist dann durch Bindegewebe ausgefüllt. Bei der Beobachtung einseitiger, unklarer Totalverschattungen einer Thoraxseite soll man deshalb an die Möglichkeit einer solchen Anomalie denken, besonders wenn rezidivierende Infekte einer Lunge oder Bronchiektasen bestehen. Die Lungenfunktionsprüfungen (MADOFF, GAENSLER und STRIEDER 1952; STEINBERG, DOTTER und LUKAS 1953; FLYNN, SIEBENS und WILLIAMS 1954; SMART und PATTINSON 1956) und die Herzkatheterisierung (STEINBERG, DOTTER und LUKAS 1953; FLYNN, SIEBENS und WILLIAMS 1954) ergaben, daß Kranke mit einem isolierten Fehlen eines Astes der Lungenarterie nur geringe funktionelle Störungen haben. Vitalkapazität, Atemgrenzwert und die Werte der Blutgasanalyse waren in Ruhe normal. Die Bronchospirometrie zeigte einen beträchtlichen Unterschied im O_2-Aufnahmevermögen. Es war bei reiner O_2-Atmung in der Lunge mit fehlender Arterie praktisch gleich Null.

Wir beobachteten einen 28jährigen Mann mit Fehlen des linken Lungenarterienastes (Abb. 70). Der Kranke klagte über Atemnot und Herzbeschwerden. Die Übersichtsaufnahme des Thorax zeigte eine einseitige Verschattung mit völliger Verlagerung des Herzens und der Mediastinalorgane nach links. Die

Beschwerden waren durch eine beginnende Rechtsinsuffizienz des Herzens bei Lungenemphysem ausgelöst. Da eine chirurgische Behandlung nicht in Frage kam, wurde auf die Prüfung der Lungenfunktion verzichtet.

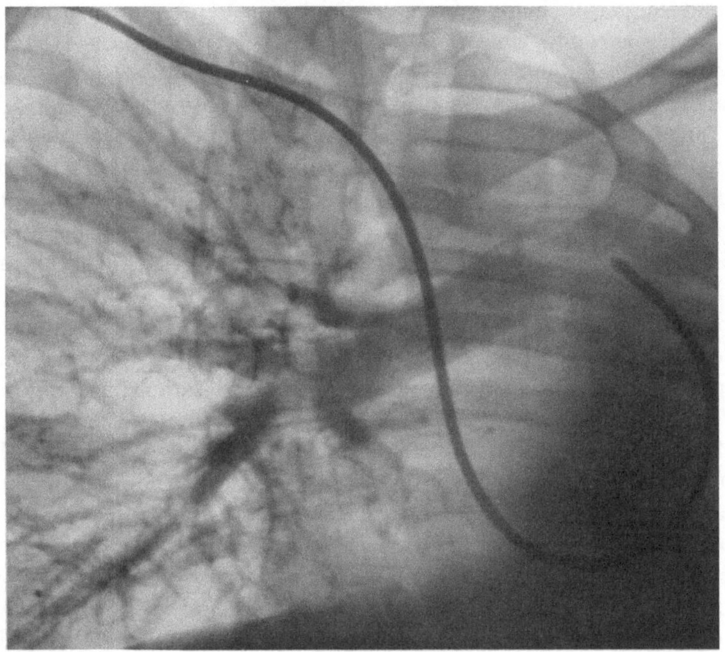

Abb. 70. Lungenagenesie links, Darstellung des einzigen Pulmonalisastes, Überdehnung der rechten Lunge

III. Das arterio-venöse Aneurysma der Lunge

Im Lungenkreislauf sind arterio-venöse Aneurysmen verhältnismäßig selten. So fanden GROSSE-BROCKHOFF, LOOGEN und VIETEN (1957) unter 1500 angeborenen Angiokardiopathien 9 kongenitale arterio-venöse Aneurysmen der Lunge. ADAMS, THORNTON und EICHELBERGER (1944) stellten den von ihnen geschilderten Krankheitsfall unter 240000 stationären Aufnahmen der Kliniken in Chicago innerhalb von 15 Jahren fest.

Den Pathologen ist das arterio-venöse Aneurysma der Lunge seit der Jahrhundertwende bekannt: 1897 gab der Engländer CHURTON die erste pathologisch-anatomische Beschreibung (DIENEMANN 1955). Genauere Berichte stammen von WILKENS (1918) und LANGE (1923). 1953 stellte MURI 79 Fälle aus der Weltliteratur zusammen. 1954 fand SCHIRMER schon 154 Fälle.

Die erste klinische Diagnose am Lebenden gelang SMITH und HORTON im Jahre 1939. Sie wiesen angiokardiopneumographisch nach, daß die Verschattung im rechten Unterlappen ihres Patienten durch eine Gefäßanomalie verursacht war. Schon 1942 konnten HEPBURN und DAUPHINEE über einen durch Lungenresektion geheilten Fall berichten: Ein 23jähriges Mädchen hatte seit Jahren zunehmende Cyanose, Trommelschlegelfinger und Polyglobulie. Im Röntgenbild fand sich eine Verschattung im rechten Mittel- und Unterlappen. Ein Jahr nach

der rechtsseitigen Pneumonektomie (SHENSTONE 1942) waren Trommelschlegelfinger und Polyglobulie verschwunden, der Kranken ging es gut. Ein 22jähriger
Patient von GOLDMAN (1943) wurde durch linksseitige Pneumonektomie geheilt.
1944 erschienen 3 Berichte über erfolgreiche Resektionen: Der Kranke von JANES
hatte Veränderungen in beiden Lungen, die durch 2 Operationen (lokale Resektionen) entfernt wurden. ADAMS, THORNTON und EICHELBERGER (1944) führten
eine linksseitige Pneumonektomie aus, da sich die arterio-venösen Aneurysmen
über beide Lappen erstreckten. Sie objektivierten die prompte Besserung des klinischen Befundes durch Messungen der Sauerstoffspannung im arteriellen Blut vor
und nach der Operation. In den folgenden Jahren zeigte es sich, daß man in vielen
Fällen mit Lungenteilresektionen auskommen kann: BARNES, FATTI und PRYCE
(1948) berichteten über 2 Kranke, die durch Resektion des linken Oberlappens bzw.
des rechten Mittel- und Unterlappens geheilt wurden. Auch DUISENBERG und
ARISMENDI (1949) beseitigten eine arterio-venöse Fistel des rechten Unterlappens,
die angiopneumographisch dargestellt worden war, durch Lobektomie. Sie wiesen
auf die Bedeutung der Serienaufnahmen hin, da man vor der Operation sicher
wissen muß, ob in anderen Lungenteilen nicht noch weitere arterio-venöse Shunts
bestehen. Auch BISGARD (1946), BEIERWALTES und BYRON (1947), LAWRENCE und
RUMEL (1950) führten Lappenresektionen aus. Der Kranke von MAIER, HIMMEL-
STEIN, RILEY und BUNIN (1948) bekam eine infektiöse Endokarditis und End-
angiitis der arterio-venösen Fistel, die durch Penicillin und Resektion des rechten
Unterlappens geheilt werden konnte. Dieser Fall ist sehr gut untersucht: Der
Aneurysmasack umfaßte 150 ml Flüssigkeit. Er förderte etwa 58% des Gesamtblutdurchflusses der Lungen! Die Sauerstoffsättigung betrug vor der Operation
74% in Ruhe, 59% bei Belastung, der Hämatokritwert betrug 70%, die Erythro-
cytenzahl 6,9 Mill. Schon im Verlaufe von 4 Tagen nach der Lobektomie kehrten
die Werte zur Norm zurück. Die Autoren empfehlen bei allen Kranken, die klinisch
den Verdacht auf das Vorliegen einer arterio-venösen Kurzschlußverbindung
erwecken, die Angiographie, da sie kleinere, auf den Übersichtsaufnahmen schwer
erkennbare Fisteln aufdecken kann.

Pathologisch-anatomisch handelt es sich um eine arterio-venöse Kurzschlußverbindung mit einer erweiterten zuführenden Arterie und einer ebenfalls erweiterten abführenden Vene, die durch einen sackartigen Gefäßteil oder durch verschieden stark gekammerte Hohlräume ineinander übergehen. Der erhöhte Innendruck
und im Laufe der Zeit sich entwickelnde Wandveränderungen führen zu einer Aus-
weitung des Sackes. Die Wand dieses Sackes kann sehr dünn werden, so daß die
Ruptur mit tödlicher Blutung droht (BROWER 1936; RODES 1938). Bei einem Kranken von ALEXANDER (1945) führte eine durch die Polyglobulie verursachte Coronar-
thrombose zum Tode. Die Anomalie kann aus solitären oder multiplen arterio-
venösen Fisteln, hämangiomartigen Bildungen oder einer Kombination von Tele-
angiektasen, Hämangiomen und direkter arterio-venöser Verbindung bestehen. Wie
SCHIRMER (1954) mit Recht hervorhebt, ist die allgemein eingebürgerte Bezeichnung „arterio-venöses Aneurysma" nicht ganz korrekt. Der von GIAMPALMO vor-
geschlagene Ausdruck „arterio-venöse hypoxämisierende Lungenangiomatose"
kennzeichnet die Erkrankung besser. Die Bezeichnung „arterio-venöse Fistel"
eignet sich mehr für erworbene, traumatisch bedingte arterio-venöse Kurzschlüsse,
von denen GROSSE-BROCKHOFF, LOOGEN und VIETEN (1957) einen Fall mitgeteilt

haben. Streng zu trennen sind davon die echten Aneurysmen der Lungenarterie, die hauptsächlich am Stamm und den Hauptästen lokalisiert und am häufigsten arteriosklerotisch, mykotisch, luetisch oder traumatisch bedingt sind. Zwischen der arterio-venösen Lungenangiomatose und der sog. Teleangiectasia haemorrhagica hereditaria (OSLER) bestehen enge Beziehungen. Fast die Hälfte aller in der Literatur mitgeteilten Fälle von arterio-venöser Lungenangiomatose hatte Erscheinungen der Oslerschen Krankheit auch in anderen Teilen des Körpers, so daß die Lungengefäßveränderungen vielfach als Teilerscheinung der Oslerschen Krankheit aufgefaßt werden. Oft finden sich auch Hinweise in der Familienanamnese.

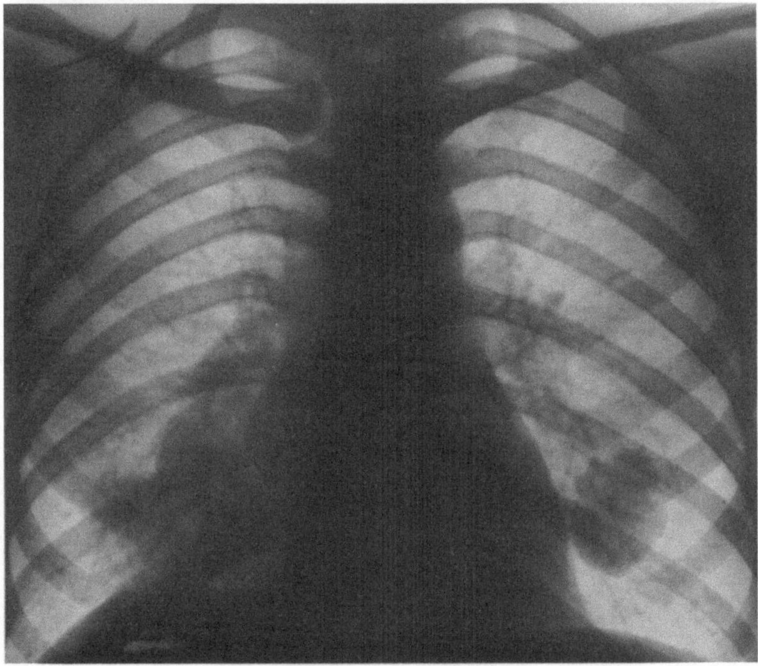

Abb. 71a—e. Doppelseitiges arterio-venöses Aneurysma der Lunge
Abb. 71a. Thoraxübersichtsaufnahme: Große Gefäßschatten in beiden Unterfeldern

Die wichtigsten klinischen Symptome sind eine mäßige bis starke Cyanose mit Polycythämie, Trommelschlegelfinger und -zehen, ein systolisches und diastolisches Geräusch über dem betroffenen Lungenteil, solitäre oder multiple periphere Rundschatten im Röntgenbild und leicht bis mäßig ausgeprägte Vergrößerungen des linken und rechten Herzens infolge des erhöhten Blutdurchflusses. Die unregelmäßigen Verschattungen der Lunge im Röntgenbild und die verminderte Leistungsfähigkeit des Kranken lassen oft zunächst eine Tuberkulose vermuten, wenn die Cyanose nicht im Vordergrund des Krankheitsbildes steht. Nicht alle charakteristischen Symptome brauchen gleichzeitig ausgebildet zu sein. Der Rechts-Links-Shunt kann zu einer respiratorischen Insuffizienz führen. Zu den ausgesprochenen Frühsymptomen ist auch die durch Hypoxämie ausgelöste Polyglobulie zu rechnen, die zu Thrombosen, Infarkten und cerebro-vasculären Insulten Anlaß gibt. Die vermehrte Blutungsneigung kann eine Anämie erheblichen Grades auslösen.

BROBECK (1948), SCHLUDERMANN (1952) und DIENEMANN (1955) haben über
die röntgenologische Diagnostik berichtet. Es finden sich mehr oder weniger poly-
cyclisch und scharf begrenzte Schatten, meist in der Lungenperipherie. Der Nach-

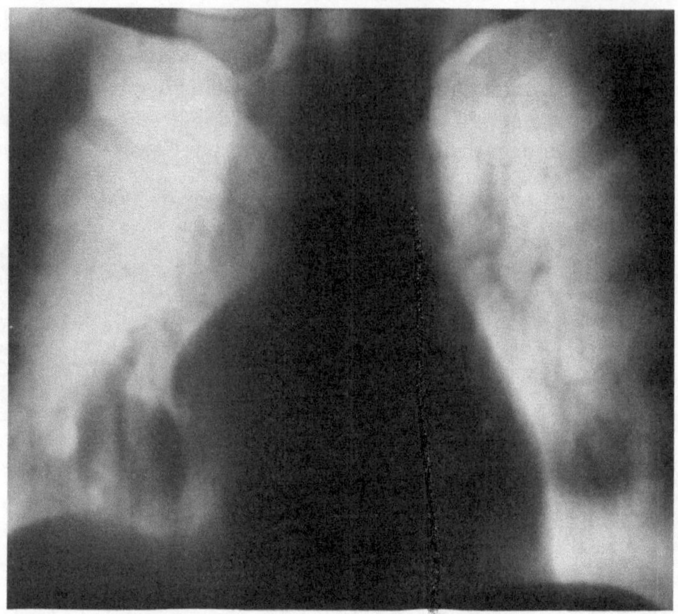

Abb. 71 b. Schichtaufnahme mit Darstellung der Gefäßverbindungen zum Hilus

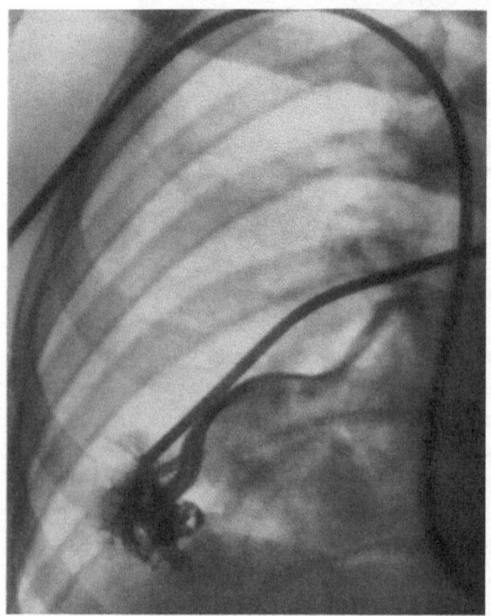

Abb. 71 c. Darstellung vieler kleiner arterio-venöser
Verbindungen in der Lungenperipherie neben dem großen
Gefäßsack im rechten Mittellappen

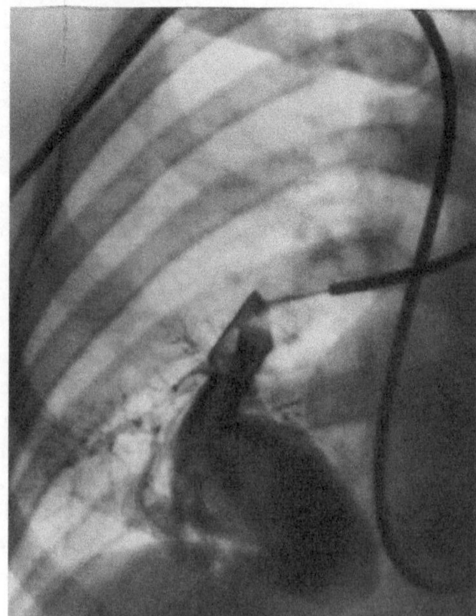

Abb. 71 d. Selektive Darstellung des großen arterio-
venösen Aneurysmasackes im rechten Mittellappen (p.a.)

weis von Gefäßpulsationen im Kymogramm sichert die Diagnose. Tomographisch gelingt es oft, die Verbindung des fraglichen Schattengebildes mit dem Gefäßsystem der Lungenwurzel nachzuweisen.

Oft sind mehrere Gefäße an der Versorgung des Shuntes beteiligt.

Es sollen die Bilder eines Patienten mit einer doppelseitigen arterio-venösen Lungenangiomatose demonstriert werden, die wir selektiv angiographisch dargestellt haben (Abb. 71a—e). Der Vater und mehrere Geschwister haben Symptome einer Oslerschen Erkrankung. Der erst 25jährige Kranke zeigte seit einem halben Jahr vor der Einweisung Dekompensationserscheinungen des Herzens. Die beiderseitigen Lungenveränderungen hatten im Laufe der letzten 6 Jahre deutlich an Größe zugenommen. Bei der Durchleuchtung war ein birnengroßer pulsierender Gefäßschatten im rechten Unterfeld, ein kleinapfelgroßer pulsierender Gefäßschatten im linken Unterfeld mit deutlicher Verbindung zu den Hili erkennbar. Kymographisch ließen sich gefäßsynchrone Pulsationen nachweisen. Die Schichtaufnahmen (Abb. 71b) zeigten ebenfalls Gefäßverbindungen zum Hilus beiderseits. Die Operation wurde zunächst auf der rechten Seite durchgeführt, man

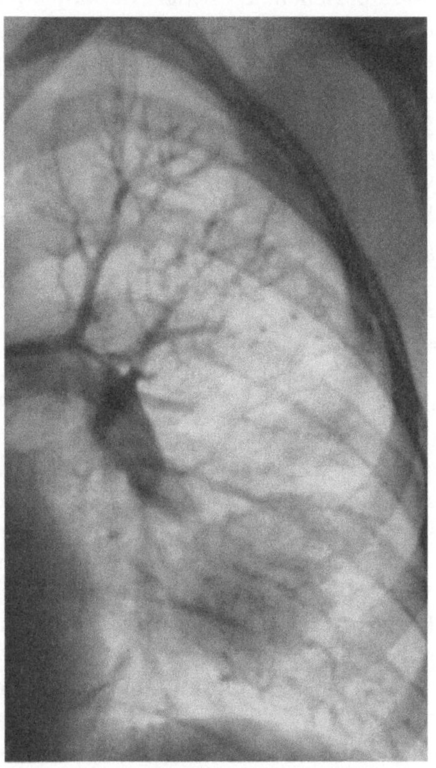

Abb. 71e. Angiographie der linken Lunge. Der Gefäßsack liegt im Bereich der Lingula

fand den großen Gefäßsack im Bereiche des rechten Mittellappens. Schon in den ersten Tagen nach der Resektion des rechten Mittellappens war die Cyanose praktisch verschwunden.

M. Druckmessungen im kleinen Kreislauf und elektrokardiographische Befunde

Der kleine Kreislauf gehört zum sog. Niederdrucksystem, das durch eine besondere Weitbarkeit gekennzeichnet ist. Das Lungengefäßsystem ist also imstande, große Volumina ohne stärkere Druckänderungen aufzunehmen. Selbst eine Steigerung des Durchflußvolumens um das Zwei- bis Dreifache verursacht bei normalem Lungengefäßzustand keine Drucksteigerung in der Pulmonalarterie. Diese Eigentümlichkeit beruht zu einem Teil auf der Tatsache, daß druckpassiv Reservecapillaren im Lungenkreislauf geöffnet werden, wenn ein größeres Volumen vom rechten Ventrikel ausgeworfen wird. Tatsächlich beobachtete Drucksteigerungen lassen sich also, wenn es sich nicht um ungewöhnlich große Shunt-Volumina auf Grund angeborener Herzfehler mit Strömungsrichtung von links nach rechts oder um druckpassive Steigerungen bei Erhöhung des linken Vorhofdrucks handelt, auf eine Erhöhung des Gefäßwiderstandes im arteriellen Schenkel des Lungenkreislaufs beziehen. Es bedarf dabei jedoch ausgeprägter anatomischer oder vielleicht auch funktioneller Verengerungen im Gebiet der Lungenarteriolen oder ausgedehnter Verödungen von Gefäßen im Capillar- und Präcapillarbereich, um Drucksteigerungen zu erzeugen. Eine Pneumonektomie verursacht unter Ruhebedingungen bei normalem Minutenvolumen keine Drucksteigerung. Am häufigsten sind die Voraussetzungen zur Drucksteigerung in der Lungenschlagader beim universellen Emphysem erfüllt. Hier wirken Gefäßverödung und möglicherweise auch funktionelle Engstellung infolge alveolärer Hypoxie und Hyperkapnie drucksteigernd. Ein höherer Pulmonalarteriendruck bewirkt andererseits über eine langsam einsetzende Gefäßsklerosierung eine Progredienz der Belastung des rechten Herzens, so daß sich über eine Rechtshypertrophie schließlich das Bild eines chronischen Cor pulmonale im engeren Sinn einstellen kann.

Drucksteigerungen dieses Ausmaßes kommen bei tuberkulösen Erkrankungen der Lunge, chronischer Pneumonie, Bronchiektasen, Lungentumoren und Abszedierungen der Lunge nur in Ausnahmefällen vor, d. h. besonders dann, wenn zusätzlich mehr oder weniger ausgeprägte Emphysembilder bestehen. Unter den verschiedenen Formen der Tuberkulose sind die chronisch-cirrhotischen doppelseitigen Prozesse gelegentlich mit einem Cor pulmonale verbunden, besonders dann, wenn ein stärkeres kompensatorisches Emphysem gleichzeitig besteht. Die Miliartuberkulose kann infolge ausgedehnter, wenn auch räumlich begrenzter, Emphysemzonen in Form des perifokalen Emphysems zu einem subakuten Cor pulmonale führen. Von den übrigen Lungenerkrankungen beruht das Cor pulmonale bei der diffusen Carcinose auf einem analogen Mechanismus. Ausgedehnte Silikosen sind hinsichtlich der Pathogenese des chronischen Cor pulmonale einer ausgedehnten cirrhotischen Tuberkulose vergleichbar.

Die vorliegende Darstellung bezieht sich überwiegend auf operative Fälle, bei denen ein Vergleich der präoperativen angiographischen und postoperativen Füllungsbilder mit histologischen Befunden an den Gefäßen beabsichtigt war. Dabei sind Fälle mit ausgedehntem Emphysem, schwerer Silikose, fortgeschrittenen doppelseitigen cirrhotischen Tuberkulosen von vornherein ausgeschlossen, da sie für eine operative Behandlung nicht in Frage kamen. So überrascht es nicht, daß die Druckmessungen im rechten Herzen und in der Pulmonalarterie in der ganz überwiegenden Mehrzahl der Fälle Werte im Normalbereich ergaben. Nur 2% lagen über einem Mitteldruck der Pulmonalarterie von 30 mm Hg, der Höchstwert betrug 40 mm Hg, 6% aller Fälle lagen zwischen 26 und 30 mm Hg Mitteldruck. Wenn man die statistische Verteilung der mittleren Pulmonalisdrucke mit weiteren Mitteilungen aus der Literatur über Druckmessungen in der Pulmonalarterie vergleicht, so ist dieses Verhalten durchaus typisch. Auch unter Belastung ergab sich nur in 10% der Fälle ein geringer Druckanstieg. Die Erklärung für diese Tatsache liegt darin, daß bei den meist relativ jungen Patienten kein ausgeprägteres Emphysem vorliegt und die in der Umgebung des Herdes recht auffälligen Gefäßveränderungen quantitativ gegenüber den gesunden Lungenanteilen zurückstehen. Die Angaben der Literatur über die Häufigkeit des Cor pulmonale oder einer merklichen Rechtshypertrophie bei der Lungentuberkulose schwanken zwischen 4 und 75%. Sie beziehen sich in der Mehrzahl aber auf autoptische Befunde oder ausgedehnte doppelseitige Tuberkulosen, bei denen die Dauer des Krankheitsprozesses mit wechselnden Schüben von Infiltration und Fibrose schließlich zu ausgedehnten Gefäßverschlüssen mit Rückwirkung auf den Lungenkreislauf führt.

In der weit überwiegenden Mehrzahl der hier vorgelegten Befunde haben auch die elektrokardiographischen Symptome keinen Hinweis für eine auffällige Rechtsbelastung des Herzens gegeben. Als Kriterien einer Rechtshypertrophie lassen sich Rechtsablenkungen des Momentanvektors für R oder des Integralvektors für QRS, eine Vergrößerung des R in Ableitung V_1 bei Verkleinerung des S, eine Verspätung der Negativierung in V_1 und schließlich eine Vergrößerung des S in V_6 mit relativer Verkleinerung des R in der gleichen Ableitung verwerten. Eine Verminderung der Zeitdifferenz zwischen der endgültigen Negativierung in V_6 und der Negativierungsbewegung in V_1 auf unter 0,008 sec ist gleichfalls im Sinne einer Rechtsbelastung verwertbar. Unter 100 Fällen, in denen Druckmessungen gleichzeitig vorlagen, ließen sich nur 5mal ein Rechtstypus mit einem Winkel alpha für den QRS-Integralvektor von über 90 Grad nachweisen. 33mal bestanden ein Steiltypus, 3mal ein Normaltypus, 25mal ein Linkstypus. Das durchschnittliche Alter der Gruppen schwankte zwischen 29 und 40 Jahren, wobei die linkstypischen QRS-Komplexe zur höchsten Durchschnittsaltersgruppe von 40 Jahren gehörten. Nur einmal bestand ein Rechtsschenkelblock, 23mal jedoch ein inkompletter Rechtsschenkelblock mit der Konfiguration rR oder Rr. Ein negatives T in V_1 bis V_3 bestand 3mal, ein negatives T in V_1 und V_2 17mal, dagegen nur einmal ein negatives T in V_4 bis V_6. Es ist kein Zweifel, daß diese Abwandlungen des T in V_1 bis V_3 in der Mehrzahl nicht Ausdruck einer Rechtsschädigung, sondern entweder Begleiterscheinungen eines inkompletten Rechtsschenkelblockes sind oder bei den z. T. relativ jugendlichen Patienten noch in den Bereich der Norm gehören. Auch diese Befunde lassen sich nur unter Berücksichtigung der besonderen Auswahl unserer Fälle verstehen, bei denen Komplikationen des operativ anzugehenden Lungenleidens wie universelles Emphysem oder ausgedehnte cirrhotische Formen der Tuberkulose von vornherein ausgeschlossen wurden. Die im Schrifttum angegebenen Verhältniszahlen von elektrokardiographisch nachweisbarer Rechtshypertrophie beziehen sich wie bei den Druckmessungen auf ein inhomogenes Krankengut, meist mit Bevorzugung chronischer Prozesse, bei denen schließlich eine pulmonale Hypertonie mit entsprechenden Abweichungen des Elektrokardiogrammes entsteht (DADDI 1955, ESCH und GROSSE-BROCKHOFF 1958).

N. Untersuchungen der Lungendurchblutung mit [131]J-markiertem Human-Albumin[1]

Die selektive Lungenangiographie gestattet vor allem Rückschlüsse auf anatomische Veränderungen der Lungengefäße und damit auch auf das Ausmaß und die Schwere der die Gefäßveränderungen auslösenden chronischen Parenchymerkrankung. Bis zu einem gewissen Grade erlaubt die Beobachtung der Durchströmungsgeschwindigkeit des Kontrastmittels durch die Segmentarterie während der

---

[1] Die Untersuchungen wurden von BETZ und HUNDESHAGEN, Abteilung für Strahlenbiologie und Isotopenforschung (Leiter: Prof. Dr. rer. nat. Dr. med. E. H. GRAUL) am Strahleninstitut der Universität Marburg/Lahn, gemeinsam mit SCHOLTZE durchgeführt.

Durchleuchtung eine Beurteilung der Durchblutungsänderung, die ziemlich genaue Aufschlüsse über das Ausmaß der funktionellen Schädigung des betreffenden Segmentes vermittelt. Zur Messung der Kreislauffunktionen wurden neuerdings Untersuchungsmethoden mit radioaktiven Isotopen angegeben. Das Meßprinzip beruht auf der von STEWART (1921) und HAMILTON, MOORE, KINSMAN und SPURLINS (1928, 1930, 1932) ausgearbeiteten Methode, nach der durch Injektion eines Farbstoffes in die Ellenbogenvene aus der Verdünnungskurve der Substanz in einer Gliedmaßenarterie Herzminutenvolumen, zentrales Blutvolumen, mittlere Kreislaufzeit, Herzindex und Gesamtvolumen berechnet werden können.

BLUMGART und WEISS (1927), WASER und HUNZINGER (1950) bestimmten erstmals durch Injektion radioaktiver Substanzen Kreislaufzeit und Herzminutenvolumen, in dem sie ein Geigerzählrohr über dem Herzen anbrachten. Es erwies sich als zweckmäßig, für die Bestimmung der Kreislaufgrößen ^{131}J-markiertes Human-Albumin zu verwenden. Über die Technik der Markierung und die Meßmethode berichteten HUNDESHAGEN, GRAUL und BETZ [Atompraxis 4, 87 (1958)]. In eigenen Untersuchungen (BETZ, HUNDESHAGEN und SCHOLTZE 1958) ergab sich, daß die Aktivität der Substanz in der Blutbahn bei körperlicher Ruhe in der Zeit zwischen 10—40 min nach der Injektion nahezu konstant bleibt. Außerdem kann bei jeweiliger Gabe von 20 μC eine mehrmalige Messung der Aktivität in der Blutbahn vorgenommen werden, während bei der Verwendung von Farbstoffen eine häufige Bestimmung der Kreislaufgrößen schwierig ist, da sich die Substanz in der Haut ablagert. Trotzdem konnten EBERT, BORDEN, WELLS und WILSON (1949) durch Messungen der zeitlichen Differenz zwischen Injektion eines Farbstoffes in die Lungenarterie und seinem Erscheinen in der A. femoralis zeigen, daß die mittlere Kreislaufzeit bei Links-Insuffizienz des Herzens infolge der Rückstauung des Blutes in die Lunge verlängert ist.

Zur Beantwortung der Frage, welche Veränderungen der Durchblutung im Lungenkreislauf bei primären Lungenparenchymerkrankungen auftreten, erschien es zweckmäßig, vor allem Fälle auszuwählen, bei denen eine Lungenseite röntgenologisch normal war, die andere erhebliche Veränderungen aufwies. Dann war zu erwarten, daß die Durchblutungsstörung des kranken Lungenanteiles deutlich erkennbar würde.

Folgende Methode hat sich bei 50 Kranken bewährt:

Nach der Einführung des Herzkatheters in einen Ast der Lungenarterie wurde das Herzminutenvolumen nach dem Fickschen Prinzip gemessen. Die Messung wurde während der Untersuchung wiederholt. Dann erfolgte die Punktion der Art. femoralis. Darauf wurde der Herzkatheter soweit in einen Ast der Lungenarterie vorgeschoben, daß bei einer Probeinjektion kein Kontrastmittel in den Lungenarterienast der anderen Seite übertrat. Nun wurden 2,5 ml J^{131}-markierten Human-Albumines (= 15 μC) zusammen mit 3 ml physiologischer Kochsalzlösung innerhalb 2 sec in den Katheter injiziert und 5 ml Kochsalzlösung mit Hilfe eines Zweiwegehahnes nachgespritzt. Sofort nach Beendigung der Albumininjektion wurde Blut aus der A. femoralis in einen Kollektor geleitet und zwar jeweils nach 2 sec in ein anderes Röhrchen. Schließlich folgte die Entnahme von Blut aus der A. femoralis zur Blutgasanalyse und während der Blutentnahme das Wechseln des Herzkatheters in den Lungenarterienast der anderen Seite. Nun werden 15 μC ^{131}J-markierten Human-Albumines in die andere Lungenseite injiziert und Blut aus der A. femoralis zur Aktivitätsmessung entnommen. Unterdessen wurden Sauerstoffaufnahme und Kohlensäureabgabe mit dem Diaferometer nach KIPP zur Messung des Herzminutenvolumens bestimmt. Anschließend folgten selektive Lungenangiographie und Druckmessungen in der Lungenarterie, im rechten Ventrikel und im Vorhof.

Die Röhrchen des Kollektors wurden vor dem Versuch und nach der Füllung mit Blut gewogen, um die genaue Menge des entnommenen Blutes zu errechnen. Die Aktivitätsmessungen erfolgten mit Hilfe eines Bohrlochkristallszintillationszählers. Bei der Bestimmung des Herzminutenvolumens wurden nur Kurven verwendet, die auf halblogarithmischem Papier in den ersten 4 Meßpunkten des Aktivitätsabfalles eine Gerade bildeten. Nach der Untersuchung wurde die Äther-Decholin-Zeit nach BOCK und FINK (1937) bestimmt.

Durch folgende Formeln sind gegeben:

Das Herzminutenvolumen $\text{HMV} = \dfrac{I \cdot 60}{S}$;

der Herzindex $= \dfrac{\text{HMV}}{\text{Körperoberfläche [m}^2\text{]}}$;

die mittlere Kreislaufzeit $\text{MKZ} = \dfrac{\Sigma\, c \cdot t}{\Sigma\, c}$;

das zentrale Blutvolumen $\text{ZBV} = \text{MKZ} \cdot \text{Sekundenvolumen in l}$;

die Gesamtblutmenge $= \dfrac{I}{i}$;

$I = $ Imp/min der injizierten Lösung (Gesamtaktivität),

$S = $ Summe der Imp/min $\cdot$ l in jeder Sekunde während der ersten Blutpassage durch die Arterie,

$\Sigma\, c = $ Summe der Impulse/min $\cdot$ l in jeder Sekunde während der ersten Passage,

$\Sigma\, c \cdot t = $ Summe des Produktes aus Zeit in sec nach Injektion und zugehörige Impulszahl/min $\cdot$ l,

$i = $ Impulszahl/min in 1 cm^3 Blut ($^1/_2$ Std nach Injektion).

Zunächst sollen Beispiele von Messungen der mittleren Kreislaufzeit für die typischen Formen der Gefäßveränderungen bei chronischer Lungentuberkulose gezeigt und mit den zugehörigen Lungenfunktionswerten koordiniert werden.

Beispiel 24:

Diagnose: Aktive, offene, produktiv-exsudative Lungentuberkulose, rechts mit Restzerfall im rechten Oberlappen, produktive Streuherde im linken Oberlappen, Pleuraempyem rechts nach extrapleuralem Pneumothorax mit Oesophagusfistel, erhebliche Einengung des rechten Unterlappens durch Schwartenbildung. Die Tuberkulose dieses Patienten besteht seit 1953. 1954 wurde eine Pneumolyse rechts durchgeführt. Seit 1956 Pleuraempyem und Oesophagusfistel. 1957 Bülaudrainagen im Ober- und im Untergeschoß. Der Patient wurde zur evtl. Vornahme einer Dekortikation und eines Fistelverschlusses in unsere Klinik verlegt.

Bei der selektiven Lungenangiographie sah man im Bereich des re. Oberlappens sehr enge Arterien mit Gefäßabbrüchen, im re. Unterlappen Verbiegungen der Arterien und Einengungen der Strombahn. Die Messung des Druckes in der A. pulmonalis ergab keine Steigerung des Druckes. Die mittlere Kreislaufzeit betrug rechts 22,3 sec, links nur 20 sec. Eine vorausgegangene Kontrolle der mittleren Kreislaufzeit bei Injektion von Albumin in die Ellenbogenvene ergab einen Wert von 25,1 sec. Die Äther-Decholin-Zeit nach BOCK und FINK war mit 5/11 sec normal. Die Bestimmung des HMV mit ^{131}J-markiertem Albumin ergab eine gute Übereinstimmung (2% Fehlerbreite) mit den Werten nach dem Fickschen Prinzip. Der Druck in der Pulmonalarterie war: 25/15, Druck im rechten Ventrikel 26/4, Vorhofdruck 10/5 mm Hg. Die Abweichung des Atemgrenzwertes war mit -48% erheblich. Die Vitalkapazität betrug 2470 ml bei einem Soll von 3940 ml. Die Verteilungskurve der Aktivität in der Femoralarterie ist in der Abb. 72 dargestellt.

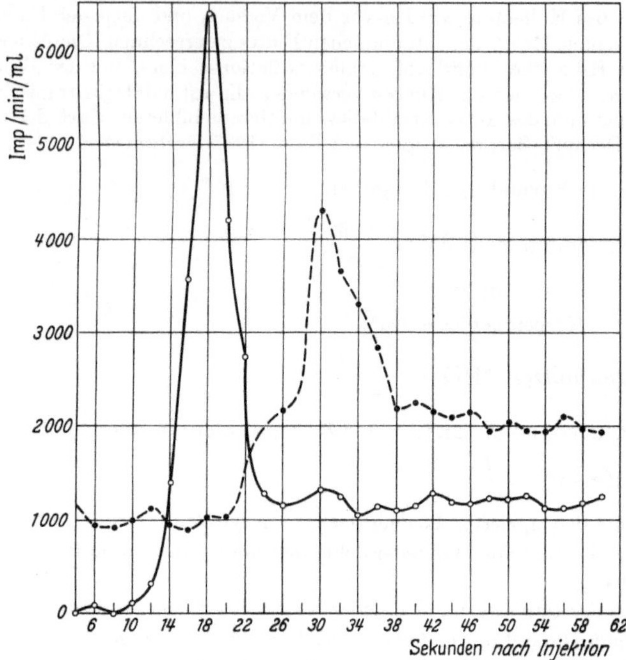

Abb. 72. Untersuchung der Lungendurchblutung mit ^{131}J-markiertem Human-Albumin. Verteilung der Aktivität im Blute der A. femoralis nach Injektion von jodmarkiertem Albumin in die rechte . . . . . ., in die linke ———— Pulmonalarterie

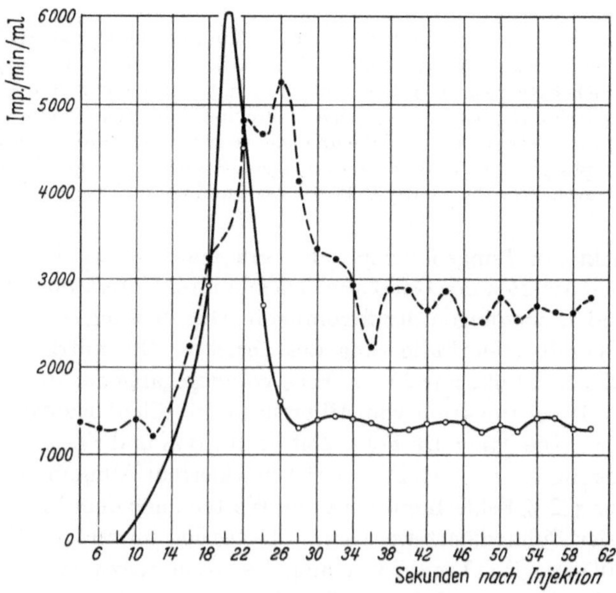

Abb. 73a. Verteilung der Aktivität im Blute der A. femoralis nach Injektion von ^{131}J-markiertem Albumin: in die linke ————, in die rechte . . . . . . Pulmonalarterie

Bei dem nächsten Kranken betrug die Differenz der mittleren Kreislaufzeiten zwischen re. und li. Lungenarterie bis zur A. femoralis 7,1 sec, sie war also wesentlich größer als bei dem zuvor genannten Patienten.

Beispiel 25:

Diagnose: Aktive, vorwiegend produktive Lungentuberkulose mit Kavernensystem in der gesamten rechten Lunge, fraglichen kleinen Infiltrationen in der linken Spitze und produktiven

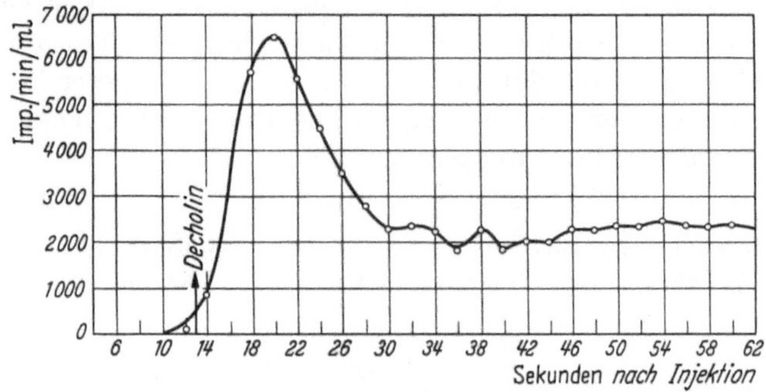

Abb. 73 b. Verteilung der Aktivität im Blute der A. femoralis nach Injektion von ^{131}J-markiertem Albumin in die rechte Cubitalvene

Herdchen in der übrigen linken Lunge. Starke Mediastinalverziehung nach rechts und erhebliche Pleuraverschwartung vor allem rechts. Die Lungentuberkulose besteht seit 1935; zunächst Behandlungsversuch mit Pneumothorax und zahlreichen Heilverfahren. Nach 1935 mehrmals Lungenbluten. Der Patient wurde hierher zur evtl. Pneumonektomie rechts eingewiesen.

Die mittlere Kreislaufzeit von der rechten Pulmonalarterie bis zur Femoralis betrug 27,0 sec, links nur 19,9 sec. Der Druck in der Pulmonalarterie war mit 24/17 mm Hg nicht erhöht, der Ventrikeldruck betrug 23/2 mm Hg, der Druck im Vorhof 6/2 mm Hg. Abweichung des Atemgrenzwertes: —36%, Vitalkapazität: Istwert 2860 ml, Sollwert 3900 ml. In Abb. 73 a sind die Verteilungskurven der Aktivität in der Femoralarterie bei Injektion in die rechte und linke A. pulmonalis gezeigt, in

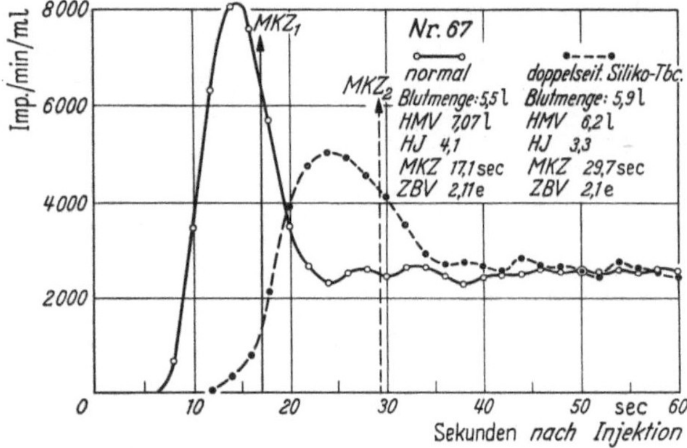

Abb. 74. Zeit-Konzentrationskurven nach Injektion von $10\,\mu$ C ^{131}J-markiertem Albumin in die Ellbogenvene und Abnahme von Blut im Abstand von 2 sec aus der A. femoralis. Gesunde Versuchsperson ———, Patient (Beispiel 26) - - - - -

Abb. 73 b die Konzentrationsverteilung nach Injektion der radioaktiven Substanz in eine periphere Vene. Hier betrug die mittlere Kreislaufzeit 25,8 sec.

Beispiel 26:

Diagnose: Kavernöse Lungentuberkulose rechts mit starkem Lungenemphysem. Die Lungentuberkulose ist seit 8 Jahren bekannt. VK: 65% der Norm, AGW: 52% der Norm, Residualluft erhöht (47% der Totalkapazität), Mischungszeit mit 9,5 sec deutlich verlängert. PaO₂ stark erniedrigt: 50 mm Hg.

Nach der *intravenösen* Injektion von ^{131}J-markiertem Albumin ließ sich beim Vergleich mit einer gesunden Versuchsperson eine erhebliche Veränderung der Zeitkonzentrationskurve im

Arterienblut erkennen (Abb. 74): Die Kurve zeigt einen langsamen Anstieg, einen flachen Gipfel und einen langsamen Abfall. Die errechnete mittlere Kreislaufzeit (29,7 sec) war gegenüber der einer gesunden Versuchsperson (17,1 sec) erheblich verlängert. Zum Vergleich wurde eine gesunde Versuchsperson gewählt, bei der das gemessene Herzminutenvolumen und die Blutmenge ungefähr den Werten des Kranken entsprachen.

Liegen Gefäßveränderungen nur in einzelnen Lungensegmenten vor, wie sie bei der chronischen Lungentuberkulose im Gebiet von Einschmelzungsherden oder Infiltrationen zu erwarten sind, so ergibt die intravenöse Injektion keine signifikanten Veränderungen der Zeitkonzentrationskurven beim Vergleich mit Gesunden. Injiziert man die radioaktive Substanz aber durch den Katheter in die Arterie eines pathologisch veränderten Lungenlappens oder in eine Segmentarterie allein, so zeigen sich erhebliche Abweichungen:

Beispiel 27:

Diagnose: Kavernöse Lungentuberkulose rechts mit mäßigem Emphysem links. Die Tuberkulose besteht seit 14 Jahren. VK: 60% der Norm, AGW: 31,0 l. Das Angiogramm zeigte rechts

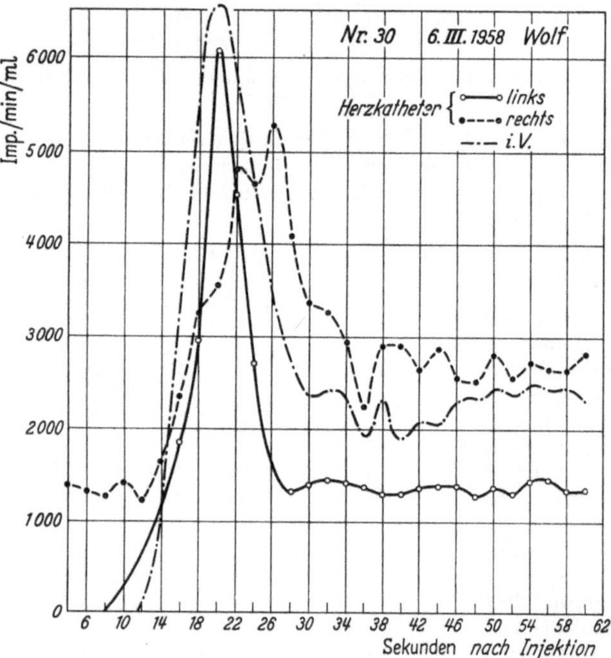

Abb. 75. Zeit-Konzentrationskurven im Blute der A. femoralis nach Injektion von ^{131}J-markiertem Albumin in den linken Oberlappen ———, in den rechten Oberlappen - - - -, in die Ellbogenvene — · — · — · —

eine Rarefizierung des Gefäßbaumes, vor allem im rechten Oberlappen, mit Gefäßabbrüchen im Kavernengebiet. Die übrigen Gefäße sind sehr dünn und dicht aneinander gerückt, z. T. auch geschlängelt. Links sind die Gefäße wenig eingeengt und teilweise gespreizt. Nach dem Angiogramm handelt es sich um eine funktionell tote Lunge mit mäßigem Emphysem links.

Die Kurve (Abb. 75) nach Injektion in die veränderte rechte Lungenseite umschließt eine größere Fläche und ist doppelgipflig geformt. Die Veränderung der Fläche bedeutet, daß in der Zeiteinheit eine geringere Menge der injizierten Substanz durch den veränderten Lungenlappen geflossen ist. In diesem Falle betrug das aus der intravenösen Injektion von Human-Albumin errechnete Herzminutenvolumen 6,2 l, die mittlere Kreislaufzeit 24 sec.

Während man bei den geschilderten Beispielen aus den Röntgenbefunden und den Ventilationsgrößen schon Rückschlüsse auf das Verhalten der Lungengefäße ziehen kann, ergeben sich bei der Beurteilung der Funktion einer Lunge nach jahrelang bestehenden Pleuraschwarten und Empyemresthöhlen manchmal Schwierigkeiten, besonders bei der Entscheidung der Frage, ob eine Dekortikation vom funktionellen Standpunkt aus einen Sinn hat:

Beispiel 28:

Diagnose: Zustand nach linksseitigem Rest-Sero-Pneumothorax nach Abheilung einer tuberkulösen Kaverne im linken Oberlappen. Die Lungentuberkulose ist seit 17 Jahren bekannt. Ein Pneumothorax war 4 Jahre lang aufrechterhalten worden. Als Komplikationen traten rezidivierende Exsudate und langsam zunehmende Verschwartung mit Mediastinalverziehung nach links auf. Der Kranke kam wegen erheblicher Kreislaufbeschwerden in unsere klinische Behandlung.

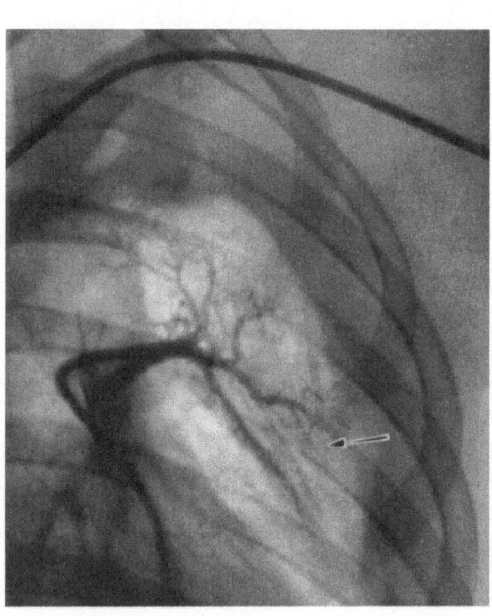 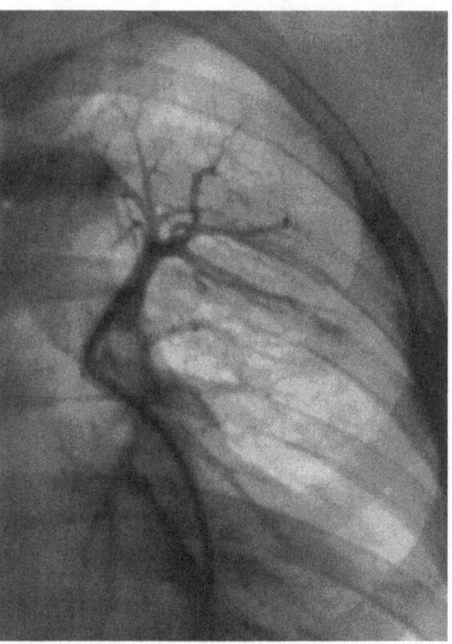

a   b

Abb. 76a u. b Selektives Angiogramm des linken Oberlappens vor und nach Dekortikation

Die Lungenübersichtsaufnahme zeigte eine bandartige Verdickung der Pleura an der linken lateralen Thoraxwand. Im 2. und 3. ICR vorne bestand eine gering vermehrte streifige Zeichnung. Die Lungentuberkulose erschien abgeheilt. Bei der Probepunktion fand sich ein Restseropneumothorax mit Kammerung. Die Äther-Decholin-Zeit betrug 6/12 sec. Die mechanischen Ventilationsgrößen waren nur gering eingeschränkt. Die selektive Angiographie (Abb. 76a) deutete auf mäßige Gefäßschäden im linken Oberlappen hin. Im Bereiche der früheren Erkrankung waren die Gefäße eng aneinander gerückt und gaben kaum Seitenzweige ab. Sie waren der Lingula zuzuordnen, die bei diesem Kranken die anteriore Segmentarterie A³ abgab (10% der Fälle nach BOYDEN). Die Veränderungen sprachen für eine indurative Umwandlung des Lungenparenchyms. Die übrigen Oberlappengefäße erschienen durch den Kollaps gestaucht, gewunden und teilweise eingeengt. Die Unterlappenarterien waren gut erhalten. Eine geringfügige Strömungsverlangsamung in der linken Lunge ließ die Annahme zu, daß die Lungenfunktion nur mäßig eingeschränkt war. Der Druck in der A. pulmonalis betrug 23/10 mm Hg.

Auf Grund dieser Befunde wurde die Indikation zur Dekortikation gestellt. Bei der Operation fand man eine große Resthöhle mit serösem Exsudat. Die Schwarte ließ sich bis auf 2 kleine Bezirke über S^{1+2} und über S^6 ablösen. Ober- und Unterlappen waren frei von gröberen Verdichtungen. Postoperativ dehnte sich die Lunge in befriedigender Weise aus.

6 Monate nach der Operation konnten wir die Befunde kontrollieren. Wie die postoperative Angiographie (Abb. 76b) zeigte, hatten sich die Gefäße im linken

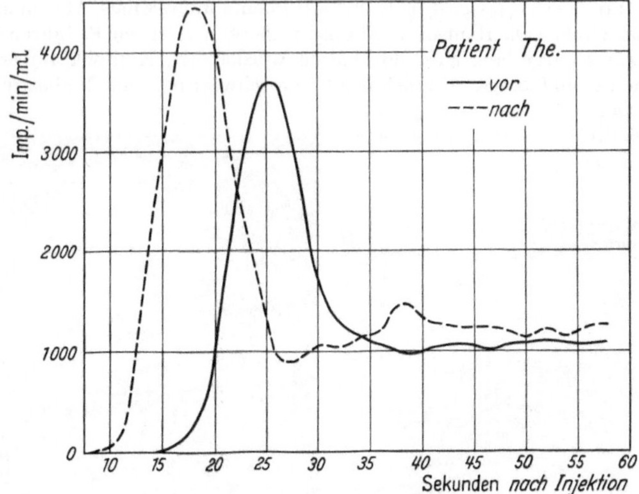

Abb. 76c. Zeit-Konzenrationskurven nach i.v. Injektion von ^{131}J-markiertem Human-Albumin vor und nach Dekortikation der linken Lunge. Vor der Dekortikation ————, nach der Dekortikation - - - - -

Oberlappen mit Ausnahme der Lingula aufgerichtet. Man sieht noch ausreichende kleine Seitenzweige im linken Oberlappen, die aber z. T. gespreizt erscheinen.

Die Messung der Minutenvolumina und der Blutmengen ergab nach der Operation keine wesentliche Änderung, doch war die mittlere Kreislaufzeit postoperativ kürzer, d. h. sie nahm von 27 sec auf 20 sec ab.

Die Zeit-Konzentrationskurven nach intravenöser Injektion vor und nach der Dekortikation zeigt Abb. 76c.

	vor Operation	nach Operation
Minutenvolumen (l)	6,9	7,3
mittlere Kreislaufzeit (sec)	27	20
zirkulierende Blutmenge (l). . . .	6,3	6,1
Vitalkapazität (ml)	3900	4200
zentrales Blutvolumen (l)	2,65	2,73

Die Spirometrie 10 Monate nach der Operation wies eine gewisse Funktionsschädigung der Lungen nach dem Jahre bestehenden Teilkollaps nach. Es lag ein respiratorisches Sauerstoff-Defizit bei einer Belastung von 70 Watt vor.

Ergebnisse

Bei allen Kranken findet man, daß die mittlere Kreislaufzeit in der Arterie der stärker veränderten Lungenseite länger ist als auf der anderen Seite. Beim Vergleich mit den Werten von EBERT, BORDEN, WELLS und WILSON (1949) ergibt sich jedoch auch eine Verlängerung der mittleren Kreislaufzeit auf der gesunden Seite. Eigene Untersuchungen bei 35 Kranken mit doppelseitiger Lungentuberkulose ergaben, daß die mittlere Kreislaufzeit von der Vene bis zur Arterie im Vergleich mit den Zahlen von HAMILTON, MOORE, KINSMAN und SPURLINS (1928, 1930, 1932); EBERT, BORDEN, WELLS und WILSON (1949) ebenfalls verlängert war.

Bei den Konzentrationskurven, die nach Injektion des markierten Albumins in die Pulmonalarterien entstanden, fällt auf, daß die Basis der Kurven der stark veränderten Lungenseiten wesentlich breiter ist als die der Vergleichskurve. In 3 Fällen zeigte sich auch eine Doppelgipfligkeit der Kurven der kranken Seite. Nach einem kleinen Gipfel folgt ein Abfall, nach einer Zeit bis zu 4 sec der Hauptanstieg. Die Differenzen zwischen rechts und links waren dann am größten, wenn auch die röntgenologischen Veränderungen der einen Seite die der anderen Seite am stärksten überwogen und wenn das angiographische Bild einer Lunge die stärksten Veränderungen aufwies. Es läßt sich nicht sicher sagen, wie weit auch die Gefäßfunktionen der weniger betroffenen Seite schon gestört waren. Aus den z. T. erheblichen Abweichungen des Atemgrenzwertes ergibt sich der Hinweis, daß die gesamte Lunge in ihrer ventilatorischen Funktion gestört war. Die Frage, warum bei Verlangsamung der Durchströmung in der Lunge kein Cor pulmonale besteht, bleibt offen. Veränderungen im Sinne eines Cor pulmonale konnten bei keinem der 50 mit J^{131}-markiertem Albumin untersuchten Kranken beobachtet werden. Vielleicht sind arterio-venöse Anastomosen die Ursache einer fehlenden Druckerhöhung. Man könnte damit auch die Existenz von 2 Kurvengipfeln erklären, von denen der erste als Ausdruck der Durchströmung der arterio-venösen Anastomosen anzusehen wäre, während der zweite die Masse des durch die Capillaren strömenden Blutes enthielte. Einen Beweis für diese Annahme bieten die Untersuchungen jedoch nicht. Das Flächenintegral der Kurven bei Injektion in die wenig veränderte Lungenseite ist kleiner als das Flächenintegral der Kurve der stark veränderten Seite. Dies bedeutet, *daß im erkrankten Lungenabschnitt die Zirkulationszeit verlangsamt ist und daß durch die erkrankten Lungenteile weniger Blut strömt. Besonders wichtig erscheint uns, daß es mit Hilfe dieser Methode möglich ist, Veränderungen der Blutströmungsgeschwindigkeit durch das einzelne Segment nachzuweisen.*

O. Komplikationen

Herzkatheterisierung

Die Katheterisierung des rechten Herzens einschließlich der Pulmonalarterie ist in Kliniken mit diagnostischem oder operativem Interesse oder in thoraxchirurgisch eingestellten Lungensanatorien fast zu einem Routineverfahren geworden, dem ein verhältnismäßig kleines Risiko anhaftet. Bei Beachtung bestimmter Grundregeln, strenger Asepsis, Katheterbewegung nur unter Durchleuchtungskontrolle und Vermeidung jeglicher gewaltsamer Führung, liegt die Zahl der meist harmlosen Komplikationen — wenn man von Rhythmusstörungen des Herzens absieht — bei 1—2%. Wir hatten Gelegenheit, in der gleichen Zeit, in der die vorliegenden lungenangiographischen Untersuchungen durchgeführt wurden, 450 Katheterisierungen des rechten Herzens bei angeborenen und erworbenen Herzfehlern vorzunehmen. Dabei ergab sich, daß die Zahl der Komplikationen in der

Gruppe der Herzkranken ungleich größer war als in derjenigen der meist Herzgesunden mit Erkrankungen der Lunge. So ereigneten sich in der ersten Gruppe
immerhin in Zusammenhang mit der Herzkatheterisierung zwei Todesfälle. Ein
Fall betraf eine Patientin mit einer dekompensierten und auch nicht kompensier-
baren Mitralstenose, die im Zusammenhang mit einer Temperatursteigerung nach
der Katheterisierung an einem Lungenödem ad exitum kam. Im zweiten Fall lag
eine primäre Pulmonalsklerose mit Pulmonalisdrucken von 160 mm Hg systolisch
vor. Während der Katheterisierung kam es zu einer ventrikulären Tachykardie,
die unbeeinflußbar im Verlauf von 6 Std zum Tode führte. Bei einer Pulmonalsklerose mit hohem Druck im rechten Ventrikel ist die Gefahr ernsthafter Komplikationen offenbar besonders groß. SCHAEFER u. Mitarb. geben drei Todesfälle
durch Katheterisierung bei einer primären Pulmonalsklerose bekannt. Im Rahmen
der lungenangiographischen Untersuchungen ergaben sich keine ernstlichen
Zwischenfälle. Es erscheint jedoch notwendig, auf mögliche und bisher in der
Literatur und auch im eigenen Krankengut beobachtete Komplikationen hin-
zuweisen, wenngleich diese Angaben fast ausschließlich Arbeiten über herzkranke
Kinder oder Erwachsene entstammen (ELLIS und BLOOMFIELD, ZIMDAHL, GOLD-
MAN u. Mitarb., BAYER u. Mitarb., BOLT u. Mitarb., MICHEL u. Mitarb.).

a) Venenspasmen

Gelegentlich ereignen sich beim Vorschieben des Katheters in der zu bevor-
zugenden V. basilica des linken Armes Spasmen der Vene im Oberarm oder im
Bereich der Achselhöhle. Sie entstehen besonders leicht, wenn keine genügende
Lokalanästhesie auch entlang der Vene über eine Strecke von 6—8 cm durchgeführt wurde, wenn der Katheter keine vollkommen glatte Oberfläche hat oder
wenn er zu dick gewählt wurde. Labile und ängstliche Patienten bekommen offenbar leichter einen Venenspasmus, so daß eine Beruhigung, u. U. eine stärkere
Sedativ-Therapie (SEE schwach oder 0,2 Luminal) zweckmäßig sind. Bei Schmer-
zen während der Vorführung des Katheters genügt meist eine kurze Wartezeit, bis
der Katheter weitergeschoben werden kann. Brüskes Manipulieren provoziert in
solchen Fällen einen Spasmus, der u. U. zum Abbruch der Katheterisierung
zwingt. Ist der Katheter infolge eines Spasmus unbeweglich geworden, so helfen
Anaesthesie des Venentraktes über eine längere Strecke, Injektion von Eupaverin
oder Papaverin in den Katheter, in manchen Fällen aber auch Abwarten allein
(BAYER u. Mitarb.). Nur in einem Fall — eines Herzfehlers — waren wir gezwun-
gen, eine Vollnarkose durchzuführen, um den Katheter zu lösen, in einem anderen
Fall kam es zu einer Ruptur der Vene beim Versuch des Zurückziehens. Bei zu
schnellem und forschem Einführen ereignen sich — meist am Oberarm — gelegentlich Perforationen der Venenwand, die man beim Vorschieben unter Sicht und mit
milder Kraftanwendung sicher vermeiden kann.

b) Knotung und Schlingenbildung des Katheters

Bisher wurden nur wenige Fälle von Schlingenbildung des Katheters mitgeteilt,
die als ernstere Komplikation aufzufassen sind. So haben BAYER u. Mitarb. im
Selbstversuch eine Knotung des Katheters erlebt, die eine chirurgische Intervention erforderlich machte. JOHANSSON u. Mitarb. 1954, berichten über drei Fälle,
in denen sich der Katheter jedoch trotz Knotung extrahieren ließ. Kommt es im
Vorhof oder in der oberen Hohlvene zur Schlingenbildung, so läßt sich in der

Regel die Spitze beim Zurückziehen in einen Venenast bringen, so daß sich die Schlinge auflöst. Knotungen müssen besonders im rechten Ventrikel oder im Vorhof sorgfältig vermieden werden. Die Beurteilung, ob eine Schlingenbildung vorliegt, wird durch Drehung des Patienten vor dem Durchleuchtungsschirm wesentlich erleichtert.

c) Katheterisierung des Coronarsinus

Die Katheterisierung des Coronarsinus erfolgt unabsichtlich häufig beim Versuch, den Katheter aus dem rechten Vorhof in den rechten Ventrikel und von dort in die Ausflußbahn zu dirigieren. Die Druckregistrierung läßt bei der Lage im Coronarsinus, wenn nicht ein völliger Verschluß der Coronarvene besteht, einen Vorhofdruck erkennen, der allerdings oft außerordentlich stark durch Drucküberlagerung entstellt ist, besonders wenn der Katheter weit in die Coronarvene vorgeschoben ist. Ein weiteres Kriterium ist die relative Unbeweglichkeit des Katheters gegenüber Drehbewegungen. Auch bei Drehen des Patienten bleibt der Katheter im Bereich des Herzschattens liegen. Schließlich ist das entnommene Blut von allen Blutproben am stärksten venös. Die Katheterrichtung verläuft bei einer Sondierung des Coronarsinus und Durchleuchtung in Rückenlage des Patienten von rechts unten nach links oben in Richtung auf den Pulmonalklappenbereich (READ u. Mitarb.). Häufig geben die Patienten bei weiterem Vorschieben des Katheters im Coronarsinus einen Schmerz im Rücken an, im EKG haben SMITH u. Mitarb. in einzelnen Fällen monophasische Deformierungen gesehen. Gelegentlich stellen sich kollapsartige Erscheinungen ein, die wir auch in zwei Fällen beobachtet haben. URTEAGA u. Mitarb. sahen eine Thrombose der Septumvene mit tödlichem Ausgang durch Katheterisierung. Bei gewaltsamem Vorschieben kann auch der Coronarsinus perforiert werden, so daß eine Herzbeuteltamponade möglich ist. Solche Fälle haben McMICHAEL und MOUNSEY, RIVIER u. Mitarb. und STERN u. Mitarb. beschrieben. McMICHAEL und MOUNSEY empfehlen die Durchleuchtung im linken vorderen Schrägdurchmesser zur Kontrolle der Katheterlage, wenn es sich um die Frage handelt, ob der Katheter im Coronarsinus oder in der Pulmonalarterie liegt.

d) Endokardläsionen

Verletzungen des Endokard oder der Klappen durch den Herzkatheter sind im Gegensatz zu tierexperimentellen Erfahrungen am Hund (ELLIS u. Mitarb. und BANFIELD u. Mitarb.) beim Menschen selten. Nur in zwei von 28 Fällen, die kurz nach der Katheterisierung im Zusammenhang mit einem operativen Eingriff am Herzen verstarben, ließen sich autoptisch kleine Hämorrhagien am Herzohr feststellen (EDWARDS u. Mitarb.). SANCETTA u. Mitarb. sahen in einem Fall subendokardiale Blutungen im rechten Vorhof, im rechten Ventrikel und an den Pulmonalklappen. GOODWIN beobachtete eine tödliche Ventrikelperforation mit einem blutigen Perikarderguß. SCEBAT u. Mitarb. sahen unter 2175 Katheterisierungen zwei ähnliche Fälle, die sie auf besondere Starrheit des Katheters und unvorsichtige Manipulationen zurückführen.

e) Lungenembolie, Luftembolie, Thrombosen

Bei fehlenden Thromben im rechten Herzen ist die Gefahr einer Lungenembolie gering. Die wenigen Fälle, in denen Embolien auftraten, beziehen sich auf solche mit absoluter Arrhythmie oder Polyglobulie mit Thromboseneigung (HOLLING und ZAK). Röntgenologische Bilder eines Lungeninfiltrates vom Infarkttyp können auch bei Messungen des sog. Pulmonalcapillardruckes über einen längeren Zeitraum beobachtet werden (HOUSSAY u. Mitarb.). In einem Fall eines kongenitalen Herzfehlers sahen wir nach Katheterisierung von der Vena saphena aus gehäufte Lungenembolien, nie jedoch von Thrombophlebitiden des Armes aus, die sich in Einzelfällen einstellen. COURNAND u. Mitarb. haben allerdings auch einen Fall einer autoptisch gesicherten Lungenembolie beschrieben, die von der katheterisierten Armvene ausging. In Einzelfällen (EDWARDS u. Mitarb., NIGHTINGALE und WILLIAMS) hat sich eine lokale Thrombose in der Pulmonalarterie selbst gebildet.

Das Eindringen von Luft in Form einzelner kleiner Bläschen hat bei fehlender Shunt-Verbindung von rechts nach links keine größere Bedeutung. Durch Verwendung eines Dreiwegehahnes zur Blutentnahme und Durchspülung und zur gleichzeitigen Druckregistrierung läßt sich das System auch ohne besondere Schwierigkeiten luftfrei halten.

Auch die Häufigkeit von Thrombosen hängt in hohem Maß von der Katheterqualität und der Untersuchungstechnik ab. In der Anfangszeit der Katheterisierung kam es in einigen Fällen zu ausgedehnten Thrombosierungen, sogar der Vena axillaris (6 Fälle unter 1800 Patienten von McMICHAEL und DEXTER). SCEBAT u. Mitarb. berichten allerdings über eine Häufigkeit von 1,47% behandlungsbedürftiger Thrombophlebitiden am katheterisierten Arm. Geringere lokale Reaktionen werden auf 30% geschätzt. Unter unseren 700 katheterisierten Fällen kam es 8mal zu stärkeren lokalen Reaktionen.

f) Temperatursteigerungen

Febrile Reaktionen im Anschluß an die Katheterisierung des Herzens sind sehr häufig (HERNANDEZ und SASLAW). Sie finden sich in etwa 30—40% aller Fälle. Überwiegend handelt es sich um Temperatursteigerungen um 1°, in 10% werden aber auch Temperaturen bis 39° beobachtet, in 2% Schüttelfröste und Temperaturen bis 40°. In der Regel ist die Temperatursteigerung innerhalb von 12 Std wieder abgeklungen. In Einzelfällen persistierte das Fieber jedoch auch 2—3 Tage. Bei so protrahiertem Verlauf muß an eine Lungenembolie bzw. einen Lungeninfarkt, lokale Komplikationen, selten auch einmal an eine bakterielle Endokarditis durch Katheterisierung (WINCHEL) gedacht werden. Wenn es sich nicht um unmittelbar bakteriell-pyrogene Wirkungen handelt, werden febrile Reaktionen meist durch schlecht gereinigte Katheter hervorgerufen, in denen kleine Blutpartikel zurückbleiben. Mit zunehmender Dauer der Katheterisierung werden fieberhafte Komplikationen häufiger. Wir beobachteten auch einen Zusammenhang mit der Häufigkeit der Katheterbenutzung.

g) Kollaps

Bei ängstlichen und vegetativ labilen Patienten, gelegentlich aber auch ohne erkennbare Ursache, stellen sich Blutdruckabfall bis zum Kollaps, Schweißausbrüche, Brechreiz und Übelkeit ein. Wir sahen unter den lungenangiographisch untersuchten Fällen 6mal, unter den Herzkranken aber 20mal klinisch bedeutsamere Kollapssymptome. Bei Herzgesunden lassen sich die Erscheinungen meist durch waagerechte Lagerung, Zuspruch, in schweren Fällen durch intravenöse Applikation eines Sympathicomimeticums beheben, so daß die Untersuchung nicht abgebrochen werden muß. Unter den Fällen mit erworbenen oder angeborenen Herzfehlern zwingt dagegen ein ausgeprägter Kollaps zur Unterbrechung der Untersuchung.

h) Elektrokardiographische Abnormitäten
1. Rhythmusstörungen des Herzens

Rhythmusstörungen des Herzens ereignen sich praktisch in jedem Fall einer Herzkatheterisierung (EPISCOPO, GOLDMAN u. Mitarb., MICHEL u. Mitarb., FOWLER u. Mitarb., WOLTER und SCHAUB, KOSSMAN u. Mitarb.). Sie kommen in Form von supraventrikulären und ventrikulären Extrasystolen, Vorhofflimmern und -flattern, Blockierungen des Sinusknotens, partiellem und totalem Block im Bereich der Vorhofkammerüberleitung und schließlich als Kammerflattern und Kammerflimmern vor. Klinisch bedeutsam sind davon die Flimmer- und Flattererscheinungen an Vorhof und Kammer und die — selten — partiellen oder totalen Blockierungen der Vorhofkammerüberleitung. Extrasystolen aus dem Vorhofbereich entstehen besonders leicht, wenn der Vorhof durch den Katheter „ausgelegt" wird, um eine große Schleife zu bilden, bei der die Spitze zur Herzbasis zeigt. Eine solche Auslegung des Vorhofes ist häufig notwendig, wenn die Katheterspitze nicht von selbst aus dem Vorhof in den rechten Ventrikel gleitet, sondern erst durch Zurückziehen des Katheters bei Öffnung der Schleife und medialer Lage der Katheterspitze durch das Tricuspidalostium in den rechten Ventrikel gelangt. Häufig bewirkt die Schleife eine gewisse Spannung im Vorhof, die durch Extrasystolen beantwortet wird. Dabei kommen alle Formen rechtsseitiger supraventrikulärer Extrasystolen, besonders häufig solche aus den knotennahen Abschnitten des Vorhofs zur Beobachtung (MICHEL u. Mitarb.). Wenn man nicht am Sichtgerät laufend den Druck beobachtet, kann man häufig am Auftreten ventrikulärer Extrasystolen bemerken, daß die Katheterspitze in den rechten Ventrikel eingetreten ist. Extrasystolen werden, wie BAYER u. Mitarb. vermuten, besonders leicht vom Kammerseptum ausgelöst. Sie verschwinden meist, wenn der Katheter zurückgezogen wird oder in die Pulmonalarterie vorgeschoben werden kann. Eine klinische Bedeutung kommt einzelnen Extrasystolen nicht zu, wenn auch, wie WEISSEL und VETTER gezeigt haben, Verschiebungen in der elektropressorischen Latenz bestehen. Bedenklicher sind ventrikuläre Paroxysmen oder ventrikulär ausgelöste Tachykardien vom Typ des Kammerflatterns. In einem Fall eines angeborenen Herzfehlers kam es bei zweimaliger Katheterisierung im Abstand von zwei Jahren unmittelbar nach Eindringen des Katheters in den rechten Ventrikel zu einer Kammertachykardie, die zur Unterbrechung der Katheterisierung zwang. Der Zustand dauerte jeweils zwei Tage und war mit deutlichem Abfall des arteriellen Druckes verbunden. Jeder Paroxysmus, der bei laufender Beobachtung des Elektrokardiogramms am Sichtgerät feststellbar ist, muß mit einer Retraktion des Katheters beantwortet werden, ist aber noch kein Anlaß, die Katheterisierung endgültig abzubrechen. Auch supraventrikulär ausgelöste Tachykardien bis zu Frequenzen von 120/min beim Erwachsenen stellen noch keine Indikation zur Unterbrechung der Untersuchung dar. Bei ängstlichen und labilen Patienten bewirken die emotionalen Faktoren häufig schon vor Einführung des Katheters solche Frequenzsteigerungen. Supraventrikulär ausgelöste Steigerungen der Frequenz über 140 während der Katheterisierung sollen aber zur Vorsicht mahnen. Aufklärende Beruhigung und Zuwarten reduzieren die Frequenz in den meisten Fällen soweit, daß die Untersuchung weiter durchgeführt werden kann. Kommt eine Verlangsamung nicht zustande, so sollte bei zu Dekompensation neigenden erworbenen und angeborenen Herzfehlern die weitere Durchführung der Katheterisierung unterbleiben.

In 7 von 700 insgesamt katheterisierten Fällen haben wir das Auftreten von Vorhofflimmern bzw. -flattern beobachtet. In zwei Fällen bildete es sich schon während der Katheterisierung wieder zurück, in den restlichen 5 innerhalb von 2–24 Std nach Beendigung der Katheterisierung. Es handelte sich ausnahmslos um Mitralstenosen. Weitere Komplikationen traten nicht auf. Vereinzelt sind so von COELHO u. Mitarb., MICHEL u. Mitarb. und BAYER u. Mitarb. auch WPW-Formen beschrieben worden, die intermittierend, meist nur während der Katheterisierung in Erscheinung traten und sich rasch wieder zurückbildeten.

2. Reizleitungsstörungen

An Reizleitungsstörungen sind partielle und totale Blockierungen und Schenkelblockerscheinungen beobachtet worden. Eine partielle Blockierung sahen wir in zwei Fällen, einen totalen Block einmal. In diesen drei Fällen war der Rhythmus am Ende der Katheterisierung wieder normal. Solche Komplikationen sind vereinzelt auch in der Literatur mitgeteilt worden, so von GOLDMAN u. Mitarb., von ZIMDAHL und von BAYER u. Mitarb. Auch Schenkelblockbildungen kamen in unserem Krankengut insgesamt 3 mal vor und zwar ausschließlich im Sinn eines Rechtsschenkelblocks. Mitteilungen über solche intermittierend auftretenden Blockierungen liegen im Schrifttum von RAVIN u. Mitarb., BUGARO u. Mitarb., CARLOTTI u. Mitarb. und SORROSAL u. Mitarb. vor. MICHEL u. Mitarb. haben auch über vereinzelte gesicherte Fälle von Linksschenkelblock berichtet, die nur vorübergehend auftraten, ohne daß der linke Ventrikel durch den Katheter erreicht wurde.

Es ist kaum zweifelhaft, daß diese Blockaden durch lokale Mikrotraumen auf das Reizleitungssystem hervorgerufen werden, denen kein makroskopisch faßbarer morphologischer Befund, etwa einer Blutung entsprechen muß. Da die hämodynamische Bedeutung eines Schenkelblockes gering ist, ließen sich Begleiterscheinungen dieser Abnormität klinisch nicht feststellen. Auch in einem Fall mit Vorhof-Kammerblock war die Kammerfrequenz normal, so daß keine Änderung der Hämodynamik eintrat.

MICHEL u. Mitarb. haben der Ätiologie solcher Rhythmus- und Reizleitungsstörungen eine sorgfältige Studie gewidmet. Auffällig ist dabei die Häufigkeit intraventrikulärer Reizleitungsstörungen mit 16,7% aller Fälle, während Paroxysmen mit 6% nicht sehr häufig beobachtet wurden. Die Zahlen für die Extrasystolen sind sicherlich Minimalangaben, da in der Regel nicht fortlaufend registriert wird. Die Aufschlüsselung der Rhythmus- und Reizleitungsstörungen hat ergeben, daß gesunde und schwer geschädigte Herzen die häufigsten Abweichungen zeigen. Mit zunehmendem Alter nehmen die Komplikationen eher an Häufigkeit ab. Die Katheterstärke hat keinen sicheren Einfluß auf die Häufigkeit der Komplikationen. Höhere Vorhofdruckwerte und stärkere Dilatation der Kammer sind mit einer größeren Prozentzahl von Störungen verbunden.

i) Todesfälle bei der Herzkatheterisierung

Die Mehrzahl der in der Literatur mitgeteilten Todesfälle betrifft Patienten mit erworbenen oder angeborenen Herzfehlern. Ihre Zahl ist im Bericht des Kommitées

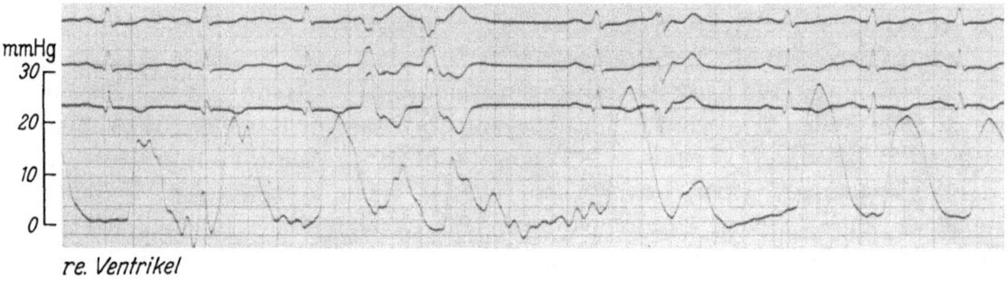

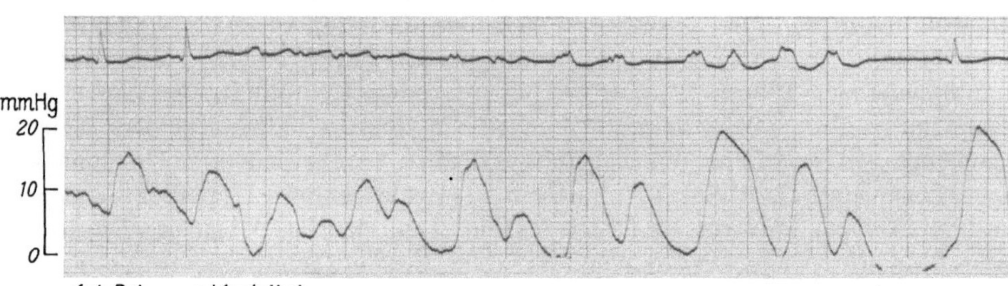

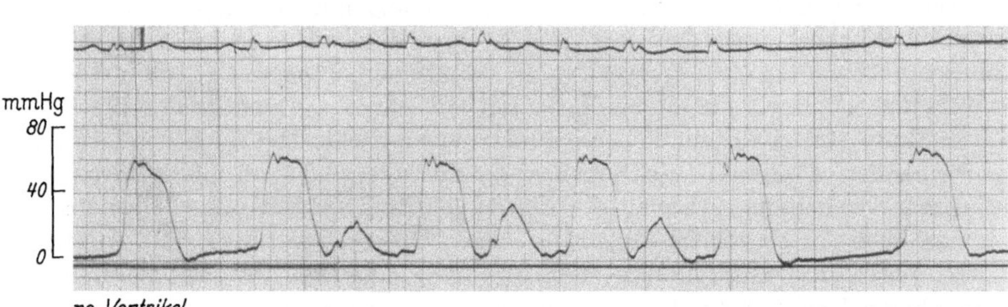

Abb. 77a—d. a Einzelne ventrikuläre Extrasystolen wechselnder Lokalisation im re. Ventrikel beim Versuch, den Katheter in die Lungenarterie vorzuschieben. Druckabfall nach den Extrasystolen, Drucksteigerung nach Ablauf der kompensatorischen Pause. b Extrasystolische Kette in Form eines Paroxysmus mit erheblicher Druckminderung im re. Ventrikel gegenüber dem nach dem letzten QRS-Komplex registrierten Normaldruck. c Multilokuläre, ventrikuläre Extrasystolie beim Zurückziehen des Katheters aus der Lungenarterie in den rechten Ventrikel. Stark unterschiedliche Ventrikeldrucke. d Pseudoalternans des Ventrikeldruckes durch unterschiedliche Dauer der Diastole bei wechselnder Überleitungszeit

der amerikanischen Heart Association von Cournand u. Mitarb. mit 4 auf 5691
Fälle angegeben (0,07%). Scebat u. Mitarb. haben aber in ihrem Krankengut
12 Todesfälle bei 2175 Katheterisierungen erlebt (0,55%). Bagger u. Mitarb. sahen
unter 5859 Fällen 7 mit tödlichem Ausgang. In unserem Krankengut ereigneten
sich bei 700 Katheterisierungen 2 Todesfälle (0,28%). Beide Fälle betrafen aber
Herzfehler, einmal einen erworbenen, einmal einen kongenitalen. Unter den
lungenangiographischen Untersuchungen trat keine tödliche Komplikation ein.
Die häufigste Todesursache ist Kammerflimmern, an zweiter Stelle steht die Herz-
tamponade nach Ventrikel- oder Coronarsinusperforation, an dritter Stelle das
Lungenödem im Anschluß an die Durchführung der Herzsondierung.

Angiographie

Die Zahl der während oder nach einer Angiographie auftretenden Komplikationen ist absolut genommen etwas höher als die durch alleinige Katheterisierung des
Herzens. Jedoch gilt hierbei in besonderem Maß, daß sich die Komplikationen, die
aus der Literatur vielfach zitiert werden, ganz überwiegend bei kongenitalen Herzfehlern, und zwar besonders solchen mit ausgeprägtem Rechts-Links-Shunt ereignen
(Dotter und Steinberg, 1,6%, Dotter und Jackson 0,4%, Löffler und Roth,
Dowling). In dem angeführten Bericht des amerikanischen Kommitées werden
unter 6824 Patienten aus 182 Untersuchungszentren 26 Todesfälle angegeben
(0,38%), während im eigenen Krankengut von Cournand u. Mitarb. unter
1256 Patienten bei 2197 Injektionen sich kein Todesfall ereignete. Eldridge u.
Mitarb. berichten jedoch über 6 Todesfälle bei 300 Patienten (2%), Mannheimer
u. Mitarb. über 2 Todesfälle unter 120 Fällen. Andere Komplikationen werden von
Eldridge u. Mitarb. im einzelnen diskutiert. Nur 26% der Fälle waren ohne Nebenerscheinungen, wenn von Wärmegefühl und rasch vorübergehenden Geschmacks-
sensationen abgesehen wird. 42% hatten milde Reaktionen wie Hyperpnoe, unregelmäßige Atmung, Hustenreiz, Tachykardie, Bradykardie, Übelkeit, Brechreiz,
schnell aufschießende Urticaria und Juckreiz. Ernstere Symptome traten in 32%
und zwar in folgender Form auf: Apnoe, Laryngospasmus, Cheyne-Stokessches
Atmen, Arrhythmie, Kollaps, Lungenödem, Krämpfe, Verwirrtheitszustand. Bei
Verwendung von Diodrast war ein Zusammenhang mit der angewandten Dosis
ganz offensichtlich. Bei 1 cm³ pro kg Körpergewicht kam es in 18%, bei Verwendung von 3,6 cm³/kg in 61% zu schweren Reaktionen. Jüngere Patienten scheinen
empfindlicher zu sein als ältere. Patienten mit schwerer Cyanose durch Rechts-
Links-Shunt waren empfindlicher als nicht cyanotische. Mehrfache, unmittelbar
nacheinander erfolgende Injektionen waren in 2 von 6 Fällen mit Diodrast von
schweren Erscheinungen begleitet, während die Erstinjektion ohne Nebenerscheinungen blieb. In 11 von 23 Fällen, bei denen Urocon, ein trijodiertes Kontrastmittel verwandt wurde, konnte allerdings nur einmal bei der zweiten Injektion
eine schwere Reaktion gesehen werden. Auch Mannheimer u. Mitarb. warnen vor
Mehrfachinjektionen. Von 6 Todesfällen waren 5 in schlechtem Kreislaufzustand.

Als Ursache der Nebenerscheinungen sind in erster Linie Überempfindlichkeits-
reaktionen gegenüber Jod angegeben worden. Ein Teil der Nebenwirkungen geht
auch ohne Zweifel auf eine besondere Jodempfindlichkeit zurück. Aus diesem
Grunde sind Testungen mit 1 ml intravenös appliziertem Kontrastmittel oder mit

0,2 ml intracutan injiziert üblich. Stärkere Überempfindlichkeits-Reaktionen können so eliminiert werden. Negativer Ausfall dieser Probe schützt aber nicht vor
Nebenwirkungen auch schwerer Art. Von großer Bedeutung ist in Fällen von

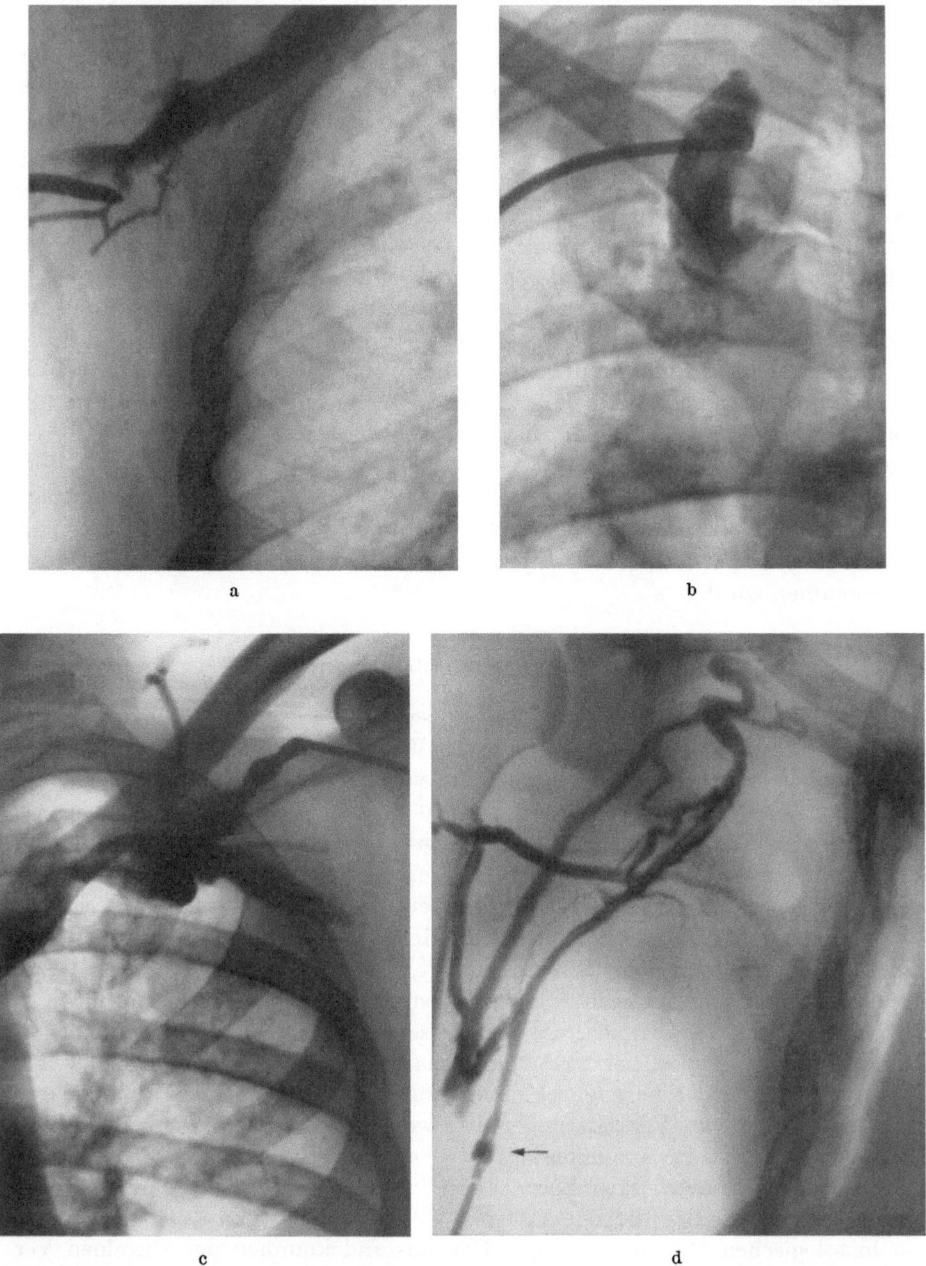

Abb. 78a—d. Hindernisse beim Einführen des Katheters: a Bei zu starker Biegung des Katheters bleibt die Spitze
im Armvenengeflecht hängen. b Rechtwinklige Einmündung der V. axillaris in die V. brachio-cephalica. c Der
starre, zu stark gebogene Katheter hat die V. axillaris nach oben gezogen und eine Venenverletzung verursacht.
d Die Katheterspitze hat sich in einer Venenklappe verfangen. Darstellung des Armvenengeflechtes nach einer
Thorakoplastik rechts

Rechts-Links-Shunt die Tatsache, daß Kontrastmittel unmittelbar und unverdünnt in die Hirngefäße gelangt. Die meisten Todesfälle ereignen sich durch Atemstillstand und Kollaps. Direkte hämodynamische Wirkungen sind sicher zu vernachlässigen, wenn auch von NORDENSTRÖM Druckveränderungen bei Injektion in das rechte Herz im Tierexperiment nachgewiesen sind. REYNOLDS hat ausgedehnte elektrokardiographische Untersuchungen während 75 Angiographien vorgenommen und in 45 Fällen Abweichungen von der Norm gesehen, darunter Extrasystolen, paroxysmale Tachykardien, wandernden Schrittmacher, partiellen Block, Schenkelblock und ST-Verlagerung. In drei Fällen kam es im Zusammenhang mit der Angiographie zum Tode. Als Ursache werden Gefäßspasmen (Coronararterie, Hirngefäße) besonders in den Fällen mit Rechts-Links-Shunt diskutiert. Aber auch ohne Gefäßspasmen vermag bei bestehender Hypoxie durch eine größere Kontrastmittelmenge die cerebrale und kardiale Sauerstoffversorgung, wenn sie in Ruhe schon an der Grenze der Norm ist, so erheblich verstärkt zu werden, daß zentral ausgelöste Schäden vorstellbar sind, ebenso wie ein akutes Versagen des Herzens. Kontraindikation gegen die Anwendung von Kontrastmittel sind neben der erwähnten Jodüberempfindlichkeit in jedem Falle eine Niereninsuffizienz. Bei intakter Nierenfunktion erfolgt die Ausscheidung zu 30—40% innerhalb von 60 min.

Diesen Komplikationen Herzkranker stehen aus unserem Untersuchungsgut nur wenige und klinisch unbedeutende Symptome gegenüber, obwohl in einem großen Teil der Fälle mehrfach Injektionen, allerdings in kleineren Einzeldosen vorgenommen wurden.

Zusammenfassung

Die vorliegende Arbeit soll die diagnostischen Möglichkeiten und Grenzen der Lungenangiographie bei der präoperativen Untersuchung chirurgischer Lungenerkrankungen zeigen. Um eine Vorstellung von der Bedeutung der einzelnen im Angiogramm erkennbaren Veränderungen zu gewinnen, wurden die pathologischanatomischen Befunde von 250 Lungenresektionspräparaten den vor der Operation erhobenen angiographischen Befunden anhand einzelner Beispiele gegenübergestellt. Die Schilderung des Krankheitsverlaufes soll erläutern, wie sich die Lungenangiographie als röntgenologische Methode in den Rahmen der übrigen klinischen Untersuchungen einzuordnen hat. Die ungezielte bezw. gezielte Angiopneumographie eignet sich für die Darstellung der Gefäßveränderungen im Mediastinal- und Hilusbereich, die gezielte selektive Lungenangiographie hat ihr Hauptanwendungsgebiet bei der Strukturanalyse des peripheren Lungengewebes. Die Untersuchung der normalen Segmentanatomie zeigt, daß das Lungenparenchym sicher frei von Veränderungen ist, wenn das Angiogramm keine Abweichungen von der Norm erkennen läßt.

Die im Angiogramm erkennbaren Veränderungen sind hauptsächlich morphologisch bedingt, wie der Vergleich der prä- und postoperativen Angiogramme mit den histologischen Präparaten zeigt. Das Zustandekommen der einzelnen Veränderungen im Lungenangiogramm wird anhand der mikroskopischen Befunde der Resektionspräparate erläutert. Die differential-diagnostischen Möglichkeiten der Lungenangiographie sind beschränkt. Da die Veränderungen des Parenchymes in Schwere und Ausdehnung den Gefäßprozessen bei chronischen Lungenerkrankungen genau parallel laufen, erlaubt das Angiogramm direkte Schlüsse auf Schwere und Ausdehnung des im einzelnen Lungensegment ablaufenden Degenerationsprozesses, indirekte Schlüsse auf die Funktionseinschränkung des Parenchyms, wenn die Krankheitsdiagnose gesichert ist. Besonders eindrucksvoll ist die im Angiogramm nachweisbare Schädigung des Lungengewebes nach der Abheilung spezifischer oder unspezifischer entzündlicher Prozesse. Der Vergleich der Veränderungen im Angiogramm und im histologischen Bilde führt zur Einteilung in 4 Parenchymschädigungsgrade, die Anhaltspunkte für die chirurgische Indikationsstellung geben. Lungenteile mit dem Schädigungsgrad I können immer erhalten werden. Der Schädigungsgrad II bildet einen Grenzfall, je nach Lokalisation und Ausdehnung der Grundkrankheit können solche Lungenteile erhalten oder reseziert werden. Bei einem Schädigungsgrad III oder IV sind die Parenchymveränderungen so weit fortgeschritten, daß das Lungengewebe entweder als funktionell wertlos oder als Gefahrenherd einer möglichen Streuung entfernt werden muß.

Indirekte Schlüsse auf die Funktionseinschränkung des einzelnen Segmentes oder Lungenlappens gestattet auch die Messung der mittleren Kreislaufzeit mit J^{131}-markiertem Human-Albumin nach Injektion durch den Katheter in den betreffenden Lungenteil. Die Zirkulationszeit ist in den erkrankten Lungenabschnitten verlängert, es fließt auch weniger Blut durch sie hindurch. Die Verlängerung der mittleren Kreislaufzeit läuft der Einschränkung der Lungenfunktion parallel.

Die bei der lungenangiographischen Untersuchung von 300 Kranken beobachteten Komplikationen sind gering, da es sich meist um herzgesunde Patienten handelt.

Ihre Bedeutung beweist die Lungenangiographie im Rahmen der präoperativen Diagnostik vor allem bei der Beurteilung des Ausmaßes einer geplanten Lungenteilresektion (durch chronische, spezifische oder unspezifische Prozesse geschädigte oder zerstörte Lungenteile, besonders unter Kollapsmaßnahmen, Empyemresthöhlen oder bei Atelektasen). Schließlich erlaubt die Lungenangiographie Schlüsse auf die Inoperabilität von Lungentumoren, so daß man vielen Kranken eine Probethorakotomie ersparen kann.

Von den Veränderungen der Lungengefäße werden die Thrombose der A. pulmonalis, die Lungenagenesie und die arteriovenöse Lungenangiomatose im angiographischen Bilde gezeigt.

Literatur

ABBOTT, M. E.: Atlas of congenital cardiac disease. Amer. Heart Assoc. New York 1936, 1949.
ABBOTT, O. A., W. A. HOPKINS and T. F. LEIGH: The role of angiocardiography and venography in mediastinal and paramediastinal lesions. J. thorac. Surg. 18, 869 (1949).
ABRIKOSSOFF, A. I.: Über allergische Veränderungen der Blutgefäße im Bereich lokaler entzündlicher Prozesse. Virchows Arch. path. Anat. 295, 669 (1935).
ACKERMAN, L. V., and K. KASUGA: Chronic cor pulmonale. Amer. Rev. Tuberc. 43, 11 (1941).
ACTIS-DATO, A., P. F. ANGELINO and A. BRUSCA: Angiopulmographic study of lesser circulation in mitral stenosis. Amer. Heart J. 52, 1 (1956).
ADAMS, W. E., L. HRDINA and L. E. DOSTAL: Vascular changes in experimental atelectasis. J. thorac. Surg. 4, 377 (1934).

ADAMS, W. E., T. F. THORNTON and L. EICHELBERGER: Cavernous hemangioma of the lung. Report of a case with successful treatment by pneumonectomy. Arch. Surg. **49**, 51 (1944).

AITCHISON, J. D., and J. M. McKAY: Pulmonary artery occlusion demonstrated by angiography. Brit. J. Radiol. **29**, 398 (1956).

—, and H. G. RICHMOND: Pulmonary hypertension associated with necrotizing pulmonary arteriitis. Brit. Heart J. **17**, 312 (1955).

ALEXANDER, R. S., and M. M. REYDMAN: A simple test of pulmonary function employing the oxymeter. J. thorac. Surg. **25**, 95 (1953).

ALEXANDER, ST. C.: Congenital absence of the left pulmonary artery. Amer. Heart J. **50**, 465 (1955).

ALEXANDER, W. S.: Hemangioma of lung. N.Z. med. J. **44**, 180 (1945).

ALLEN, C. M. VAN, G. B. NICOLL u. W. M. TUTTLE: Veränderungen der Lunge nach Verschluß der Lungenarterienzweige durch Embolus und Unterbindung. Dtsch. Z. Chir. **235**, 724 (1932).

ALLEY, R. D., A. STRANAHAN, H. KAUSEL, P. FORMEL and L. H. S. VAN MIEROP: Demonstration of bronchial-pulmonary artery reverse flow in suppurative pulmonary disease. Clin. Res. **6**, 41 (1958).

ALWALL, N., S. JOHNSSON, A. TORNBERG and L. WERKÖ: Acute renal failure following angiography, especially the risk of repeated examination, revealed by 8 cases (2 deaths). Acta chir. scand. **109**, 11 (1955).

AMENTROUT, C. H., and F. J. UNDERWOOD: Familial hemorrhagic telangiectasia with associated pulmonary arteriovenous aneurysm. Amer. J. Med. 8, 246 (1950).

AMEUILLE, P., J. FAUVET et J. NOUAILLE: Les vaisseaux pulmonaires dans la tuberculose. Ann. anat.- pathol. (Paris) **14**, 654 (1937).

—, G. RONNEAUX, V. HINAULT, H. DEGREZ et J. M. LEMOINE: Remarques sur quelques cas d'artériographie pulmonaire chez l'homme vivant. Bull. Soc. Méd. Paris **52**, 729 (1936).

— — — — Quelques cas d'artériographies pulmonaires. J. Radiol. Électrol. **22**, 97 (1938).

ANACKER, H.: Untersuchungen zur Spirometrie der Lungenlappen. Thoraxchirurgie 1, 254 (1953).

ANDERSEN, P. TH., I. ANDERSEN, H. ELTORM, TH. POULSEN, E. GLISTRUP and H. PETERSEN: Angiopulmography. Acta radiol. (Stockh.) **36**, 257 (1951).

ANDRÉ, R., B. DREYFUS et D. BRILLE: Anévrysme artério-veineux du poumon. Lobectomie. Guérison. Bull. Soc. Méd. Paris **68**, 646 (1952).

ANDRUS, W. D.: Observations on the cardiorespiratory physiology following the collaps of one lung by bronchial ligation. Arch. Surg. **10**, 506 (1925).

ANGELINO, P. F., A. ACTIS-DATO e V. LEVI: Modificazioni elettrocardiografiche durante angiocardiografia. Minerva chir. 8, 2 (1953).

ANNO, H., and J. TOMASHEFSKI: Studies on the impairment of respiratory function in pulmonary tuberculosis. Amer. Rev. Tuberc. **71**, 333 (1955).

ANTHONY, A. J.: Funktionsprüfung der Atmung. Leipzig: Joh. Ambrosius Barth 1937. Neuauflage: ANTHONY, A. J., u. H. VENRATH, 1957.

APPLETON, A. B.: Segments and blood vessels of the lung. Lancet **1944 II**, 592.

— The arteries and veins of the lungs. J. Anat. (Lond). **79**, 97 (1945).

ARNAUD, J., P. TULON et R. MÈRIGOT: L'exploration de la fonction respiratoire. Paris: Masson & Cie. 1947.

ARNOTT, W. M.: Order and disorder in pulmonary function. Brit. med. J. **4934**, 279 (1955); **4935**, 342 (1955).

ARVIDSSON, H., J. KARNELL and T. MÖLLER: Multiple stenosis of pulmonary arteries associated with pulmonary hypertension, diagnosed by selective angiocardiography. Acta radiol. **44**, (Stockh.) 209 (1955).

—, and P. ÖDMAN: Angiocardiography in mitral disease. Acta radiol. (Stockh.) **47**, 97 (1957).

ARWELL, J. R., J. B. HICKAM, W. W. PRYOR and E. B. PAGE: Reduction of blood flow through the hypoxic lung. Amer. J. Physiol. **166**, 37 (1951).

Askanazy, M.: Die Gefäßveränderungen bei der akuten tuberkulösen Meningitis und ihre Beziehung zu den Gehirnläsionen. Arch. klin. Med. **99**, 333 (1910).

Auerbach, O.: Anatomic changes in the lungs following thoracoplasty. J. thorac. Surg. **11**, 21 (1941).

Austrian, R., J. H. McClement, A. D. Renzetti, K. W. Donald, R. L. Riley and A. Cournand: The syndrome of "alveolar-capillary block". Amer. J. Med. **11**, 667 (1951).

Baer, S., A. Behrend and H. L. Goldburgh: Arteriovenous fistulas of the lungs. Circulation 1, 602 (1950).

Bagger, M., G. Biörck, V. O. Björk, B. Broden, L. E. Carlgren, A. Carlsten, I. Edler, B. Ejrup, H. Eliasch, A. Gustavson, A. Gyllenswärd, H. E. Hanson, A. Holmgren, H. Idbohrn, S. R. Johnson, B. Johnson, G. Jönsson, J. Karnell, S. R. Kjellberg, H. Krook, H. Larsson, E. Linden, H. Linderholm, H. Lodin, G. Malmström, E. Mannheimer, T. Möller, J. Philipsson, S. Radner, U. Rudhe, G. Ström, B. Söderholm, B. Ulfsparre and L. Werkö: On methods and complications in catheterization of heart and large vessels, with and without contrast injection. Amer. Heart J. **5**, 766—777 (1957).

Bailey, C. P.: Surgery of the Heart: Pulmonary Artery. Philadelphia: Lea & Febiger 1955.

Baker, C., and J. R. Trounce: Arteriovenous aneurysm of lung. Brit. Heart J. **11**, 109 (1949).

Baldwin, E. de F., A. Cournand and D. W. Richards: Pulmonary insufficiency. I. Physiological classification, clinical methods of analyses, standard values in normal subjects. Medicine (Baltimore) **27**, 243 (1948).

— — — Pulmonary insufficiency. II. Study of 39 cases of pulmonary fibrosis. Medicine (Baltimore) **28**, 1 (1949).

— — — Pulmonary insufficiency: III. A study of 122 cases of chronic pulmonary emphysema. Medicine (Baltimore) **28**, 201 (1949); **29**, Nr. 3 (1950).

— A. Harden, D. G. Greene, A. Cournand and D. W. Richards: Pulmonary insufficiency. IV. A study of 16 cases of large pulmonary air cysts or bullae. Medicine (Baltimore) **29**, 169 (1950).

Balsac, R. H. de: L'artère pulmonaire. Sem. Hôp. Paris **1954**, 1896.

Banfield, W. G., D. B. Hackel and W. T. Goodale: Cardiac lesions following venous catheterization of the right auricle and coronary sinus of dogs. J. Lab. clin. Med. **35**, 287 (1950).

Barden, R. P.: The interpretation of some radiologic sings of abnormal pulmonary function. Radiology **59**, 481 (1952).

—, and D. A. Cooper: Peripheral vascular disease in lungs. Amer. J. Roentgenol. **61**, 17 (1949); J. Amer. med. Ass. **137**, 584 (1948).

Bariéty, M.: Etude anatomique des poumons enlevés par pleuropneumonectomie. Revue Tuberc. (Paris) **20**, 1 (1956).

— O. Monod et J. Paillas: Angiopneumographie et cancer bronchique. Bull. Soc. Méd. Paris **66**, 1107 (1950).

— — P. Choubrac et P. Joly: Le poumon exclu (Syndrome d'amputation de l'artère pulmonaire à l'angiopneumographie). Presse méd. **59**, 711 (1951).

Barker, N. W., and J. D. Camp: Direct venography in obstructive lesions of the veins. Amer. J. Roentgenol. **35**, 485 (1936).

Barnes, C. G., L. Fatti and D. M. Pryce: Arteriovenous aneurysm of lung. Thorax **3**, 148 (1948).

Barran, D. A. N.: Anaesthesia for angiocardiography. Anaesthesia 8, 191 (1953).

Barrett, R. J.: The arterial distribution of the left upper pulmonary lobe. J. thorac. Surg. **32**, 190 (1956).

— M. Masaki and J. C. Day: Circulatory status of resected tuberculous pulmonary lobes. J. thorac. Surg. **27**, 277 (1954).

Bartels, H.: Die Messung des Sauerstoffdruckes im Blut und Möglichkeiten ihrer Anwendung in der Klinik. Anästhesist **3**, 1 (1954).

— R. Beer, E. Fleischer u. G. Rodewald: Methoden zur Untersuchung des Gasaustausches in der Lunge. Klin. Wschr. **1955**, 969.

— — — H. J. Hoffheinz, J. Krall, G. Rodewald, J. Wenner u. I. Witt: Bestimmung von Kurzschlußdurchblutung und Diffusionskapazität der Lunge bei Gesunden und Lungenkranken. Pflügers Arch. ges. Physiol. **261**, 99 (1955).

BARTELS, H., R. BEER, H. P. KOEPCHEN, J. WENNER u. I. WITT: Messung der alveolar-arteriellen O_2-Differenz mit verschiedenen Methoden am Menschen bei Ruhe und Arbeit. Pflügers Arch. ges. Physiol. **261**, 133 (1955).

— E. BÜCHERL, C. W. HERTZ, G. RODEWALD u. M. SCHWAB: Lungenfunktionsprüfungen. Methoden und Beispiele klinischer Anwendungen. 1958.

BATTEZZATI, M., F. SOAVE u. A. TAGLIAFERRO: Die Angiokardiopneumographie zur Diagnose der Lungen- und Mediastinaltumoren. Schweiz. med. Wschr. **30**, 799 (1950); Minerva med. **12**, 1 (1950).

BATTRO, A., and H. BIDOGGIA: Endocardiac electrocardiogram obtained by heart catheterization in man. Amer. Heart J. **33**, 604 (1947).

BAUERSFELD, S. R., A. J. MACDONALD, M. BERTHRONG and H. B. TAUSSIG: Primary pulmonary hypertension. Amer. Dis. Child. **84**, 765 (1952).

BAYER, O., J. DREWES u. S. EFFERT: Der Katheterismus des rechten Herzens — Technik, Zwischenfälle, Indikation. Münch. med. Wschr. **94**, 801 (1952).

— F. LOOGEN u. H. H. WOLTER: Der Herzkatheterismus bei angeborenen und erworbenen Herzfehlern. Stuttgart: Thieme 1954.

— — H. VIETEN, K. H. WILLMANN u. H. H. WALTER: Der Wert des Herzkatheterismus und der Angiokardiographie bei der Diagnostik intra- und extrakardialer Tumoren. Dtsch. med. Wschr. **79**, 619 (1954).

—, u. H. H. WOLTER: Atlas intracardialer Druckkurven. Stuttgart: G. Thieme Verlag 1958.

BEDDARD, F. D.: Arteriovenous fistula of lung. Brit. med. J. **1949I**, 1038.

BEIERWALTES, W. H., and F. H. BYRON: Pulmonary arteriovenous aneurysm with secondary polycythemia. Report of the first case treated by lobectomy. J. Amer. med. Ass. **134**, 1069 (1947).

BELLI, L., P. PIETRI e M. REICH: Il valore della angiopneumografia nella diagnostica funzionale delle malattie polmonare. Chir. torac. **10**, 236 (1957); ref. Zbl. Radiol. **59**, 47 (1958).

BERBERICH, J., u. S. HIRSCH: Die röntgenologische Darstellung der Arterien und Venen am lebenden Menschen. Klin. Wschr. **49**, 2226 (1923).

BERBLINGER, W.: Formen und Ursachen der Herzhypertrophie bei Lungentuberkulose. Bern 1947.

BERCHTOLD, R.: Die Lungendecortication in der Behandlung des posttraumatischen Pleuraempyems. Schweiz. med. Wschr. **85**, 320 (1955).

BERNARD, C.: Leçons de Physiologie Opératoire. Paris 1879.

BETZ, E., H. HUNDESHAGEN u. H. SCHOLTZE: Untersuchung der Lungendurchblutung mit ^{131}J-markiertem Albumin während Herzkatheterisierung bei Lungentuberkulose. Atompraxis 4, 273—279 (1958).

BIBER, W.: Über Hämorrhagien und Gefäßveränderungen bei tuberkulöser Meningitis. Frankfurt. Z. Pathol. **6**, 262 (1911).

BING, R. J.: Catheterization of coronary sinus and middle cardiac vein in man. Proc. Soc. exp. Biol. (N. Y.) **66**, 239 (1947).

— Catheterization of the heart. Advanc. intern. Med. **5**, 59 (1952).

BIÖRK, G., and H. KROOK: Myocardial injury at cardiac catheterization. Acta cardiol. (Brux.) **6**, 101 (1951).

BIRATH, G., and C. CRAFOORD: Function tests in pulmonary surgery. J. thorac. Surg. **22**, 414 (1951).

BIRKELO, C. C., and W. L. BROSIUS: Roentgen visualization of the pulmonary arterial circulation in autopsy material. Radiology **31**, 261 (1938).

BISGARD, J. D.: Pulmonary arterio-venous aneurysm. Surgical management. Proc. Centr. Soc. Clin. Res. **19**, 46 (1946).

BJÖRK, V. O.: Circulation through an atelectatic lung in man. J. thorac. Surg. **26**, 533 (1953).

— The arterial oxygen and carbon dioxide tension during the postoperative period in cases of pulmonary resections and thoracoplasties. J. thorac. Surg. **27**, 455 (1954).

—, and E. F. SALEN: The blood flow through an atelectatic lung. J. thorac. Surg. **20**, 933 (1950).

BJÖRKMAN, S., and E. CARLENS: The lung function during rest and exercise in lung diseases. A bronchospirometric study. Acta med. scand. Suppl. **259**, 63 (1951).

BLADES, B., W. B. FORD and P. CLARK: Pulmonary artery aneurysms. Report of a case treated by surgical intervention. Circulation 2, 565 (1950).

BLEICHRÖDER, F.: Intraarterielle Therapie. Berl. klin. Wschr. 49, 1503 (1912).

BLOOMFIELD, R. A., H. D. LAWSON, A. COURNAND, E. S. BREED and D. W. RICHARDS: Recording of right heart pressures in normal subjects and in patients with chronic pulmonary disease and various types of cardio-circulatory disease. J. clin. Invest. 25, 639 (1946).

BLUM, W., u. W. QUARZ: Zur Morphologie der Tuberkulose beim Vergleich von Bronchogrammen und Angiogramm. Beitr. klin. Tuberk. 109, 528 (1953).

BOCK, H. E.: Über die Bedeutung der Kreislaufzeit für die Diagnose des Kreislaufversagens und ihre Beziehungen zu Venendruck, Vitalkapazität und Blutmenge. Verh. dtsch. Ges. inn. Med. 50, 148 (1938).

—, u. A. FINK: Über die Verfahren der Kreislaufzeitbestimmung und ihre praktische Anwendung am kranken Menschen. Zbl. inn. Med. 58, 49, 81 (1937).

— W. HAHN u. H. WIDMANN: Untersuchungen über die Veritolwirkungen am Menschen. Z. klin. Med. 138, 551 (1940).

BÖHME, W.: Bewegungsstudien mit Hilfe moderner Röntgenverfahren an Herz und Kreislauf. Physiologischer und tierexperimenteller Teil mit röntgenkinematographischen Demonstrationen. Fortschr. Röntgenstr. 61, 57 (1940).

BÖNING, H., u. W. BOLT: Über den Atemzeitquotienten bei Lungenkranken und Gesunden. Beitr. klin. Tuberk. 105, 88 (1951).

BOEREMA, I., and R. P. BRILMAN: Cavernous angioma of right lung. J. thorac. Surg. 17, 705 (1948).

BOLT, H.: Zur Methodik der Funktionsprüfung von Lunge und Kreislauf. Beitr. Silikose-Forsch. 8, 49 (1950).

— Herz und Kreislauf bei Silikose. Beitr. Silikose-Forsch. 9, 37 (1951).

— Funktionsgrößen des Lungenkreislaufes bei chronischen Lungenerkrankungen, speziell bei Lungentuberkulose. Verh. dtsch. Ges. Kreisl.-Forsch. 17, 118 (1951).

— Zur Auswertung des Herzkatheterismus. Regensburg. Jb. ärztl. Fortbild. 2, 1 (1953).

— Selektive Lungenangiographie. 12. Vortragsreihe der „Augsburger Fortbildungstage für praktische Medizin". 44 (1953).

— Zum Lungenkreislauf unter Berücksichtigung der Lungenfunktionsprüfung. Beitr. klin. klin. Tuberk. 110, 39 (1953).

— Emphysem (Hämodynamik). Beitr. klin. Tuberk. 111, 266 (1954).

— Pathologische Physiologie des Cor pulmonale. Verh. dtsch. Ges. Kreisl.-Forsch. 21, 196 (1955).

— Klinische Funktionsdiagnostik der Atmungsstörungen. In: H. KÜCHMEISTER: Klinische Funktionsdiagnostik. Stuttgart: G. Thieme 1956.

— Lungenangiographie. Handbuch der Tuberkulose von HEIN, KLEINSCHMIDT, NEHLINGER. Stuttgart: G. Thieme 1957.

— W. FORSSMANN u. H. RINK: Technik und praktische Bedeutung der Herzkatheterung für die funktionelle Diagnostik und die Therapie von Herz- und Lungenerkrankungen. Med. Klin. 48, 1614 (1953).

— — — Selektive Lungenangiographie. Stuttgart: G. Thieme 1957.

—, u. H. W. KNIPPING: Zur Klinik des Lungenkreislaufes. Verh. dtsch. Ges. Kreisl-Forsch. 17, 87 (1951).

— — Zur Situation der Silikoseklinik. Dtsch. med. Wschr. 81, 577 (1956).

— — u. H. RINK: Funktionsfragen bei der operativen Behandlung der Lungentuberkulose. Thoraxchirurgie 1, 167 (1953).

— — — Praktische Herz- und Lungenfunktionsfragen in der Lungenchirurgie. München. med. Wschr. 95, 392 (1953).

— — — Prä- und postoperative funktionsanalytische Ergebnisse bei lungenchirurgischen Eingriffen. Münch. med. Wschr. 95, 392, 421 u. 483 (1953).

— — — L'étude fonctionnelle régionale de la circulation pulmonaire et de la ventilation dans les résections segmentaires, la collapsothérapie sélective et la décortication. Poumon 9, 329 (1953).

— — — Pulmonary circulation in cardiac and respiratory diseases as studied by selective angiography. 2. Weltkongreß für Kardiologie, Washington, 484 (1954).

BOLT, H., H. W. KNIPPING u. H. RINK: Probleme des kleinen Kreislaufes bei Herz- und Lungenkrankheiten. Medizinische **14**, 480 (1955).

— — u. H. LUDES: Zur präoperativen Herzdiagnostik unter Berücksichtigung der Möglichkeiten der Isotopenchemie. Verh. dtsch. Ges. Kreisl.-Forsch. **20**, 102 (1954).

— — H. VALENTIN u. H. VENRATH: Respiratorische Ruhe- und Arbeitsinsuffizienz. Die Gruppierung der verschiedenen Formen und die Abgrenzung von der kardialen Insuffizienz unter besonderer Berücksichtigung der Lungentuberkulose. Beitr. klin. Tuberk. **108**, 394 (1953).

— — — — Indikationen zu chirurgischen Eingriffen am Herzen. Einige Bemerkungen zur Herzchirurgie und den neuen operativen Möglichkeiten vom Standpunkt der inneren Klinik und der ärztlichen Allgemeinpraxis. Dtsch. med. Wschr. **78**, 523 (1953).

— — — — Herzfunktion und Herzfunktionsdiagnostik. Stuttgart: G. Thieme 1953.

— — — — Indikationen und Gegenindikationen bei den Eingriffen am Herzen vom Standpunkt der inneren Medizin und der Praxis. Dtsch. med. Wschr. **79**, 700 (1954).

— D. MICHEL, H. VALENTIN u. H. VENRATH: Über die Druckverhältnisse im kleinen Kreislauf, rechten Herzen und in den dem Herzen vorgelagerten Venen unter den Bedingungen der Bürgerschen Preßdruckprobe. Z. Kreisl.-Forsch. **44**, 261 (1955).

—, u. H. RINK: Selektive Angiographie der Lungengefäße bei Lungentuberkulose. Schweiz. Z. Tuberk. **8**, 380 (1951).

— — Zur Situation und Problematik der chirurgischen Behandlung der pulmonalen Phthise. Münch. med. Wschr. **94**, 1549 (1952).

— — Beitrag zur Funktionsanalyse der oberen Teilplastik und ihrer Korrektur. Schweiz. Z. Tuberk. **10**, 8 (1953).

— — H. VALENTIN u. H. VENRATH: Bronchospirographie. Beitr. klin. Tuberk. **111**, 317 (1954).

— K. T. SCHILD, H. VALENTIN u. H. VENRATH: Zur Frage der intrapulmonalen Oxydation und der Gültigkeit des Fickschen Prinzips. Z. Kreisl.-Forsch. **43**, 840 (1954).

— A. STANISCHEFF u. O. ZORN: Die selektive Angiographie der Lungengefäße. München. med. Wschr. **93**, 305 (1951).

— — — Intrakardiale Druckmessungen vor und nach Lungenresektionen. Münch. med. Wschr. **93**, 574 (1951).

— — — Beitrag zur Druckmessung in der Arteria pulmonalis. Klin. Wschr. **29**, 420 (1951).

— H. VALENTIN u. H. VENRATH: Zur Klinik und Praxis der Insuffizienz des rechten Herzens. Med. Klin. **51**, 1691 (1952).

— — — u. E. WEBER: Zur Klinik des Bronchialcarcinoms. Med. Klin. **47**, 733 (1952).

—, u. TH. WEDEKIND: Druck in der Arteria pulmonalis und Lungenfunktion bei Bronchialcarcinom vor und nach der Operation. Verh. dtsch. Ges. inn. Med. **57**, 333 (1951).

—, u. O. ZORN: Probleme des rechten Herzens bei chronischen Lungenerkrankungen, insbesondere bei Silikose und Tuberkulose. Z. ges. inn. Med. **6**, 729 (1951).

— — Selektive Angiographie der Lungengefäße bei operativ zu behandelnder Lungentuberkulose. 33. Tagg. Dtsch. Röntgengesellschaft Baden-Baden 1951. Fortschr. Röntgenstr. Beiheft 76, 49 (1952).

BORDEN, C.: Fundamental and clinical aspects of pulmonary hypertension. Minn. Med. **31**, 1216 (1948).

BOURGEOIS, P., M. DURAND, V. DUPONT, P. Y. HATT et M. K. CARAMANIAN: L'angiographie pulmonaire comme moyen d'étude de la vascularisation des lesions tuberculeuses. Bull. Soc. Méd. Paris **65**, 1183 (1949).

— — — — — L'intéret de l'angiopneumographie chez les tuberculeux pulmonaires. Sem. Hôp. (Paris) **26**, 427 (1950).

— V. DUPONT, P. E. CASSAN, A. ROY et C. L. BRIEN: Technique et résultats de l'angiopneumographie en practique pneumologique, courante. Bull. Soc. Méd. Paris **66**, 1275 (1950).

BOYD, L. J., and T. H. MCGAVACK: Aneurysm of the pulmonary artery. Amer. Heart J. **18**, 562 (1939).

BOYDEN, E. A.: A synthesis of the prevailing pattern of the bronchopulmonary segments in the light of their variations. Dis. Chest **15**, 657 (1949).

— The distribution of bronchi in gross anomalies of the right upper lobe, particularly lobes subcivided by the azygos vein and those containing prearterial bronchi. Radiology **58**, 797 (1952).

BOYDEN, E. A.: Lateral views of the segmental bronchi and related pulmonary vessels in an injected preparation of the lungs. Radiology 61, 183 (1953).
— Segmental anatomy of the lungs. New York, Toronto, London: The Blakiston Division McGraw-Hill Book Company 1955.
—, and C. J. HAMRE: An analysis of variations in the bronchovascular patterns of the middle lobe in 50 dissected and 20 injected lungs. J. thorac. Surg. 21, 172 (1951).
—, and J. F. HARTMANN: An analysis of variations in the bronchopulmonary segments of the bronchopulmonary segments of the left upper lobes in 50 lungs. Amer. J. Anat. 79, 321 (1946).
—, and J. G. SCANNELL: An analysis of variations in the bronchovascular pattern of the right upper lobe of 50 lungs. Amer. J. Anat. 82, 27 (1948).
BRANNON, E. S., A. J. MERRILL, J. V. WARREN and E. A. STEAD: The cardiac output in patients with chronic anemia as measured by the technique of right atrial catheterization. J. clin. Invest. 24, 332 (1945).
— E. A. STEAD, J. V. WARREN and A. J. MERRILL: Hemodynamics of acute hemorrhage in man. Amer. Heart J. 31, 407 (1946).
BRANTIGAN, O. C.: Anomalies of the pulmonary veins — their surgical significance. Surg. Gynec. Obstet. 84, 653 (1947).
BRANWOOD, A. W.: Primary pulmonary hypertension. Edinb. med. J. 61, 332 (1954).
BRAUER, L., u. H. W. KNIPPING: Zur respiratorischen Insuffizienz. Beitr. klin. Tuberk. 101, 424 (1948); Med. Klin. 44, 1929 (1949).
BRAUN, H., u. H. KLEINFELDER: Zur Differentialdiagnose der durch pulmonale Gefäßprozesse bedingten Hilusvergrößerungen. Med. Klin. 51, 2157 (1956).
BRAUNWALD, E.: The hemodynamics of the left side of the heart as studied by simultaneous left atrial, left ventricular and aortic pressures. Circulation 12, 69 (1955).
BREDT, H.: Die primäre Erkrankung der Lungenschlagader in ihren verschiedenen Formen. Virchows Arch. path. Anat. 284, 126 (1932).
— Können morphologische Veränderungen im kleinen Kreislauf durch angeborene Herzfehler bedingt sein ? Klin. Wschr. 15, 1358 (1936).
— Über Pulmonalsklerose. Verh. dtsch. Ges. Path. 1937, 398.
— Entzündung und Sklerose der Lungenschlagader. Virchows Arch. path. Anat. 308, 60 (1942).
— Die Morphologie der Arteriosklerose. Verh. dtsch. Ges. Path. 41, 11 (1958).
BREMER, J. L.: On the origin of the pulmonary arteries in mammals. Anat. Rec. 3, 334 (1909).
BRENNER, O.: Pathology of the vessels of the pulmonary circulation. Arch. intern. Med. 56, 1189 (1935).
BRILL, I. C., and J. J. KRYGIER: Primary pulmonary vascular sclerosis. Arch. intern. Med. 68, 560 (1941).
BRILLE, D., et C. HATZFELD: L'exploration de la ventilation par l'examen radioscopique dynamique. Poumon 11, 865 (1955).
BRINK, A. J.: Telangiectasis of lungs with 2 case reports of hereditary haemorrhagic telangiectasia with cyanosis. Quart. J. Med. 19, 239 (1950).
BRINTON, W. D.: Primary pulmonary hypertension. Brit. Heart J. 12, 305 (1950).
BROBECK, O.: Arteriovenöses Aneurysma der Lunge, durch Resektion geheilt. Acta radiol. (Stockh.) 30, 371 (1948).
BROCK, R. C.: The anatomy of the bronchial tree. With special reference to the surgery of lung abscess. Revised Edition 1954. New York: Oxford University Press 1946.
— The nomenclature of broncho-pulmonary anatomy. An international nomenclature accepted by The Thoracic Society. Thorax 5, 222 (1950).
BRODY, H.: Drainage of the pulmonary veins into the right side of the heart. Arch. Path. 33, 221 (1942).
BROMAN, T., and O. OLSSON: The tolerance of cerebral blood vessels to contrast medium of the diotrast group. Acta radiol. (Stockh.) 30, 326 (1948).
BROWN, S., J. E. McCARTHY and A. FINE: The pulmonary artery. Radiology 32, 175 (1939).
BRUCE, R. A., P. N. G. YU, F. W. LOVEJOY, M. E. McDOWELL and R. PEARSON: Ventricular tachycardia during cardiac catheterization of patient with Wolff-Parkinson-White-Syndrome. Circulation 2, 245 (1950).
BRÜCHER, H., u. K. P. FISCHER: Arterio-venöse Aneurysmen im Pulmonalkreislauf und Morbus Osler. Dtsch. Arch. klin. Med. 200, 1 (1952).

BRÜNER, H., H. HÖRNICKE u. J. STOFFREGEN: Durchblutungsmessungen an einzelnen Lungenlappen bei einphasischer und Wechseldruck-Beatmung. Anaesthesist 4, 43 (1955).

BRUNNER, A.: Beiträge der Chirurgie zur Physiologie der Atmung. 30. Vierteljahresschrift Naturf. Gesellsch. Zürich. Zürich: Gebr. Fretz A.G. 1947.

BRUNS, O.: Über die Blutzirkulation in der atelektatischen Lunge. Dtsch. Arch. klin. Med. 108, 469 (1912).

BRUWER, A. J., O. TH. CLAGETT and J. R. McDONALD: Anomalous arteries to the lung associated with congenital pulmonary abnormality. J. thorac. Surg. 19, 957 (1950).

BUCHEM, F. S. P. VAN: Idiopathic dilatation of the pulmonary artery. Dis. Chest 28, 326 (1955).

BUCHER, K.: Probleme des Gasaustausches in der Lunge. Helv. physiol. pharmacol. Acta 14, 135 (1956).

BUCHHEIM, L.: Herzkatheterismus im Jahre 1855. Dtsch. med. Wschr. 80, 506 (1955).

BÜHLMANN, A.: Direkte Blutdruckmessung beim Menschen. Methoden und Ergebnisse im Körper- und Lungenkreislauf. Heidelberg: Springer Verlag 1958.

— C. MAIER, M. HEGGLIN, R. KÄLIN u. F. SCHAUB: Beziehungen zwischen Lungenfunktion und Lungenkreislauf. Schweiz. med. Wschr. 83, 1199 (1953).

— — — — — Zur Pathogenese der arteriellen pulmonalen Hypertonie mit besonderer Berücksichtigung des Cor pulmonale bei Emphysem. Cardiologia (Basel) 24, 96 (1954).

— F. SCHAUB u. P. LUCHSINGER: Die Hämodynamik des Lungenkreislaufes während Ruhe und körperlicher Arbeit beim Gesunden und bei den verschiedenen Formen der pulmonalen Hypertonie. Schweiz. med. Wschr. 85, 253 (1955).

BÜLOW, K., G. BIÖRCK, O. AXEN, H. KROOK, H. B. WULFF and S. WINBLAD: Studies in mitral stenosis. VI. Pulmonary vessels in mitral stenosis. Amer. Heart J. 50, 242 (1955).

BUGARO, L., S. DALLA VOLTA et B. DE CASTRO: Le cathéterisme cardiaque dans la dilatation idiopathique de l'artère pulmonaire. Arch. Mal. Coeur 48, 721 (1955).

BURCHELL, H. B., and O. T. CLAGETT: Clinical syndrome associated with pulmonary arterio-venous fistulas including case report of surgical cure. Amer. Hearth J. 34, 151 (1947).

CAMPBELL, M., and F. GARDNER: Radiological features of enlarged bronchial arteries. Brit. Heart J. 12, 183 (1950).

CANDIANI, G., e F. FRANCO: Osservazioni istologiche sue vasi del polmone in corso di bronchioettasia. Boll. Soc. ital. Pat. 2, 175 (1952); ref. Z. Chir. 22, 298 (1954).

CARLENS, E., H. E. HANSON and B. NORDENSTRÖM: Temporary unilateral occlusion of the pulmonary artery. A new method of determining separate lung function and of radiologic examination. J. thorac. Surg. 22, 527 (1951).

CARLOTTI, J., P. IOANNIDES, S. BIRNBAUM et J. R. SICOT: A propos des perturbations électrocardiographiques au cours du cathétérisme intracardiaque. Arch. Mal. Coeur 47, 833 (1954).

CARMICHAEL, J. H. E., D. G. JULIAN, G. P. JONES and E. M. WREN: Radiological signs in pulmonary hypertension. Brit. J. Radiol. 27, 393 (1954).

CARO, C. G., V. C. LERMANDO and H. LYONS: Aortic origin of the right pulmonary artery. Brit. Heart J. 19, 345 (1957).

CARROLL, D., J. McD CLEMENT, A. HIMMELSTEIN and A. COURNAND: Pulmonary function following decortication of the lung. Amer. Rev. Tuberc. 63, 231 (1951).

CARSWELL, J.: Arteriovenous fistula of lung. J. thorac. Surg. 19, 789 (1950).

CARVALHO, L. DE: Les aspects radiologiques du hile et leur interprétation. Lisboa méd. 14, 539 (1937).

— Angiopneumography. Lisboa 1938.

— L'angiopneumographie. Sa contribution à l'interprétation des radiographies du thorax et son importance pour l'étude de la circulation pulmonaire. Acta tuberc. belg. 3, 149 (1948).

— Angiocardiopneumography. Dis. Chest 27, 312 (1950).

—, et A. DE CARVALHO: Mode d'action du pneumothorax. Rev. Tuberc. (Paris) 1, 578 (1935).

—, and E. MONIZ: The visibility of the pulmonary vessels (angiopneumography). Acta radiol. (Stockh.) 14, 433 (1933).

— — A. LIMA: L'angiopneumographie et son application dans la tuberculose pulmonaire. Presse méd. 40, 1098—1100 (1932).

— — et A. SALDANHA: La visibilité des vaisseaux pulmonaires (angiopneumographie). J. Radiol. Électrol 16, 469—480 (1932).

—, et J. ROCHETA: Topographie artérielle du poumon. Presse méd. 42, 2057 (1934).

CARVALHO, L. DE, A. DE SOUSA et C. VIDAL: La vitesse de la circulation pulmonaire. Presse méd. **1948**, 676.

CASTELLANOS, A., O. GARCIA, A. D. RODRIGUEZ e H. ANIDO: Aneurisma arterio-venoso de la circulacion pulmonar. J. int. Chir. **10**, 223 (1950).

—, R. PEREIRAS y A. GARCIA: La angio-cardiografia radio-opaca. Arch. estud. clin. Habana, September-Oktober 1937.

— — — Angiocardiography in the child. VII. Congr. Assoc. Med. Pan American, Havana 1938.

— — — L'angiocardiographie chez l'enfant. Presse méd. **46**, 1474 (1938).

CHAPMAN, D. W., J. P. ABBOTT and J. LATSON: Primary pulmonary hypertension, Review of literature and results of cardiac catheterization in ten patients. Circulation **15**, 35 (1957).

CHARBON, B. C., W. E. ADAMS and R. F. CARLSON: Surgical treatment of multiple arterio-venous fistulas in right lung in patient having undergone left pneumonectomy 7 years earlier for same disease. J. thorac. Surg. **23**, 188 (1952).

CHARR, R., and J. W. SAVACOOL: Changes in the walls of tuberculous pulmonary cavities. Arch. Path. **30**, 1159 (1940).

CHAUVEAU, et MAREY: Contes rendues des sciences et mémoires de la Société biologique. Paris méd. **4.**, 151 (1862).

CHAVEZ, I., N. DORBECKER and A. CELIS: Direct intracardiac angiocardiography. Its diagnostic value. Amer. Heart J. **33**, 560 (1947).

CHURCHILL, E. D.: The segmental and lobular physiology and pathology of the lung. J. thorac. Surg. 18, 279 (1949).

—, and R. BELSEY: Segmental pneumonectomy in bronchiectasis. Ann. Surg. **109**, 481 (1939).

CICERO, R.: De los datos broncospirométricos y angiocardiograficos en la insuficiencia pulmonar. Tesis, Univ. Nal. Auton. de México 1950.

— Selective angiopneumography and a correlative study of bronchography and the histopathologic findings in tuberculous fibrothorax. Amer. Rev. Tuberc. **73**, 61 (1956).

—, and H. DEL CASTILLO: Lobar and segmental angiopneumography in pulmonary disease. Acta radiol. (Stockh.) **45**, 42 (1956).

—, and A. CELIS: Ante-mortem and postmortem angiography of the pulmonary arterial tree in advanced tuberculosis. Amer. Rev. Tuberc. **71**, 810 (1955).

— — M. FERNANDEZ and M. MOULUN: Selective angiopneumography and a correlative study of bronchography and the histopathologic findings in tuberculous fibrothorax. Amer. Rev. Tuberc. **73**, 61 (1956).

CLARA, M.: Die arterio-venösen Anastomosen. Wien: Springer-Verlag 1956.

CLELAND, W. P.: Cavernous haemangioma of lung. Thorax **3**, 48 (1948).

CLERCQ, F. DE: Aspects angiopneumographiques de l'emphysème pulmonaire diffus. Acta tuberc. belg. **47**, 194 (1956).

— A. DE COSTER, G. MELOT, A. BOLLAERT, A. DUMONT et A. DUPREZ: L'angiopneumographie dans le cancer bronchique. Critères d'opérabilité. Acta chir. belg. **52**, 95 (1954).

CLOWES, G. H. V., D. B. HACKEL, R. P. MUELLER and D. G. GILLESPIE: Relationship of pulmonary functional and pathological changes in mitral stenosis. Arch. Surg. **67**, 244 (1953).

COELHO, E., F. PADUA, et e SA. BORDALO: Les altérations électrocardiographiques déclenchées par le cathátérisme intracardiaque et par la valvulotomie mitrale chez 72 malades opérés. Cardiologia (Basel) **28**, 293 (1956).

COHNHEIM, J., u. M. LITTEN: Über die Folgen der Embolie der Lungenarterien. Virchows Arch. path. Anat. **65**, 99 (1875).

COLE, F. H., and F. H. ALLEY: An analysis of pulmonary resection in 513 cases of tuberculosis. Surg. Gynec. Obstet. **101**, 413 (1955).

COLES, J. E., and W. J. WALKER: Coarctation of the pulmonary artery. Amer. Heart J. **52**, 469 (1956).

COMBÉ, P., P. VIALLET, L. CHEVROT et L. SENDRA: Technique simple d'angiopneumographie. J. Radiol. Électrol. **32**, 390 (1951).

COMROE, J. H., R. E. FORSTER, A. B. DUBOIS, W. A. BRISCOE and E. CARLSEN: The lung. Clinical physiology and pulmonary function tests. Chicago: Year Book Publ. 1955.

CONTE, E., u. A. COSTA: Angiopneumographie. Fortschr. Röntgenstr. **47**, 410 (1933); Radiology **21**, 461 (1933); Presse méd. **41**, 767 (1933).

CORDIER, G. J., et C. CABROL: Les Pédicules Segmentaires du Poumon. Poumon Droit. Expansion Scientifique Française 1952.
— — Les Pédicules Segmentaires du Poumon. Poumon Gauche. Expansion Scientifique Française 1955.
CORYLLOS, P. N., and G. L. BIRNBAUM: The circulation in the compressed atelectatic and pneumonic lung. Arch. Surg. 21, 1214 (1930).
COSSEL, L.: Über arteriosklerotische Frühveränderungen im großen und kleinen Kreislauf und Bronchiolitis obliterans bei einem Fall von partiellem Truncus arteriosus communis. Frankfurt. Z. Path. 67, 247 (1956).
COSTANTINI, L.: L'angiopneumostratigrafia. (Studio delle cavità cardiache e dei vasi polmonari opacizzati mediante la stratigrafia simultanea). Riv. Pat. Clin. Tuberc. 25, 3 (1952); ref. Zbl. Radiol. 41, 162 (1953).
COURNAND, A.: Recent observations on the dynamics of the pulmonary circulation. Bull. N. Y. Acad. Med. 23, 27 (1947).
— Some aspects of the pulmonary circulation in normal man and in chronic cardiopulmonary diseases. The Fourth Walter Wile Hamburger Memorial Lecture, Institute of Medicine of Chicago. Circulation 2, 641 (1950).
— Cardio-pulmonary function in chronic pulmonary disease. Harvey Lect. 46, 68 (1952).
— J. S. BALDWIN and A. HIMMELSTEIN: Cardiac catheterization in congenital heart disease. New York, Commonwealth Fund 1949.
—, and F. B. BERRY: The effect of pneumonectomy upon cardiopulmonary function in adult patients. Ann. Surg. 116, 532 (1942).
— R. J. BING, L. DEXTER, C. DOTTER, L. N. KATZ, J. V. WARREN and E. WOOD: Report of committee on cardiac catheterization and angiocardiography of the American Heart Association. Circulation 7, 769—773 (1953).
— A. HIMMELSTEIN, R. L. RILEY and C. W. LESTER: A follow-up study of the cardiopulmonary function in four young individuals after pneumonectomy. J. thorac. Surg. 16, 30 (1947).
— J. LEQUIME et P. REGNIERS: Analyse physiologique des facteurs et des symptomes de l'insuffisance circulatoire chronique. Acta cardiol. (Brux.) 6, 343 (1951).
—, and H. A. RANGES: Catheterization of the right auricle in man. Proc. Soc. exp. Biol. (N. Y.) 46, 462 (1941).
—, and D. W. RICHARDS: Pulmonary insufficiency. II. The effects of various types of collapse therapy upon the cardiopulmonary function. Amer. Rev. Tuberc. 44, 123 (1941).
— — and H. C. MAIER: Cases demonstrating advanced cardiopulmonary insufficiency following artificial pneumothorax and thoracoplasty. Amer. Rev. Tuberc. 44, 272 (1941).
—, and R. RICHARDS: Pulmonary insufficiency. Discussion of a physiological classification and presentation of clinical tests. Amer. Rev. Tuberc. 44, 26 (1941).
— R. L. RILEY, E. S. BREED, E. DE F. BALDWIN and D. W. RICHARDS: Measurement of cardiac output in man using the technique of catheterization of the right auricle or ventricle. J. clin. Invest. 24, 106 (1945).
— — A. HIMMELSTEIN and R. AUSTRIAN: Pulmonary circulation and alveolar ventilation, perfusion relationship after pneumonectomy. J. thorac. Surg. 19, 80 (1950).
CRANE, P., H. H. LERNER and E. A. LAWRENCE: The syndrome of arteriovenous fistula of the lung. Amer. J. Roentgenol. 62, 418 (1949).
CROSS, K. R., and C. K. KOBAYASHI: Primary pulmonary vascular sclerosis. Amer. J. clin. Path. 17, 155 (1947).
CUDKOWICZ, L., and J. B. ARMSTRONG: Blood supply of the lung in pulmonary tuberculosis. Thorax 6, 343 (1951).
CUTLER, J. G., A. S. NADAS, W. T. GOODALE, R. B. HICKLER and A. M. RUDOLPH: Pulmonary arterial hypertension with markedly increased pulmonary resistance. Amer. J. Med. 17, 485 (1954).
DADDI, G.: Das Cor pulmonale bei der Tuberkulose. Verh. dtsch. Ges. Kreisl.-Forsch. 1955, 280.
D'ALLAINES, F., M. DURAND et C. MÉTIANU: Anévrysmes artério-veineux pulmonaires. Présentation de trois cas opérés avec succès. Sem. Hôp. Paris 1951, 2685.
DALY, I. DE B.: Reaction of the pulmonary and bronchial blood vessels. Physiol Rev. 13, 149 (1933).

DAMMANN, J. F., and W. H. MULLER: The role of the pulmonary vascular bed in congenital heart disease. Pediatrics 12, 307 (1953).

DARLEY, W., and C. A. DOAN: Primary pulmonary arteriosclerosis and polycythemia. Amer. J. med. Sci. 191, 633 (1936).

DAUSSY, M., et R. ABELANET: Intérêt théorique et pratique du cathétérisme cardio-pulmonaire dans les affections pulmonaires chroniques, confrontation anatomo-physiologique. Sem. Hôp. Paris 1956, 2551.

DAVIES, L. G., J. F. GOODWIN, R. E. STEINER and B. D. VAN LEUVEN: Clinical and radiological assessment of pulmonary arterial pressure in mitral stenosis. Brit. Heart J. 15, 393 (1953).

DEGOY, A.: L'angio-pneumographie chez l'enfant. Sem. Hôp. Paris 32, 1791 (1956).

DEHN, O.: Grundsätzliches zur Lungenzeichnung. Fortschr. Röntgenstr. 49, 161 (1934).

DELARUE, J., J. MIGNOT et CH. SORS: Étude de la vascularisation des cavernes tuberculeuses. C. R. Soc. Biol. (Paris) 147, 373 (1953).

DÉNOLIN, H.: Le coeur pulmonaire chronique en médecine interne. Verh. dtsch. Ges. Kreisl.-Forsch. 1955, 217.

DELIUS, L.: Über pulmonale Hypertonie. Neue med. Welt 1950, 474.

— Zur Frage der pulmonalen Hypertonie. Verh. dtsch. Ges. Kreisl.-Forsch. 1951, 92.

—, u. R. WITZENHAUSEN: Über die Entstehungsbedingungen und Folgen der essentiellen und akzidentellen pulmonalen Hypertonie. Z. Kreisl.-Forsch. 38, 87 (1949).

DENOLIN, H., J. LEQUIME et L. JONNART: L'anévrisme artério-veineux pulmonaire. Étude physiologique. Acta cardiol. (Brux.) 5, 144 (1950).

— — et M. SEGERS: La dynamique circulatoire au cours de la persistence du canal artériel et le problème de l'hypertension artérielle pulmonaire. Cardiologia (Basel) 21, 1 (1952).

— — M. WYBOUW et A. BOLLAERT: Communication interauriculaire avec hypertension pulmonaire et veine pulmonaire aberrante. Acta cardiol. (Brux.) 8, 64 (1953).

DENST, J., A. EDWARDS, K. T. NEUBUERGER and S. G. BLOUNT: Biopsies of the lung and atrial appendages in mitral stenosis: Correlation of data from cardiac catheterization with pulmonary vascular lesions. Amer. Heart. J. 48, 506 (1954).

— A. HURST and S. H. DRESSLER: A histologic study of the blood vessels in surgically resected tuberculous lungs. Amer. Rev. Tuberc. 64, 489 (1951).

DERRA, E.: Die angeborene arterio-venöse Pulmonalfistel und ihre Operationsmöglichkeit. Zbl. Chir. 76, 1362 (1951).

— H. FRANKE u. H. RINK: Technik und Anwendung der segmentalen Resektion bei Lungentuberkulose. Chirurg 24, 161 (1953).

— u. H. RINK: Segmentresektion bei Lungentuberkulose. Dtsch. med. Wschr. 78, 317 (1953).

— — Erfahrungen mit der Segmentresektion bei Lungentuberkulose. Wien. med. Wschr. 104, 72 (1954).

DESCLIN, L.: Über chronische Thrombosen des Hauptstammes und der Hauptäste der Arteria pulmonalis. Frankfurt. Z. Path. 40, 161 (1930); Arch. mal. Cour 24, 726 (1931).

DETERLING, R. A., and O. T. CLAGETT: Aneurysm of the pulmonary artery. Review of the literature and report of a case. Amer. Heart J. 34, 471 (1947).

DÉVÉ, M. F.: Les lobes surnuméraires du poumon. Le lobe postérieur. Le lobe cardiaque. Valeur du lobe supérieur du poumon gauche. Bull. Soc. Anat. 75, 341 (1900).

DEXTER, L.: Venous catheterization of the heart. Results, interpretation and value. Radiology 48, 451 (1947).

— J. W. DOW, F. W. HAYNES, J. L. WHITTENBERGER, B. G. FERRIS, W. T. GOODALE and H. K. HELLEMS: Studies of the pulmonary circulation in man at rest: Normal variations and interrelations between increased pulmonary blood flow, elevated pulmonary arterial pressure and high pulmonary "capillary" pressures. J. clin. Invest. 29, 602 (1950).

— F. W. HAYNES, C. S. BURWELL, E. C. EPPINGER, R. P. SAGERSON and J. M. EVANS: Studies of congenital heart disease. II. The pressure and oxygen content of blood in the right auricle, right ventricle and pulmonary artery in control patients with observations on the oxygen saturation and source of pulmonary "capillary blood". J. clin. Invest. 26, 554 (1947).

— — — — R. E. SEIBEL and J. M. EVANS: Studies of congenital heart disease. I. Technique of venous catheterization as a diagnostic procedure. J. clin. Invest. 26, 547 (1947).

DIENEMANN, G.: Das arterio-venöse Lungenaneurysma bei Morbus Osler. Münch. med. Wschr. **97**, 818 (1955).

DIGNAM, B. S.: Arteriovenous aneurysm of branch of pulmonary artery. Amer. Heart J. **41**, 316 (1951).

DIRKEN, MN. N. J., and H. HEEMSTRA: The adaptation of the lung circulation to the ventilation. Quart. J. exp. Physiol. **34**, 213 (1948).

DONZELOT, E., C. DUBOST, M. DURAND et C. METIANU: Hémangiome pulmonaire. Diagnostic par angiocardiographie, intervention. Arch. Mal. Coeur **43**, 511 (1950).

— R. HEIM DE BALSAC, M. DURAND, J. E. ESCALLE, C. METIANU et L. PREAUX: Importance du bilan rénal avant et après l'angiocardiographie. Arch. Mal. Coeur **43**, 410 (1950).

DOTTER, C. T., and F. C. JACKSON: Death following angiocardiography. Radiology **54**, 527 — 533 (1950).

—, and D. A. LUKAS: Acute cor pulmonale. An experimental study utilizing a special cardiac catheter. Amer. J. Physiol. **164**, 254 (1951).

—, and I. STEINBERG: Angiocardiographic study of pulmonary artery. J. Amer. med. Ass. **139**, 566 (1949).

— — Clinical angiocardiography: A critical analysis of the indications and findings. Ann. intern. Med. **30**, 1104 (1949).

— — Advances in angiocardiography. Med. Clin. N. Amer. **34**, 745 (1950).

— — Mediastinal tumors. Angiocardiographic study of 65 proved cases. J. int. Coll. Surg. **16**, 684 (1951).

— — Rapid serial contrast angiography. Angiology **2**, 173 (1951).

— — Angiocardiography. Ann. Roentgenol. **20**, New York: P. B. Hoeber 1953.

— — and C. W. HOLMAN: Lung cancer operability: Angiocardiographic studies of 53 consecutive proved cases of lung cancer. Amer. J. Roentgenol. **64**, 221 (1950).

— — and H. L. TEMPLE: Automatic roentgenray rollfilm magazine for angiocardiography and cerebral arteriography. Amer. J. Roentgenol. **62**, 355 (1949).

DOUGLASS, R.: Anomalous pulmonary vessels. J. thorac. Surg. **17**, 712 (1948).

DOWNING, D. F.: Cardiac catheterization and contrast study of the heart and great vessels in congenital cardiovascular defects. Med. Clin. N. Amer. **36**, 1673 (1952).

—, and R. W. WELLER: Necrotizing arteritis confined to the pulmonary artery system. J. Dis. Child. **91**, 45 (1956).

DOYLE, J. T., J. S. WILSON and J. V. WARREN: The pulmonary vascular responses to short term hypoxia in human subjects. Circulation **5**, 263 (1952).

DRESDALE, D. T., R. J. MICHTOM and M. SCHULTZ: Recent studies in primary pulmonary hypertension including pharmacodynamic observations on pulmonary vascular resistance. Bull. N. Y. Acad. Med. **30**, 195 (1954).

— M. SCHULTZ and R. J. MICHTOM: Primary pulmonary hypertension. Clinical and hemodynamic study. Amer. J. Med. **11**, 686 (1951).

DRIFT, VAN DER, L.: The effect of segmental pulmonary resection on pulmonary fonction. Acta tuberc. scand. **27**, 18 (1952).

— The effect of lobectomy on pulmonary function. Acta tuberc. scand. **27**, 263 (1952).

DRY, T. J.: Pulmonary arteriolar sclerosis. Proc. Mayo Clin. **12**, 724 (1937).

DUBAU, R.: La décortication du poumon. Presse méd. **59**, 834 (1951).

DUBILIER, W., H. W. BURNETT, C. T. DOTTER and I. STEINBERG: Radiation hazard during angiocardiography. Amer. J. Roentgenol. **70**, 441 (1953).

DUCHOSAL, P. W., C. FERRERO, J. P. DORET, P. ANDREGGIN and B. RILLIET: Les potentiels intracardiaques recueillis par cathétérisme chez l'homme. Cardiologia **13**, 113 (1948).

DÜNNER, L., u. A. CALM: Die Röntgenologie der Gefäße, insbesondere Lungengefäße am lebenden Menschen. Fortschr. Röntgenstr. **31**, 635 (1923).

DUISENBERG, CH. E., and L. ARISMENDI: The angiographic demonstration of pulmonary arteriovenous fistula. Radiology **53**, 66 (1949).

DUMONT, A.: A propos du traitement chirurgical des empyèmes tuberculeux. Acta chir. belg. **51**, 533 (1952).

DURIEU, H., F. DE CLERCQ, A. BOLLAERT, A. DE COSTER et P. GOLARD: Angiopneumographie et bronchospirometrie. Acta clin. belg. **10**, 335 (1955); ref. Zbl. Radiol. **51**, 320 (1956).

Duvoir, M., G. Picot et M. Gaultier: Angiome du poumon. Bull. Soc. méd. Hôp. Paris 55, 596 (1939).

East, T.: Pulmonary hypertension. Brit. Heart J. 2, 189 (1940).

Ebert, R. V., C. W. Borden, H. S. Wells and R. H. Wilson: Studies of pulmonary circulation. Circulation time from pulmonary artery to femoral artery and quantity of blood in lungs in normal individuals. J. Clin. Invest. 82, 1134—1137 (1949).

Edwards, J. E.: Structural changes of pulmonary vascular bed and their functional significance in congenital cardiac disease. Proc. Inst. Med. Chic. 18, 134 (1950).

— The Lewis A. Conner Memorial Lecture: Functional pathology of the pulmonary vascular tree in congenital cardiac disease. Circulation 15, 164 (1957).

—, and W. B. Chamberlin: Pathology of the pulmonary vascular tree: The structur of the intrapulmonary arteries in cor triloculare biatriatum with subaortic stenosis. Circulation 3, 524 (1951).

— J. M. Douglas, H. B. Burchell and N. A. Christensen: Pathology of intrapulmonary arteries and arterioles in coarctation of the aorta associated with patent ductus arteriosus. Amer. Heart J. 38, 205 (1949).

— F. H. Helmholz jr., J. W. du Shane and H. B. Burchell: Pathologic study of hearts previously catheterized. Proc. Mayo Clin. 28, 113 (1953).

— R. G. Tompkins, R. T. Hood, J. W. Kirklin and H. B. Burchell: Biopsy of the lung and cardiac catheterization studies in patients treated surgically for mitral stenosis. J. Lab. clin. Med. 40, 795 (1952).

Ehlers, H.: Zur Histologie der Arteriosklerose der Pulmonalarterie. Virchows Arch. path. Anat. 178, 427 (1904).

Eldridge, F., H. N. Hultgren, Ch. K. Liu and M. Blumenfeld: A study of the clinical reactions to venous angiocardiography. New Engl. J. Med. 252, 259 (1955).

— A. Selzer and H. Hultgren: Stenosis of a branch of the pulmonary artery. Circulation 15, 865 (1957).

Eliasch, H.: The pulmonary circulation at rest and on effort in mitral stenosis. Scand. J. clin. Lab. Invest. 4, Suppl. 4 (1952).

Elkin, D. C., and J. V. Warren: Arteriovenous fistulas: their effect on circulation. J. Amer. med. Ass. 134, 1524 (1947).

Ellis, E. J., H. E. Essex and J. E. Edwards: Lesions of the heart in dogs following cardiac catheterization. Proc. Mayo Clin. 25, 73 (1950).

— O. Gauer and E. H. Wood: Application of manometric sound to recording of intracardiac and intravascular pressures. Proc. Mayo Clin. 25, 49 (1950).

— — — In intracardiac manometer. Its evaluation and application. Circulation 3, 390 (1951).

Ellis, L. B., and R. A. Bloomfield: Cardiac catheterization. New Engl. J. Med. 243, 339 (1950).

Elwood, I. St.: Polyarteritis nodosa in the lung of a newborn infant. Arch. Path. 60, 179 (1955).

Emanuel, R. W., and J. N. Pattinson: Absence of the left pulmonary artery in Fallots Tetralogy. Brit. Heart J. 18, 289 (1956).

Emslie-Smith, D.: The intracardiac electrogram as an aid in cardiac catheterization. Brit. Heart J. 17, 219 (1955).

Engel, St.: Die Lunge des Kindes. Stuttgart: G. Thieme 1950.

— L. Heilmeyer, J. Hein u. E. Uehlinger: Ergebnisse der gesamten Tuberkulose- und Lungenforschung. Stuttgart: G. Thieme 1959.

Engell, H., and V. Eskelund: Histological pulmonary changes present at the time of mitral valvulotomy. Acta chir. scand. 106, 272 (1954).

Enticknap, J. B.: Lung biopsy in mitral stenosis. J. clin. Path. 6, 84 (1954).

Episcopo, U.: Observations on arrhythmias during catheterization of the heart in man. Acta cardiol. (Brux.) 7, 594 (1952).

Epps, E. F. van: Primary pulmonary hypertension in brothers. Amer. J. Roentgenol. 78, 471 (1957).

— The roentgen manifestations of pulmonary hypertension. Amer. J. Roentgenol. 79, 241 (1958).

ERF, L. A., J. FOLDES and F. V. PICCIONE: Pulmonary hemangioma with pulmonary artery-aortic septal defect. Attempted roentgen visualization by catheterization of brachial artery and basilic veins. Amer. Heart J. **38**, 766 (1949).

ESCH, D., u. F. GROSSE-BROCKHOFF: Tuberkulose und Kreislauf. Ergebn. ges. Tuberk.- u. Lung.-Forsch. **14**, 207 (1958).

ESKELUND, V.: Periarteritis nodosa der Pulmonalarterie und primäre Pulmonalsklerose. Acta path. scand. **19**, Suppl. 45, 13 (1942).

—, and F. THERKELSEN: Pulmonary vascular lesions in cases of pulmonary hypertension. Dan. med. Bull. **3**, 197 (1956).

ESSER, A.: Seltene Formen von Aneurysmen. Z. Krcisl.-Forsch. **24**, 737 (1932).

ESSER, C.: Lungensegmente. Fortschr. Röntgenstr. **71**, 395 (1949).

— Topographische Ausdeutung der Bronchien im Röntgenbild. Stuttgart: G. Thieme 1951.

ETSTEIN, B. E., R. H. OVERHOLT, J. H. WALKER and R. N. REYNOLDS: Pulmonary function after segmental pulmonary resection for bronchiectasis. New Engl. J. Med. **248**, 81 (1953).

ETTINGER, A., H. MAGENDANTZ and E. A. RUSSO: Arteriovenous aneurysm of lung. Radiology **53**, 261 (1949).

EULER, H. E.: Die perbronchiale Punktion und Kontrastmitteldarstellung der A. pulmonalis. Arch. Ohr.-, Nas.- u. Kehlk.-heilk., **155**, 591 (1949).

— E. WETTERER, H. PIEPER, C. KORTH u. J. SCHMIDT: Die Druckregistrierung in der Arteria pulmonalis des Menschen mittels endoskopischer Punktion. Z. Kreisl.-Forsch. **43**, 692 (1954).

EULER, U. S.v.: Physiologie des Lungenkreislaufes. Verh. dtsch. Ges. Kreisl.-Forsch. **17**, 8 (1951).

—, and G. LILJESTRAND: Observations on the pulmonary arterial blood pressure in the cat. Acta physiol. scand. **12**, 301 (1947).

EVANS, W.: Congenital pulmonary hypertension. Proc. roy. Soc. Med. **44**, 600 (1951).

— D. S. SHORT and D. E. BEDFORD: Solitary pulmonary hypertension. Brit. Heart J. **29**, 93 (1957).

EWART, W.: The Bronchi and Pulmonary Blood-Vessels. London: J. u. A. Churchill 1889.

FASANO, E.: L'angiopneumografia nella tuberculosi pleuro-polmonare. (I. Anatomia radiologica dei vasi polmonari e velocità di corrente del distretto polmonare). Riv. Pat. Clin. Tuberc. **23**, 135 (1950).

— L'angiopneumografia nella tuberculosi polmonare. III. Il fibrotorace. Riv. Pat. Clin. Tuberc. **24**, 3 (1951).

—, e O. GASPARRI: L'angiopneumografia nella tuberculosi pleuro-polmonare. II. La vascolarizazione del polmone tubercoloso. Riv. Pat. Clin. Tuberc. **23**, 199 (1950).

— — e A. VALLI: L'angiopneumocardiografia nella chirurgia toraco-polmonare. Chir. torac. **4**, 169 (1951).

— — L'angiopneumocardiografia nell'ascesso polmonare. Minerva med. **42**, 619 (1951).

— — L'angiopneumocardiografia nelle adenopatie delle tuberculosi post-primaria. Lotta c. Tuberc. **5/6**, 1 (1951).

—, e C. ZUCCHETTO: L'angiopneumocardiografia nella diagnostica delle anomalie congenite asintomatiche dei vasi mediastinici. Rass. Pat. Appar. resp. **3**, (1953).

FELIX, W.: Topographische Anatomie des Brustkorbes, der Lungen und der Lungenfelle. In: F. SAUERBRUCH: Die Chirurgie der Brustorgane. Band I, S. 1. Berlin: J. Springer 1930.

FERGUSON, D. J., and R. L. VARCO: Relation of blood pressure and flow to development and regression of experimentally induced pulmonary arteriosclerosis. Circulat. Res. **3**, 152 (1955).

FERRER, M. I.: Newer concepts of chronic cor pulmonale. N. Y. St. J. Med. **50**, 1817 (1950).

—, and R. M. HARVEY: Etiology of secondary pulmonary hypertension. Bull. N. Y. Acad. Med. **30**, 208 (1954).

FINDLAY, CH. W., and H. C. MAIER: Anomalies of the pulmonary vessels and their surgical significance. Surgery **29**, 604 (1951).

FISCHER, F. K.: Die Phlebographie von Schulter, Hals und Mediastinum. Schweiz. med. Wschr. **81**, 1198 (1951).

FISCHER, W.: Die Sklerose der Lungenarterien und ihre Entstehung. Dtsch. Arch. klin. Med. **97**, 230 (1909).

Fishberg, M.: Pulmonary tuberculosis. Philadelphia: Lea u. Febiger 1932.

Fleischer, F. G., and E. L. Sagall: Pulmonary arterial oligemia in mitral stenosis as revealed on plain roentgenogram. Radiology 65, 857 (1955).

Fleming, H. A.: Aorto-pulmonary septal defect with patent ductus arteriosus and death due to rupture of dissecting aneurysm of the pulmonary artery into the pericardium. Thorax 11, 71 (1956).

Flynn, J. E., A. A. Siebens and S. F. Williams: Congenital absence of a main branch of the pulmonary artery. Amer. J. med. Sci. 228, 673 (1954).

Forsee, J. H., S. L. Kylar and H. A. Blake: Pulmonary function in traumatic hemothorax treated by decortication. J. thorac. Surg. 22, 35 (1951).

— H. W. Mahon and L. A. James: Cavernous hemangioma of lung. Ann. Surg. 131, 418 (1950).

Forssmann, W.: Die Sondierung des rechten Herzens. Klin. Wschr. 8, 2085 (1929).

— Über die Kontrastdarstellung der Höhlen des lebenden rechten Herzens und der Lungenschlagader. Münch,. med. Wschr. 78, 489 (1931).

— Die Methodik der Kontrastdarstellung der zentralen Kreislauforgane. Arch. klin. Chir. 167, 787 (1931).

— 21 Jahre Herzkatheterung, Rückblick und Ausblick. Verh. dtsch. Ges. Kreisl.-Forsch. 1951, 3.

— Geschichtliche Entwicklung und Methodik der Herzkatheterung. Ihr Anwendungsgebiet unter besonderer Berücksichtigung der Lungenerkrankungen. Langenbecks Arch. klin. Chir. 279, 450 (1954).

— Die Rolle der Herzkatheterung und der Angiokardiographie in der Entwicklung der modernen Medizin. Nobel-Vortrag, Stockholm, 11. Dezember 1956.

—, u. H. Rink: Technik und praktische Bedeutung der Herzkatheterung für die funktionelle Diagnostik und die Therapie von Herz- und Lungenerkrankungen. Med. Klin. 48, 1614 (1953).

Fossel, M.: Über Pfropfbildungen in den Lungenarterien. Frankfurt. Z. Path. 54, 588 (1940)

Foster-Carter, A. F.: The anatomy of the bronchial tree. Brit. J. Tuberc. 36, 19 (1942).

— Broncho-pulmonary abnormalities. Brit. J. Tuberc. 40, 111 (1946).

— Bronchopulmonary anatomy. In: Sir Geoffrey Marshall "Diseases of the Chest". London: Butterworth u. Co. 1952.

—, and C. Hoyle: The segments of the lungs. A commentary on their investigation and morbid radiology. Dis. Chest. 11, 511 (1945).

Fowler, E. F., and J. A. Bollinger: Pulmonary embolism. A clinical study of 97 fatal cases. Surgery 36, 650 (1954).

Fowler, N. O.: Thromboembolism. A survey of the recent literatur. Angiology 1, 257 (1951).

— R. M. Westcott and R. C. Scott: Disturbances in cardiac mechanism of several hours duration complicating cardiac venous catheterization. Amer. Heart J. 42, 652 (1951).

— — — Pulmonary artery diastolic pressure: Its relationship to pulmonary arteriolar resistence and pulmonary "capillary" pressure. J. clin. Invest. 31, 72 (1952).

— — — Normal pressure in the right heart and pulmonary artery. Amer. Heart J. 46, 264 (1953).

Fowler, W. M.: Obliterating thrombosis of pulmonary arteries. Ann. intern. Med. 7, 1101 (1934).

Franke, H.: Das Cor pulmonale in der Thoraxchirurgie. Verh. dtsch. Ges. Kreisl-Forsch. 1955, 300.

Fredzell, G., J. Lind, E. Ohlson and C. Wegelius: Direct serial roentgenography in two planes simultaneously at 0,08 sec. intervalls: Physiological aspects of roentgen diagnosis; the apparatur and its application to angiocardiography. Amer. J. Roentgenol. 63, 548 (1950).

Freedman, M. J., N. M. Hensler and B. E. Pollock: Asymptomatic pulmonary arteriovenous fistula. Report of 2 cases surgically treated. Amer. Heart J. 44, 594 (1952).

Fried, B. M.: Bronchiogenic Carcinoma and Adenoma of the lung. Baltimore: Williams & Wilkins Comp. 1948.

FRIEDLICH, A. L., R. J. BING and S. G. BLOUNT: Physiological studies in congenital heart disease. Circulatory dynamics in anomalies of venous return to heart including pulmonary arteriovenous fistula. Bull. Johns Hopk. Hosp. 86, 20 (1950).

FRIEDRICH, G.: Bronchitis obliterans bei isolierter Periarteriitis nodosa der Lungen. Zbl. allg. Path. path. Anat. 87, 99 (1951).

FROTHINGHAM, C.: A case of extensive bilateral progressive thrombosis of smaller branches of the pulmonary arteries. Amer. J. Pathol. 5, 11 (1929).

GAENSLER, E. A., and J. W. STRIEDER: Progressive changes in pulmonary function after pneumonectomy. Influence of thoracoplasty, pneumothorax, oleothorax and plastic sponge plombage on side of pneumonectomy. J. thorac. Surg. 22, 1 (1951).

GARDEN, F., and S. ORAM: Persistent left superior vena cava draining the pulmonary veins. Brit. Heart J. 15, 305 (1953).

GARDNER, L. V.: Pathology of artificial pneumothorax in pulmonary tuberculosis. Amer. Rev. Tuberc. 10, 501 (1925).

GARLAND, H. G., and S. T. ANNING: Hereditary haemorrhagic teleangiectasia: Genetic and bibliographical study. Brit. J. Derm. 62, 289 (1950).

GASSMANN, R.: Cor pulmonale und Silikose. Schweiz. med. Wschr. 1957, 331.

GEEVER, E. F.: Pulmonary vascular lesions in silicosis and related pathologic changes. Amer. J. med. Sci. 214, 292 (1947).

GEISSLER, W.: Die Herzkatheterisierung. Z. ges. inn. Med. 9, 205 und 257 (1954).

GENSINI, G., O. J. BALCHUM and S. G. BLOUNT: The transmission of the pulmonary artery pressure across the capillary bed of the lungs. Amer. Heart J. 49, 507 (1955).

GÉRARD, R., et R. BENYAMINE: Les pressions capillaires pulmonaires dans les affections mitrales. Arch. Mal. Coer 49, 31 (1956).

GERSTEL, G.: Über Veränderungen der Lungenblutgefäße bei Steinstaublungenerkrankungen. Veröff. Gewerbe-Konstit. Pathol., Jena 35, 1 (1933).

GIAMPALMO, A.: The arterio-venous angiomatosis of the lung with hypoxaemia. Acta med. scand. 139, Suppl. 246, 1 (1950).

—, et V. GIAMPALMO: Su un caso di angiomatosi polmonare artero-venosa ipossiemizzante. Arch. E. Maragliano Pat. Clin. 2, 67 (1949).

—, u. J. SCHOENMACKERS: Die Lunge bei Morbus coeruleus. Beitr. path. Anat. 112, 387 (1952).

GIBBONS, J. H., L. H. CLERF, P. A. HERBERT and J. J. DE TUERCK: Diagnosis and operability of bronchogenic carcinoma. J. thorac. Surg. 17, 419 (1948).

GIESE, W.: Wandlungen der Tuberkulose unter dem Einfluß der Chemotherapie. Verh. dtsch. Ges. Path. 1955, 74.

— Die morphologischen Grundlagen der Ventilationsstörungen bei Emphysem und Bronchitis und ihre Rückwirkungen auf den kleinen Kreislauf. Verh. dtsch. Ges. inn. Med. 1956, 12.

— Über die Endstrombahn der Lunge. Bad Oeynhausener Gespräch I (19.—21. 10. 1956). Lungen und kleiner Kreislauf, S. 45. Berlin-Göttingen-Heidelberg: Springer Verlag 1957.

— Acinus und Lobulus der Lunge. Zbl. allg. Path. path. Anat. 97, 233 (1957).

GILMOUR, I. R., and W. EVANS: Primary pulmonary hypertension. Amer. J. Path. 58, 687 (1946).

GILROY, J. C., V. H. WILSON and P. MARCHAUD: Observations on the haemodynamics of pulmonary and lobar atelectasis. Thorax 6, 137 (1951).

GIRARD, J., J. P. GRILLAT, A. SIMON et A. PETERS: Technique simplifiée d'angiopneumographie. Rev. méd. Nancy 81, 941 (1956).

GLASS, A.: The bronchopulmonary segment with special reference to putrid lung abscess. Amer. J. Roentgenol. 31, 328 (1934).

GLENN, F., CH. S. HARRISON and I. STEINBERG: Pulmonary arterio-venous fistula occurring in siblings. Ann. Surg. 138, 886 (1953).

GOBBEL, W. G., J. GORDON and G. J. DIGMAN: The pulmonary artery in bronchiectasis. J. thorac. Surg. 21, 385 (1951).

GOEDEL, A.: Zur Kenntnis der Hypertrophie des rechten Herzens und schwerer Kreislaufstörung infolge Verödung der Lungenschlagaderperipherie. Virchows Arch. path. Anat. 277, 507 (1930).

GÖSSL, W.: Über einen Fall von Hämoptyse bei Oslerscher Erkrankung. Wien. klin. Wschr. 57, 368 (1944).

GOLDBERG, B.: Clinical tuberculosis. Vol. 1. Philadelphia: F. A. Davis Co. 1942.

GOLDMAN, A.: Cavernous hemangioma of the lung. Dis. Chest **9**, 479 (1943).

— Pulmonary arteriovenous fistula with secondary polycythemia occurring in two brothers. Cure by pneumonectomy. J. Lab. clin. Med. **32**, 330 (1947).

GOLDMAN, F. R., S. G. BLOUNT, A. L. FRIEDLICH and R. J. BING: Electrocardiographic observation during cardiac catheterization. Bull. Johns Hopk. Hosp. **86**, 141 (1950).

GOOD, C. A., and J. TH. DRY: Die Blutdruckerhöhung im kleinen Kreislauf und ihre Ursachen. Amer. J. Roentgenol. **61**, 26 (1949).

GOODALE, F., and W. A. THOMAS: Primary pulmonary arterial disease. Arch. Path. **58**, 568 (1954).

GOODALE, W. T., M. LUBIN, J. E. ECKENHOFF, J. H. HAFKENSCHIEL, S. H. DURLACHER, B. H. LANDING and W. G. BANFIELD: Coronary sinus catheterization technique for studying coronary blood flow and myocard metabolism in vivo. Proc. Soc. exp. Biol. (N. Y.) **66**, 571 (1947). — Amer. J. Physiol. **152**, 340 (1948).

GOODWIN, J. F.: Fatality following cardiac catheterization injury. Brit. Heart J. **15**, 330—334 (1953).

— The nature of pulmonary hypertension. Brit. J. Radiol. **31**, 174 (1958).

— R. E. STEINER and K. G. LOWE: The pulmonary arteries in mitral stenosis demonstrated by angiocardiography. J. Fac. Radiol. (Lond.) **4**, 21 (1952).

GORDON, H., and D. PERLA: Subacute bacterial endarteriitis of the pulmonary artery associated with patent ductus arteriosus and pulmonary stenosis. Amer. J. Dis. Child. **41**, 98 (1931).

GORDON, J., and E. S. WELLES: Decortication in pulmonary tuberculosis including studies of respiratory physiology. J. thorac. Surg. **18**, 337 (1949).

GOTTHEINER: Vorführung röntgenkinematographischer Aufnahmen von Bewegungsvorgängen im Körperinnern. 21. Kongr. Dtsch. Röntgen-Gesellschaft 1930, Kongreßheft zu Band **42** der Fortschr. Röntgenstr. 1930, S. 48.

GOTZSCHE, H., and E. WARBURG: Experiences with determination of the pressure in the cavities of the heart and central vessels. Acta med. scand. Suppl. **259**, 90 (1951).

GOYETTE, E. M., C. J. FARINACCI, J. H. FORSEE and H. A. BLAKE: The clinico pathologic correlation of lung biopsies in mitral stenosis. Amer. Heart J. **47**, 645 (1954).

GRAFF, U.: Über die Empyemresthöhle. Beitr. klin. Chir. **182**, 175 (1951).

GRAHAM, G. K., J. A. TAYLOR, L. B. ELLIS, D. J. GREENBERG and L. ROBBINS: Studies in mitral stenosis. A correlation of the post-mortem findings with the clinical course of the disease in 101 cases. Arch. intern. Med. **88**, 532 (1951).

GRAINGER, R. G.: Interstitial pulmonary oedema and its radiological diagnosis. A sign of pulmonary venous and capillary hypertension. Brit. J. Radiol. **31**, 201 (1958).

GRAY, F. D., and F. G. FRAY: Some factors influencing the "pulmonary capillary" pressure curves obtained by means of a cardiac catheter. Angiology **4**, 436 (1953).

GREENSPAN, E. B.: Carcinomatous endarteritis of the pulmonary vessels. Arch. intern. Med. **54**, 625 (1934).

GRELLAND, R.: Aneurysm of pulmonary artery. Acta med. scand. **137**, 374 (1950).

GRIESHAMMER, W.: Beitrag zur allergisch-hyperergischen Gefäßerkrankung. Frankfurt. Z. Path. **53**, 136 (1939).

GRILL, W.: Morphologische Grundlagen angiographischer Lungenbefunde. Langenbecks Arch. klin. Chir. **289**, 551 (1958).

— Die morphologischen Grundlagen der angiographischen Befunde chirurgischer Lungenerkrankungen und ihre klinische Auswertung. Hab.-Schrift, Marburg/L. 1958.

— Die Bedeutung der Lungenangiographie für die Erkennung und Behandlung der Lungenerkrankungen. Münch. Med. Wschr. **102** ,909—914 (1960).

— Die morphologischen Grundlagen der angiographischen Befunde chirurgischer Lungenerkrankungen. Fortschr. Röntgenstr. Nuklearmed. **93**, 38—43 (1960).

—, u. H. H. LÖHR: Die Schädigungsgrade des Lungenparenchyms im selektiven Angiogramm. Langenbecks Arch. Klin. Chir. **296**, 263—270 (1960).

GRISHMAN, A., M. H. POPPEL, R. S. SIMPSON and M. L. SUSSMAN: Roentgenographic and angiocardiographic aspects of 1) aberrant insertion of pulmonary veins associated with interatrial septal defect and 2) congenital arteriovenous aneurysm of lung. Amer. J. Roentgenol. **62**, 500 (1949).

GROSS, A., u. E. NEUDERT: Die Analyse der Bewegungsarten der Lungengefäße im Kymogramm und ihre praktische Auswertung. Fortschr. Röntgenstr. 71, 428 (1949).

GROSS, K., and C. KOBAYSHI: Primary pulmonary vascular sclerosis. Amer. J. clin. Path. 17, 155 (1947).

GROSS, P.: Tuberculous vegetations of the trunk of the pulmonary artery. Amer. J. Path. 9, 17 (1933).

GROSSE-BROCKHOFF, F.: Hämodynamik der Lungenkreislaufstörungen. Verh. dtsch. Ges. Kreisl.-Forsch. 1951, 35.

— Hämodynamik des Lungenkreislaufes. Tuberk.-Arzt 6, 385 (1952).

— F. LOOGEN u. H. VIETEN: Die Symptomatologie der angeborenen arterio-venösen Lungenfistel. Dtsch. med. Wschr. 82, 134—137 (1957).

GRUBER, G. B.: Zur pathologischen Anatomie der Periarteriitis nodosa. Virchows Arch. path. Anat. 245, 123 (1923).

— Kasuistik und Kritik der Periarteriitis nodosa. Zbl. Herz-Gefäßkrkh. 18, 145, 165, 185, 205, 226, 245, 269 (1926).

HAENSCH, R., u. H. KAISER: Ein Fall von Teleangiektasia haemorrhagica hereditaria (OSLER). Ärztl. Wschr. 7, 417 (1952).

HAMACHER, J., u. W. VATER: Einfache, amplitudengetreue Druckregistrierung an Direktschreibern und Oszillographen. Naunyn-Schmiedebergs Arch. exp. Path. Pharmak. 222, 163 (1954).

— — Gleichzeitige, laufende Registrierung am Mehrkanaldirektschreiber und Oszillographen. Naunyn-Schmiedeberg's Arch. exp. Path. 222, 252 (1954).

HAMM, J., u. H. FINKE: Das arteriovenöse Aneurysma der Pulmonalgefäße. Medizinische 1956, 78.

HANELIN, J., and W. R. EYLER: Pulmonary artery thrombosis: roentgen manifestations. Radiology 56, 689 (1951).

HANSEN, A. T.: Direkte Blutdruckmessung mittels eines Kondensatormanometers. Verh. dtsch. Ges. Kreisl.-Forsch. 17, 97 (1951).

—, and E. WARBURG: The theory for elastic liquid-containing membrane manometers. Acta physiol. scand. 19, 306, 333 (1950).

HANSON, H. E.: Blockade eines Pulmonalarterienhauptastes zu diagnostischen Zwecken. Verh. dtsch. Ges. Kreisl.-Forsch. 18, 312 (1952).

— Temporary unilateral occlusion of the pulmonary artery in man. A method for preoperative determination of the function of each lung. Acta chir. scand. Suppl. 187, 1 (1954).

HARRIS, H. A., and I. LEWIS: Anomalies of the lungs with special reference to the danger of abnormal vessels in lobectomy. J. thorac. Surg. 9, 666 (1940).

HARRISON, C. V.: The pathology of the pulmonary vessels in pulmonary hypertension. Brit. J. Radiol. 31, 217 (1958).

HARRISON, T. R., W. DOCK and E. HOLMAN: Experimental studies in arteriovenous fistulae. Heart 11, 337 (1924).

HART, C.: Über die isolierte Sklerose der Pulmonalarterie. Berl. klin. Wschr. 1916, 304.

HASSE, C.: Über den Bau der menschlichen Lunge. Arch. Anat. u. Entwickl.-Gesch. 1892, 324.

HATT, P. Y.: Les vaisseaux pulmonaires à l'état normal et dans certaines conditions pathologiques. Leur exploration par l'angiographie. Thèse Paris 1950.

—, et J. P. SEBILLOTTE: Etude angiocardiopneumographique des embolies pulmonaires. Sem. Hôp. Paris 28, 87 (1952).

HAUBRICH, R.: Zur Frage der Bewegung der Lungengefäße im Herzkymogramm. Fortschr. Röntgenstr. 76, 1 (1952).

HAYEK, H. v.: Über einen Kurzschlußkreislauf (arterio-venöse Anastomosen) in der menschlichen Lunge. Z. Anat. 11, 412 (1940).

— Über die Beziehung der Alveolarepithelien zu den Kapillaren. Klin. Wschr. 26, 723 (1948).

— Über die funktionelle Anatomie der Lungengefäße. Verh. dtsch. Ges. Kreisl.-Forsch. 1951, 17.

— Zur Anatomie der menschlichen Lunge, der Lungenläppchen und der Alveolenwand unter besonderer Berücksichtigung der Funktion. Wien. klin. Wschr. 1952, 249.

— Über die Kontraktionsfähigkeit der kleinsten Lungenarterien. Z. Anat. 116, 373 (1952).

HAYEK, H. v.: Die menschliche Lunge und ihre Gefäße, ihr Bau unter besonderer Berücksichtigung der Funktion. Ergebn. Anat. Entwickl.-Gesch. **34**, 144 (1952).
— Die menschliche Lunge. Berlin-Göttingen-Heidelberg: Springer 1953.
— Die Alveolarepithelien und die pulmonalen Gefäßanastomosen. Beitr. Silikose-Forsch. Sonderbd. **1955**, 229.
HAYNES, F. W., T. D. KINNEY, H. K. HELLEMS and L. DEXTER: Circulatory changes in experimental pulmonary embolism. Fed. Proc. **6**, 125 (1947).
HAYWARD, J., and L. REID: Cavernous pulmonary telangiectasis. Thorax **4**, 137 (1949).
HEALEY, J. E., and J. M. GIBBON: Intrapericardial anatomy in relation to pneumonectomy for pulmonary carcinoma. J. thorac. Surg. **19**, 864 (1950).
HEALEY, R. F., J. W. DOW, M. C. SOSMAN and L. DEXTER: Relationship of roentgenographic appearance of pulmonary artery to pulmonary hemodynamics. Amer. J. Roentgenol. **62**, 777 (1949).
HEATH, D., and W. WHITAKER: The pulmonary vessels in patent ductus arteriosus. J. Path. **70**, 285 (1955).
— — The pulmonary vessels in mitral stenosis. J. Path. **70**, 291 (1955).
— — Hypertensive pulmonary vascular disease. Circulation **14**, 323 (1956).
— — The relation of pulmonary hemosiderosis to hypertension in the pulmonary arteries and veins in mitral stenosis and congenital heart disease. J. Path. Bact. **72**, 531 (1956).
— — The small pulmonary vessels in atrial septal defect. Brit. Heart J. **19**, 327 (1957).
HEBERER, G.: Zur Diagnostik und chirurgischen Behandlung der Lungeneiterungen. Langenbecks Arch. klin. Chir. **272**, 440 (1952).
— Die pleuro-pulmonalen Eiterungen des Kindes- und Erwachsenenalters. Langenbecks Arch. klin. Chir. **281**, 598 (1956).
HEBOLD, G.: Über Gefäßveränderungen beim Boeckschen Sarkoid als Zeichen einer hyperergischen Entzündung tuberkulöser Ätiologie. Beitr. Klin. Tuberk. **113**, 184 (1956).
HEDINGER, C., u. W. H. HITZIG: Arteriovenöse Lungenaneurysmen bei Oslerscher Krankheit. Helv. med. Acta. **17**, 528 (1950). .
— — u. C. MARMIER: Über arterio-venöse Lungenaneurysmen und ihre Beziehungen zur Oslerschen Krankheit. Schweiz. med. Wschr. **1951**, 367.
HEDLUND, P.: Über Syphilis der Arteria pulmonalis. Z. Kreisl.-Forsch. **34**, 257 (1942).
HEGGLIN, R.: Die Zirkulationsstörungen der Lunge. Hdb. inn. Med. 4. Aufl., Bd. IV/2. Berlin-Göttingen-Heidelberg: Springer-Verlag 1956.
HEINE, F., u. M. HELL: Über den Einfluß der Thorakoplastik auf die Atemfunktion. Thoraxchirurgie **1**, 489 (1954).
HEISS, R.: Zur Entwicklung und Anatomie der menschlichen Lunge. Arch. Anat. u. Entwickl.-Gesch. **1919**, 1.
HEJTMANCIK, M. R., I. Y. BRADFIELD and R. H. RIGDOM: Pulmonary arteritis due to acquired syphilis. Amer. J. Syph. **34**, 236 (1950).
HELLEMS, H. K., F. W. HAYENS and L. DEXTER: Pulmonary capillary pressure in man. J. appl. Physiol. **2**, 24 (1949).
— — — and T. D. KINNEY: Pulmonary capillary pressure in animals estimated by venous and arterial catheterization. Amer. J. Physiol. **155**, 98 (1948).
— — J. F. GOWDY and L. DEXTER: Pulmonary "capillary" pressure in man. J. clin. Invest. **27**, 540 (1948).
HENRY, E. W.: The small pulmonary vessels in mitral stenosis. Brit. Heart J. **14**, 406 (1952).
HENSCHEN, S. E.: Das Aneurysma arteriae pulmonalis. Volkmanns Samml. klin. Vortr. N. F. Nr. 422/423. Leipzig 1906.
HEPBURN, J., and J. A. DAUPHINEE: Successful removal of hemangioma of lung followed by disappearance of polycythemia. Amer. J. med. Sci. **204**, 681 (1942).
HERDENSTAM, C. G.: Primary pulmonary vascular sclerosis in infancy. Acta paediat. (Uppsala) **38**, 284 (1949).
HERINK, M.: Über primäre pulmonale Hypertonie im Kindesalter. Z. Kinderheilk. **79**, 27 (1957).
HERNANDEZ, F. A., and M. S. SASLAW: A pyrogen-like complication of cardiac catheterization: Its pathogenesis. Amer. J. med. Sci. **225**, 626 (1953).
HERRNHEISER, G.: Zur Strukturanalyse der Lunge. Fortschr. Röntgenstr. **49**, 294 (1934).

HERRNHEISER, G.: Die Topik der Versorgungsgebiete der Lungenarterien und Bronchen I. Ordnung. Fortschr. Röntgenstr. **53**, 251 (1936).
— Anatomic-roentgenological analysis of the normal hilar shadow. Amer. J. Roentgenol. **48**, 595 (1942).
— Röntgenanatomie der Lunge. Fortschr. Röntgenstr. **74**, 623 (1951).
—, u. A. KUBAT: Systematische Anatomie der Lungengefäße. Z. Anat. Entwickl.-Gesch. **105**, 570 (1936).
HERTZ, C. W.: Pleuraschwarte u. Lungenfunktion. Beitr. Klin. Tuberk. **112**, 446, 503 (1954); **113**, 199, 301 (1955).
— H. DEREN, W. REGEL u. H. WEMMERS: Pleuraschwarte und Lungenfunktion. III. Bronchospirometrische Untersuchungen. Beitr. Klin. Tuberk. **113**, 199 (1955).
HEUSER, C.: Arteriografia directa, aortografia por impregnacion del reticulo endotelium, vasos grafias del pulmon por medio del sondeo de la auricula derecha. Rev. Asoc. méd. argent. **46**, 1119 (1932).
HICKAM, J. P., and W. H. CARGILL: Effect of exercise on cardiac output and pulmonary arterial pressure in normal persons and in patients with cardiovascular disease and pulmonary emphysema. J. clin. Invest. **27**, 10 (1948).
HILDEBRANDT, G., u. O. HANKE: Über die Norm des Atemstoßes in bezug auf die Vitalkapazität. Ärztl. Wschr. **11**, 439 (1956).
HILTBOLD, P.: Die Sklerose der Pulmonalarterien. Schweiz. med. Wschr. **84**, 161 (1954).
HIRDES, J. J.: Die Bronchospirometrie. Schweiz. Z. Tuberk. **8**, 392 (1951).
— La fonction respiratoire après résection pour tuberculose pulmonaire. Acta chir. belg. **6**, 476 (1952).
— Indications et resultats de la résection pour tuberculose pulmonaire. Soc. Med. Passy, 23. Febr. 1952.
—, and G. VAN VEEN: Spriometric lung function investigations: II. The form of the expiration curve under normal and pathological conditions. Acta tuberc. scand. **26**, 264 (1952).
HOCHBERG, L. A., and E. A. NACLERIO: Congenital pulmonary agenesis. Dis. Chest **28**, 275 (1955).
HOCHREIN, M.: Der Lungenkreislauf unter normalen und pathologischen Verhältnissen. Verh. dtsch. Ges. Kreisl.-Forsch. **8**, 51—73 (1935).
HÖNIG, J.: Das Krankheitsbild der Thromboendarteriitis obliterans pulmonalis. Dtsch. Arch. klin. Med. **180**, 645 (1937).
HÖRA, I.: Zur Histologie der klinischen „primären Pulmonalsklerose". Frankfurt. Z. Path. **47**, 100 (1935).
HOFFHEINZ, H. F.: Ein kritischer Vergleich zwischen Bronchoskopie, Bronchographie und Angiopneumographie beim Bronchialkarzinom. Thoraxchirurgie **3**, 139 (1955).
HOLLING, H. E., and G. A. ZAK: Cardiac catheterization in the diagnosis of congenital heart disease. Brit. Heart J. **12**, 153 (1950).
HOLLMANN, W.: Die Streubreite der Sauerstoffaufnahmewerte bei spiroergometrischen Untersuchungen. Z. Kreisl.-Forsch. **45**, 95 (1956).
HOLMAN, E.: Arteriovenous Aneurysm. Abnormal Communications between the Arterial and Venous Circulation. New York: Macmillan 1937.
— Roentgenologic kymographic studies of the heart in the presence of an arteriovenous fistula and their interpretation. Ann. Surg. **124**, 920 (1946).
HOLTHUSEN, W.: Über Aneurysmen des Stammes und der Hauptäste der Arteria pulmonalis. Z. Kreisl.-Forsch. **44**, 447 (1955).
HORANYI, J.: Verbesserte Methodik zur Auswertung der durch Operation gewonnenen Lungenteile. Zbl. Chir. **81**, 349 (1956).
HORGER, E. L., C. T. DOTTER and I. STEINBERG: Electro-cardiographic changes during angiocardiography. Amer. Heart J. **41**, 651 (1951).
HORNYKIEWYTSCH, TH.: Die Strukturanalyse der Lunge und ihre klinische Bedeutung. Medizinische **1956**, 1451.
—, u. H. ST. STENDER: Normale und pathologisch veränderte Lungengefäße im Schichtbild. Allgemeiner Teil. Fortschr. Röntgenstr. **79**, 44 (1953).
— — Normale und pathologisch veränderte Lungengefäße im Schichtbild. Gefäße des re. Oberlappens. Fortschr. Röntgenstr. **79**, 639 u. 704 (1953).

Hornykiewytsch, Th.. u. H. St. Stender: Normale und pathologisch veränderte Lungengefäße im Schichtbild. Gefäße des re. Mittellappens. Fortschr. Röntgenstr. 80, 458 (1954).
— — Normale und pathologisch veränderte Lungengefäße im Schichtbild. Gefäße des li. Oberlappens. Fortschr. Röntgenstr. 81, 36 u. 134 (1954).
— — Normale und pathologisch veränderte Lungengefäße im Schichtbild. Gefäße des re. Unterlappens. Fortschr. Röntgenstr. 81, 455 u. 642 (1954).
— — Normale und pathologisch veränderte Lungengefäße im Schichtbild. Gefäße des li. Unterlappens. Fortschr. Röntgenstr. 82, 228 u. 331 (1955).
— — Die Gefäßveränderungen bei Emphysem und Pulmonalsklerose. Fortschr. Röntgenstr. 82, 642 (1955).
— — Das Verhalten der Lungengefäße bei angeborenen und erworbenen Herzfehlern. Fortschr. Röntgenstr. 83, 26 (1955).
Horsters, H., u. J. Radel: Radiozirkulatorische Messungen am Lungenkreislauf. Arch. Kreisl.-Forsch. 24, 204 (1956).
Houssay, H. E. J., F. W. Haynes and L. Dexter: Pulmonary infarction from cardiac catheterization. Proc. Soc. exp. Biol. (N. Y.) 79, 444 (1952).
Hovelacque, P., O. Monod et H. Evrard: Le Thorax: Anatomie Medico-Chirurgicale. Paris: Maloine 1937.
Howarth, S.: Blood pressure changes during angiocardiography. Brit. med. J. 1950 II, 1090.
Hübschmann, P.: Pathologische Anatomie der Tuberkulose. Berlin: Springer Verlag 1928.
— Die pathogenetischen und pathologisch-anatomischen Grundlagen der menschlichen Tuberkulose. Stuttgart: Hippokrates-Verlag 1956.
Hückstädt, O.: Über ein peripheres Aneurysma der Pulmonalarterie. Fortschr. Röntgenstr. 74, 593 (1951).
Hughes, C. W., and P. C. Rumore: Anomalous pulmonary veins. Arch. Path. 37, 364 (1944).
Hultgren, H., A. Selzer, A. Purdy, E. Holman and F. Gerbode: The syndrome of patent ductus arteriosus with pulmonary hypertension. Circulation 8, 15 (1953).
Hundeshagen, H., E. H. Graul u. E. Betz: Über die Messung verschiedener Kreislaufgrößen mit Hilfe von ^{131}J und ^{132}J-markiertem Albumin. Atompraxis 4, 87 (1958).
Hurst, A., S. H. Dressler, and J. Denst: The relationship between pathologic changes in blood vessels in resected lobes and lungs as correlated with pulmonary artery pressure changes recorded during cardiac catheterization. Dis. Chest 24, 41—48 (1953).
Inglis, J. Mc N.: Anaesthesia for cardiac catheterisation in children. Anasthesia 9, 25 (1954).
Ingram, M. D., G. W. Hudson and Th. J. Davis: Aplasia of the lung. With angiocardiographic demonstration of anomalous pulmonary circulation. Amer. J. Roentgenol. 64, 409 (1950).
Israel, R., P. Hertzog et C. Personne: L'angiopneumographie dans le cancer et les pneumopathies chroniques localisées. Bull. Soc. Méd. Hôp. Paris 68, 227 (1952).
Jackson, Ch. L., and J. F. Huber: Correlated applied anatomy of the bronchial tree and lungs with a system of nomenclature. Dis. Chest 9, 319 (1943).
Jacobson, G., L. H. Schwartz and M. L. Sussman: Radiographic estimation of pulmonary artery pressure in mitral valvular disease. Radiology 68, 15 (1957).
Jäger, E.: Zur pathologischen Anatomie der Thrombangiitis obliterans bei juveniler Extremitätengangrän. Virchows Arch. path. Anat. 284, 526 (1932).
— Zur histologischen Ausheilung der Periarteriitis nodosa und deren Beziehung zur juvenilen Atherosklerose. Virchows Arch. path. Anat. 288, 833 (1933).
Janes, R. M.: Multiple cavernous haemangioma of the lungs successfully treated by local resection of the tumors. Brit. J. Surg 31, 270 (1944).
Janker, R.: Apparatur und Technik der Röntgenkinematographie zur Darstellung der Herzinnenräume und der großen Gefäße. Fortschr. Röntgenstr. 72, 513 (1950).
— Ein röntgenkinematographischer Film über die Kontrastdarstellung der Herzinnenräume und der großen Gefäße bei angeborenen Herzfehlern. Langenbecks Arch. klin. Chir. 266, 322 (1950).
— Ein neues Rollfilmseriengerät für Röntgenaufnahmen im Format 30 × 30 cm. Röntgen-Bl. 4, 132—138 (1951).
— Die Röntgenuntersuchung in einer und zwei Ebenen mittels Serien-Rollfilmkassetten für schnelle Bildfolge. Röntgen-Bl. 5, 247—261 (1952).
— Verbilligung der Serienaufnahmen. Röntgen-Bl. 6, 80—89 (1953).

JANKER, R.: Das Leuchtschirmbild im Mittelformat bei der Untersuchung von Herz und Gefäßen. Dtsch. med. Wschr. 78, 530 (1953).
— Röntgenologische Funktionsdiagnostik mittels Serienaufnahmen und Kinematographie. Wuppertal-Elberfeld: Verlag W. Girardet 1954.
—, u. H. HALLERBACH: Die Angiokardiokinematographie als Mittel zur Bestimmung der Lungenkreislaufzeit. Fortschr. Röntgenstr. 75, 290 (1951).
JANSEN, K., H. W. KNIPPING u. K. STROMBERGER: Klinische Untersuchungen über Atmung und Blutgase. Beitr. Klin. Tuberk. 80, 304 (1932).
JEDDELOH, B. ZU: Untersuchungen zur Histologie chronischer Stauungslungen. Beitr. path. Anat. 86, 387 (1931).
JENNES, S. W.: Diffuse aneurysmal dilatation of pulmonary artery and both of its branches. Bull. Johns Hopk. Hosp. 59, 133 (1936).
JÖNSSON, G.: Selective angiocardiography and thoracic aortography. In: J. W. McLAREN: Modern Trends in Diagnostic Radiology. London: Butterworth & Co 1953.
— B. BRODEN and J. KARNELL: Selective angiocardiography. Acta radiol. (Stockh.) 32, 486 (1949).
JOHANSSON, L., G. MALMSTRÖM and L. G. UGGLA: Intracardiac knotting of the catheter in heart catheterization. J. thorac. Surg. 27, 605 (1954).
JOHNSON, A. L., G. W. DELBERT and J. B. ROSS: Heart catheterization on the investigation of congenital heart disease. Canad. med. Ass. J. 56, 249 (1947).
JONES, J. C., and W. P. THOMPSON: Arteriovenous fistula of lung. Report of patient cured by pneumonectomy. J. thorac. Surg. 13, 357 (1944).
JORES, L.: Wesen und Entwicklung der Arteriosklerose auf Grund anatomischer und experimenteller Untersuchungen. Wiesbaden 1903.
— Arterien. In: HENKE-LUBARSCH, Handbuch der speziellen pathologischen Anatomie und Histologie. Band II, S. 608. Heidelberg: Springer-Verlag 1924.
JORGENS, J. , J. LABREE, F. ADAMS and L. G. RIGLER: The roentgenological aspects of heart catheterization. Amer. J. Roentgenol. 68, 610 (1952).
JULES, H.: Aneurysmal dilatation of the pulmonary artery in a case of congenital heart disease. Lancet 1934, 1338.
JULITZ, R.: Die klinischen Ausdrucksformen der Endarteriitis obliterans und ihre Differentialdiagnose. Z. ges. inn. Med. 1953, 343.
JUNG, R.: Hirnelektrische Befunde bei Kreislaufstörungen und Hypoxieschäden des Gehirnes. Verh. dtsch. Ges. Kreisl.-Forsch. 1953, 170.
— Neurophysiologische Untersuchungsmethoden. In: Handbuch der inn. Medizin, V. Berlin-Göttingen-Heidelberg: Springer 1953.
JUNGHANNS, W.: Die Endstrombahn der Lunge im postmortalen Angiogramm. Virchows Arch. path. Anat. 331, 263 (1958).
KALMANSOHN, R. B., and R. W. KALMANSOHN: Thrombotic obliteration of the branches of the aortic arch. Circulation 15, 237 (1957).
KASPER, M.: Über die Veränderungen der Blutgefäße im Bereich tuberkulöser Lungenkavernen. Beitr. Klin. Tuberk. 80, 537 (1932).
KASTRUP, H.: Zur Operation des arterio-venösen Aneurysmas der Pulmonalgefäße. Langenbecks Arch. klin. Chir. 273, 209 (1953).
KAUMP, D. H., and T. J. TRY: Pulmonary arteriolar sclerosis. Arch. intern. Med. 61, 1 (1938).
KEATS, T. E., V. A. KREIS and E. SIMPSON: Roentgen manifestations of pulmonary hypertension in congenital heart disease. Radiology 66, 693 (1956).
KEELEY, J. L.: Circulation time through aerated and atelectatic lungs in dogs as determined by the use of sodium cyanide. Amer. J. Physiol. 132, 93 (1941).
—, and J. G. GIBSON: Experimental atelectasis in dogs. Surgery 11, 527 (1942).
KEIL, P. G., and D. J. SCHISSEL: Differential diagnosis of unresolved pneumonia and bronchiogenic carcinoma by pulmonary angiography. J. thorac. Surg. 20, 62 (1950).
— C. A. VOELKER and D. J. SCHISSEL: Diagnostic value of pulmonary arteriography in bronchial carcinoma. Amer. J. med. Sci. 219, 301 (1950).
KELL, I. F., G. R. HENNIGER and E. C. HOFF: Experimental medial hypertrophy and hyperplasie of cat's pulmonary arteries. Arch. Path. 61, 239 (1956).

Kent, E. M., and B. Blades: The surgical anatomy of the pulmonary lobes. J. thorac. Surg. 12, 18 (1942).

Kerley, P.: Lung changes in acquired heart disease. Amer. J. Roentgenol. 80, 256 (1958).

Kert, M., and W. Hoobler: Observation on the potential variations of the cavities of the right side of the human heart. Amer. Heart J. 38, 97 (1949).

Killingsworth, W. P., and S. Gibson: Primary proliferative pulmonary arteriolar sclerosis. Amer. J. Dis. Child. 57, 1099 (1939).

Kinney, T. D., F. W. Haynes and L. Dexter: Experimental production of pulmonary embolism by the use of a venous catheter. J. Lab. clin. Med. 30, 1013 (1945).

Kjellberg, S. R., E. Mannheimer, U. Rudhe and B. Jonsson: Diagnosis of Congenital Heart Disease. Chicago: The Year Book Publishers 1955.

Klein, O.: Zur Bestimmung des zirkulatorischen Minutenvolumens beim Menschen nach dem Fickschen Prinzip. Münch. med. Wschr. 77, 1311 (1930).

Klinner, W.: Pathologisch-anatomische Befunde nach Lungenresektionen. Thoraxchirurgie 3, 471 (1956).

Knipping, H. W.: Dyspnoe. Beitr. Klin. Tuberk. 82, 133 (1932).

— Die Pneumonose. Ergebn. inn. Med. Kinderheilk. 48, 249 (1935).

— Funktionsprobleme in der Herz- und Lungenklinik nebst einigen Bemerkungen zur Herz- und Lungenchirurgie. Dtsch. med. Wschr. 77, 487 (1952).

— Zum Lungenkreislauf unter Berücksichtigung der Lungenfunktionsprüfung. Beitr. Klin. Tuberk. 110, 27 (1953).

— W. Bolt, H. Valentin u. H. Venrath: Untersuchung und Beurteilung des Herzkranken. Stuttgart: F. Enke 1955.

— — — — u. P. Endler: Regionale Funktionsanalyse in der Kreislauf- und Lungenklinik mit Hilfe der Isotopenthorakographie und der selektiven Angiographie der Lungengefäße. Münch. med. Wschr. 99, 1 (1957).

— — — — H. Ludes u. P. Endler: Eine neue Methode zur Prüfung der Herz- und Lungenfunktion. Dtsch. med. Wschr. 80, 1146 (1955).

— W. Lewis u. A. Moncrieff: Über die Dyspnoe. Beitr. Klin. Tuberk. 79, 1 (1931).

— H. W. Ludes, H. Valentin u. H. Venrath: Beitrag zur Differenzierung der Insuffizienz des linken, des rechten Herzens und der Lungen nebst Bemerkungen zur Herzsondierung und zum Defizitproblem. Med. Klin. 48, 161 (1953).

—, u. H. Rink: Zum Heilplan der Lungentuberkulose. Med. Mschr. 7, 596 (1953).

Köhn, G.: Über eine Erkrankung der Sperrarterien und der arteriovenösen Anastomosen in der Lunge. Beitr. path. Anat. 115, 295 (1955).

— Die pathologische Morphologie der Lungengefäße bei chronischem Cor pulmonale. Beitr. path. Anat. 116, 273 (1956).

— Arteriosklerose des Pulmonalsystems. Verh. dtsch. Ges. Path. 1957, 77.

— Die pathologische Morphologie der Lungengefäßerkrankungen und ihre Beziehungen zur chronischen pulmonalen Hypertonie. Ergebn. ges. Tuberk.- u. Lung.-Forschung. 14, 101 (1958).

Köhn, K., u. M. Richter: Die Lungenarterienbahn bei angeborenen Herzfehlern. Stuttgart: Thieme Verlag 1958.

Kolpak, E.: Über die Periarteriitis nodosa im kleinen Kreislauf. Beitr. path. Anat. 110, 493 (1949).

Konschegg, Th.: Gefäßveränderungen bei käsiger Pneumonie. Virchows Arch. path. Anat. 260, 140 (1926).

Kornblum, D., and R. Fienberg: Roentgen manifestations of necrotizing granulomatosis and angiitis of the lungs. Amer. J. Roentgenol. 74, 587 (1955).

Kornmüller, A. E., F. Palme u. H. Strughold: Über Veränderungen der Hirnaktionsströme im akuten Sauerstoffmangel. Luftfahrtmedizin 5, 161—183 (1941).

Kossmann, Ch. E., A. R. Berger, St. A. Briller, B. Rader and J. Brumlick: Anomalous atrioventricular excitation produced by catheterization of the normal human heart. Circulation 1, 902 (1950).

Kourilsky, R., et M. Marchal: L'éxploration cinédensigraphique de la circulation artérielle intrathoracique. Ses applications au diagnostic du cancer du poumon et des tumeurs du médiastin. Ann. Méd. 53, 217 (1952).

Kourilsky, R., M. Bidermann, M. Marchal et B. Rigault: Sur les moyens d'identifier les volumineuses artères pulmonaires dans les «gros hiles« sans recourir à l'angiocardiographie. Sem. Hôp. Paris **31**, 707—714 (1955).

— D. Brille, M. Marchal et C. Hatzfeld: Ventilation et circulation danx les cancers bronchopulmonaires. J. franç. Méd. Chir. thor. **7**, 1 (1953).

Kovats, F., u. Z. Zsebök: Röntgenanatomische Grundlagen der Lungenuntersuchung. Budapest: Akademiai Kiado, 1955.

Kraan, J. K., and L. van der Trift: Pulmonary function tests before and after segmental resection and lobectomy. Arch. Chir. Neerl. **4**, 100 (1952).

Krahl, V. E.: Current concept of the finer structure of the lung. Arch. intern. Med. **96**, 342 (1955).

Krall, J.: Die thorakale Angiographie beim Bronchialkarzinom. Thoraxchirurgie **3**, 121 (1955).

— H. J. Hoffheinz u. E. Wilhelm: Der venöse Katheterismus und die mediastinale Venographie beim malignen intrathorakalen Tumor. Thoraxchirurgie **1**, 84 (1953).

— G. Rodewald u. H. J. Hoffheinz: Die Blockade der A. pulmonalis als Grundlage einer präoperativen Funktionsprüfung in der Lungenchirurgie. Thoraxchirurgie **1**, 434 (1954).

Kramer, R., and A. Glass: Bronchoscopic localization of lung abscess. Ann. Otol. (St. Louis) **41**, 1210 (1932).

Krampf, F.: Die Folgen der künstlichen Verlegung (Unterbindung oder Embolisierung) von Lungenarterienästen sowie ihre Bedeutung für den Lungenkollateralkreislauf. Dtsch. Z. Chir. **189**, 216 (1925).

Krause, G. K., and M. Lubert: The anatomy of the bronchopulmonary segments: Clinical applications. Radiology **56**, 333 (1951).

Krauss, H.: Einfluß verschiedener Dehnungszustände auf die Durchblutung der Lunge. Dtsch. Z. Chir. **243**, 505 (1934).

Krogh, M.: The diffusion of gases through the lungs of man. J. Physiol. (Lond.) **49**, 271 (1915).

Krump, J. E.: Elektroencephalographische Untersuchungen bei essentieller Hypertension. Verh. dtsch. Ges. Kreisl.-Forsch. **1953**, 200.

— Die klinische Bedeutung des Hirnstrombildes bei perniciöser Anämie. Dtsch. Arch. klin. Med. **201**, 730 (1955).

Krutzsch, G.: Rechtsseitige Herzhypertrophie durch Einengung des Gesamtquerschnittes der kleineren und kleinsten Lungenarterien. Frankfurt. Z. Path. **23**, 247 (1920).

Kubat, E.: Systematische Anatomie der Lungengefäße. Fortschr. Röntgenstr. **53**, 178 (1936).

Kubicki, St., u. O. Just: Das hirnelektrische Bild bei extremer künstlicher Blutdrucksenkung. Anästhesist **6**, 143 (1957).

Kucsko, L.: Über arteriovenöse Verbindungen in der menschlichen Lunge und ihre funktionelle Bedeutung. Frankfurt. Z. Pathol. **64**, 54 (1933).

— Über eigentümliche Gefäßveränderungen in der Lunge. Wien. klin. Wschr. **1949**, 1.

Küttner, H.: Beitrag zur Kenntnis der Kreislaufverhältnisse der Säugetierlunge. Virchows Arch. path. Anat. **73**, 476 (1878).

Kugel, E., u. M. Pöschl: Über Mißbildungen der Pulmonalvenen. Fortschr. Röntgenstr. **80**, 467 (1954).

Kuida, H., G. J. Dammin, F. W. Haynes, E. Rapaport and L. Dexter: Primary pulmonary hypertension. Amer. J. Med. **23**, 166 (1957).

Kuntschik, R.: Zur Kenntnis der sog. „Primären Pulmonalsklerose". Z. Kreisl.-Forsch. **23**, 183 (1931).

Kussmaul, A., u. R. Meier: Über eine bisher nicht beschriebene eigentümliche Arterienerkrankung (Periarteriitis nodosa), die mit Morbus Brightii und rapid fortschreitender Muskellähmung einhergeht. Dtsch. Arch. klin. Med. **1**, 484 (1865/66).

Lagerlöf, H., and L. Werkö: Studies on the circulation in man. II. Normal values for cardiac output and pressure in the right auricle, right ventricle and pulmonary artery. Acta physiol. scand. **16**, 75 (1948).

— — Studies on the circulation of blood in man. VI. The pulmonary capillary venous pressure pulse in man. Scand. J. clin. Lab. Invest. **1**, 147 (1949).

Lambert, E. H., and R. W. Johnes: The characteristics of a resistancewire manometer for measuring blood pressure in cardiac catheterization studies. Proc. Mayo Clin. **23**, 487 (1948).

LAMMERANT, J., et M. DE VISSCHER: Détermination du temps moyen de circulation pulmonaire par radiocardiographie. Acta cardiol. (Brux.) 11, 244 (1956).

LANDEN, H. C.: Beitrag zur Analyse respiratorischer Insuffizienzen. Dtsch. med. Wschr. 76, 197 (1951).

— Die funktionelle Beurteilung des Lungen- und Herzkranken. Darmstadt: Steinkopff 1955.

LANGE, F.: Arterielle Hypertonie der Lungenstrombahn. Dtsch. med. Wschr. 1948, 1204.

LANGECKER, H., A. HARWART u. K. JUNKMANN: 3-5-Diacetylamino-2-4-6-trijodbenzoesäure als Röntgen-Kontrastmittel. Naunyn-Schmiedeberg's Arch. exp. Path. Pharmak. 222, 584 (1954).

LAPP, H.: Über das Verhalten der Bronchialarterien und ihrer Anastomosen mit der Art. pulmonalis unter pathologischen Kreislaufbedingungen. Verh. dtsch. Ges. Kreisl.-Forsch. 1951, 110.

— Zur Pathologie der Blutgefäßanastomosen in der Lunge. Verh. dtsch. Ges. Path. 34, 273 (1952).

LÁSZLÓ, I., I. LITTMANN, F. ROBICZEK and A. TEMESUARI: Relationship of haemodynamics and changes of pulmonary vessels in mitral stenosis. Acta morph. Acad.-Sci. Hung. 6, 207 (1955).

LATARJET, M.: La «circulation collatérale» intrapulmonaire dans les suppurations bronchopulmonaires chroniques et dans la tuberculose pulmonaire. Lyon chir. 52, 187 (1956).

LAUBRY, CH., P. COTTENOT, D. ROUTIER et R. HEIM DE BALSAC: Étude anatomo-radiologique du coeur et des gros vaisseaux par opafication. J. Radiol. Électrol. 19, 193, 561, 700 (1935); 20, 65 (1936).

— — — — Radiologie Clinique du Coeur et des Gros Vaisseaux. Paris: Masson 1939.

LAUCHE, A.: Das Lungenemphysem. Medizinische 1956, 490.

LAUFER, S. T., and J. D. GRAY: Organized thrombus occluding a man pulmonary artery. New Engl. J. Med. 254, 893 (1956).

LAWRENCE, E. A., and W. R. RUMEL: Arteriovenous fistula of lung. J. thorac. Surg. 20, 142 (1950).

LECHTENBÖRGER, H., H. VALENTIN, H. VENRATH, G. FRUHMANN, I. S. ÖZSOY, H. STEINFORTH, TH. SCHMITZ u. H. GRIESEMANN: Der Gasstoffwechsel bei akutem Atemstillstand. Thoraxchirurgie 2, 250 (1954).

LENÈGRE, J., et P. Y. HATT: Étude angiopneumographique des embolies pulmonaires. Ier Congr. mondial Cardiol. Paris, septembre 1950.

—, et P. MAURICE: De quelques résultats obtenus par la dérivation directe intracavitaire des courants électriques de l'oreillette et du ventricule droits. Arch. Mal. Cœur 38, 298 (1945).

— — Premiers enregistrements chez l'homme des courbes de pression ventriculaires et auriculaire droite. Arch. Mal. Cœur 39, 24 (1946).

— — L. SCÉBAT, P. Y. HATT et R. JACQUOT: Le coeur des asthmatiques. Bull. Soc. Méd. Paris 66, 1095 (1950).

LEQUIME, J., H. DENOLIN et R. PANNIER: Anévrysmes artério-veineux pulmonaires et angiomatose généralisée. Acta cardiol. (Brux.) 5, 63 (1950).

LETTERER, E.: Die allgemeine und spezielle Pathologie der Frühstadien der Tuberkulose. Tuberk.-Arzt 2, 341 (1948).

LETULLE, M., et A. JAQUELIN: Anévrisme syphilitique de l'artère pulmonaire. Arch. Mal. Cœur 13, 385 (1920).

LEVESQUE, J., PERROT, HARDOUIN, BOUVATTIER et GILBERT: Angiome intrapulmonaire. Arch. franç. Pédiat. 9, 431 (1952).

LEVINE, E. R.: Some fundamentals of respiratory physiology. Arch. intern. Med. 96, 357 (1955).

LEVINE, H. D., H. K. HELLEMS, M. H. WITTENBORG and L. DEXTER: Studies in intracardiac electrography in man. Amer. Heart J. 37, 46 and 64 (1949).

LÉVY, A., G. MAYER et P. JOBARD: Un cas de thrombose de l'artère pulmonaire droite. Arch. Mal. Cœur 43, 372 (1950).

LICHTHEIM, L.: Die Störungen des Lungenkreislaufes. Berlin 1876.

LIEBOW, A. A., M. R. HALES and G. E. LINDSKOG: Enlargement of the bronchial arteries and their anastomoses with the pulmonary arteries in bronchiectasis. Amer. J. Path. 25, 211 (1949).

LIEBOW, A. L.: The bronchopulmonary venous collateral circulation with special reference to emphysema. Amer. J. Path. **29**, 251 (1953).

LIESE, E.: Verhalten der Lungengefäße beim Bronchialkarzinom. 33. Tagg. Dtsch. Röntgengesellschaft 1951, Baden-Baden. Fortschr. Röntgenstr., Beih. **76**, 50, 53 (1952).

LILJESTRAND, G.: Regulation of pulmonary arterial blood pressure. Arch. intern. Med. **81**, 162 (1948).

LILLIAN, M.: Multiple pulmonary aneurysms. Amer. J. Med. **7**, 280—287 (1949).

LINDENSCHMIDT, TH. O.: Der Sauerstoffpartialdruck des arteriellen Blutes bei chirurgischen Lungenerkrankungen. Thoraxchirurgie **1**, 65 (1953).

— Der Sauerstoffpartialdruck des arteriellen Blutes bei chirurgischen Lungenerkrankungen und seine klinische Bedeutung. Beitr. klin. Tuberk. **110**, 71 (1953).

LINDGREN, E.: Roentgen diagnosis of arterio-venous aneurysm of the lung. Acta radiol. (Stockh.) **27**, 585 (1946).

LINDSKOG, G. E., and A. A. LIEBOW: Bilobectomy. Surgical and anatomic considerations in resection of right middle and lower lobes through the intermediate bronchus. J. thorac. Surg. **18**, 616 (1949).

— — Thoracic Surgery and Related Pathology. New York: Appleton-Century-Crofts, Inc. 1953.

— — H. KAUSEL and A. JANZEN: Pulmonary arteriovenous aneurysm. Ann. Surg. **132**, 591 (1950).

LINZBACH, I.: Über generalisierte Gefäßverkalkungen bei einem Fall von gleichzeitiger knöcherner Stenose der Trachea und der Bronchien und ihre Beziehungen zur Dystrophie der Intercellularsubstanzen. Virchows Arch. path. Anat. **308**, 629 (1942).

— Vergleich der dystrophischen Vorgänge an Knorpel und Arterien als Grundlage zum Verständnis der Arteriosklerose. Virchows Arch. path. Anat. **311**, 432 (1944).

— Untersuchungen über die Grenzschicht zwischen Blut- und Gefäßwand. Verh. dtsch. Ges. Path. **34**, 252 (1951).

— Die Bedeutung der Gefäßwandfaktoren für die Entstehung der Arteriosklerose. Verh. dtsch. Ges. Path. **41**, 24 (1958).

LISSAUER, M.: Über das Aneurysma am Stamm der Pulmonalarterie. Virchows Arch. path. Anat. **180**, 462 (1905).

LISSNER, J.: Das Verhalten der Lungengefäße beim Bronchialkarzinom. Elektrokymographische Untersuchungen. Fortschr. Röntgenstr. **89**, 534 (1958).

LITTMANN, I.: Über das angeborene arterio-venöse Aneurysma der Lunge. Thoraxchirurgie **4**, 150 (1956).

LOCHNER, W., u. E. WITZLEB: Lungen und kleiner Kreislauf. Bad Oeynhausener Gespräche I. 19.—21. 10. 1956. Berlin-Göttingen-Heidelberg: Springer Verlag 1957.

LODIN, H.: Tomographic analysis of arteriovenous aneurysms in lung. Report of case confirmed at autopsy. Acta radiol. (Stockh.) **38**, 205 (1952).

LÖFFLER, L.: Füllungsbilder des Arteria-pulmonalis-Systems bei akut entzündlichen Prozessen im Lungenparenchym am lebenden Menschen. Fortschr. Röntgenstr. **70**, 178 (1944).

—, u. H. ROTH: Die Entwicklung und Bedeutung des Herzkatheterismus und der Kontrastdarstellung von Herzhöhlen und Lungengefäßen am lebenden Menschen. Münch. med. Wschr. **16**, 417 (1954).

LÖHR, H. H., H. SCHOLTZE u. W. GRILL: Normale und pathologische Lungensegmente im selektiven Angiogramm. Acta radiol. (Stockh.) **51**, 33 (1959).

— — u. W. KLINNER: Zur Klärung der angiographischen Symptomatologie bei der Lungentuberkulose. Fortschr. Röntgenstr. **86**, 192 (1957).

— — — Röntgendiagnostische Probleme der Lunge. Medizinische **1957**, Nr. 46, 1697.

— — — u. R. ZENKER: Zur Indikationsstellung bei der chirurgischen Behandlung der spezifischen und unspezifischen Empyemresthöhle auf Grund der selektiven Lungenangiographie. Langenbecks Arch. klin. Chir. **285**, 1 (1957).

LOESCHCKE, H.: Die Morphologie des normalen und emphysematösen Acinus der Lunge. Beitr. path. Anat. **68**, 213 (1921).

— Lunge und Pleura. Störungen des Luftgehaltes. In: HENKE-LUBARSCH: Handbuch der Spez. Pathol. Anatomie und Histologie. Bd. 3, Teil 1, S. 599. Berlin: J. Springer 1928.

LÖWENSTEIN, K.: Über die Thromboarteriitis pulmonalis. Frankfurt. Z. Pathol. **27**, 226 (1922).

Logaras, G.: Further studies of the pulmonary arterial blood pressure. Acta physiol. scand. 14, 120 (1947).

Longacre, J. J., and R. Johansmann: An experimental study of the fate of the remaining lung following total pneumonectomy. J. thorac. Surg. 10, 131 (1940).

Loogen, F.: Der pulmonale Hochdruck bei angeborenen Herzfehlern mit hohem pulmonalem Stromvolumen. Arch. Kreisl.-Forsch. 28, 1 (1958).

— O. Bayer, R. Rippert u. H. H. Wolter: Über die Einmündung der Lungenvenen in den rechten Vorhof und dessen Zuflußgebiet. Z. klin. Med. 151, 340 (1954).

—, u. H. Major: Das arterio-venöse Pulmonalisaneurysma. Münch. med. Wschr. 97, 21 (1955).

Lottenbach, K.: Das Lungenemphysem. Handbuch Inn. Med. IV/2, 806. Berlin-Göttingen-Heidelberg: Springer 1956.

Lucien, M., et P. Weber: Variations dans la segmentation pulmonaire. Ann. Anat. path. 11, 850 (1934).

— — La systématisation pulmonaire chez l'homme. Caractères généraux et morphologie de la ramescence des bronches intrapulmonaires. Leur répartition topographique. Arch. Anat. (Strasbourg) 21, 109 (1936).

— — et R. Grandgérard: Rapports des ramifications de l'artère pulmonaire avec le dispositif bronchique des poumons humains. C. R. Ass. Anat. 30, 333 (1935).

Luisada, A. A.: Studies of pulmonary vessels. Angiology 6, 503 (1955).

Lukas, D. S., C. T. Dotter and I. Steinberg: Agenesis of the lung and patent ductus arteriosus with reversal of flow. New Engl. J. Med. 152, 1216 (1953).

Lyons, H. A., and E. P. Mannix: Successful resections for bilateral pulmonary arteriovenous fistulas. New Engl. J. Med. 254, 969 (1956).

Maass, G., u. H. Lennartz: Komplikationen und EEG-Veränderungen bei der Hirnangiographie. Nervenarzt 26, 145—150 (1955).

Mac Callum, W. G.: Obliterative pulmonary arterio-sclerosis. Bull. Johns Hopk. Hosp. 49, 37 (1931).

Madoff, I., E. Gaenssler and J. Strieder: Congenital absence of the right pulmonary artery. New Engl. J. Med. 247, 149 (1952).

Magidson, O., and G. Jakobson: Thrombosis of the main pulmonary arteries. Brit. Heart J. 17, 207 (1955).

Maier, H. C.: The value of respiratory function studies in pulmonary surgery. Surg. Gynec. Obstet. 88, 537 (1949).

— Absence or hypoplasia of a pulmonary artery with anomalous systemic arteries to the lung. J. thorac. Surg. 28, 145 (1954).

— A. Himmelstein, R. L. Riley and J. Bunin: Arteriovenous fistula of the lung. J. thorac. Surg. 17, 13 (1948).

Makler, P. T., and D. Zion: Multiple pulmonary hemangiomata. Amer. J. med. Sci. 211, 261 (1946).

Mannheimer, E., B. Landtman and K. A. Melin: Les complications de l'angiocardiographie et du cathétérisme cardiaque. Cardiologia (Basel) 19, 337 (1951).

Marble, H. C., and P. D. White: A case of traumatic aneurysm of the pulmonary artery. J. Amer. med. Ass. 14, 1778 (1920).

Marchand, E. J., M. R. Hejtmancik and G. R. Herrmann: Extracardiac arteriovenous fistulas in thorax. Amer. Heart J. 42, 682 (1951).

Marder, S. N., W. B. Seaman and H. M. Wilson: The pulmonary circulation in the diagnosis of congenital heart disease. J. thorac. Surg. 25, 305 (1953).

Mason, V. R.: Aneurysm of the pulmonary artery. Trans. Ass. Amer. Phyns. 53, 328 (1938).

Masshoff, W.: Zur Pathomorphologie der Lungentuberkulose. Untersuchungen an Operationspräparaten. Dtsch. med. Wschr. 81, 1873 (1956).

Mathes, M., E. Holman and F. Reichert: A study of the bronchial, pulmonary and lymphatic circulation of the lung under various pathological conditions experimentally produced. J. thorac. Surg. 1, 339 (1932).

Mathey, J.: Indications et résultats de la décortication dans le traitement de l'empyème tuberculeux. Acta chir. belg. 51, 523 (1952).

Matthes, K.: Kreislaufuntersuchungen am Menschen mit fortlaufend registrierenden Methoden. Stuttgart: G. Thieme 1951.

MATTHES, K.: Patho-Physiologie des Lungenkreislaufes. Arch. phys. Ther. (Lpz.) **6**, 80 (1954).

MATTSON, S. B., and E. CHARLENS: Lobar ventilation and oxygen uptake in man. J. thorac. Surg. **30**, 676 (1955).

MAURATH, J.: Funktionelle Untersuchungen in der Lungenchirurgie. Dtsch. med. Wschr. **78**, 1288 (1953).

— Patho-Physiologie der Atmung in der Lungenchirurgie. Stuttgart: Thieme Verlag 1955.

MAURER, G.: Zur Frage der primären Sklerose der Pulmonalarterie. Frankfurt. Z. Path. **55**, 208 (1941).

MAURICE, P., J. LENÈGRE, L. SCEBAT et P. Y. HATT: La circulation artérielle pulmonaire chez les asthmatiques. Ier Congr. mondial Cardiol., Paris, Septembre 1950.

MC AFEE, J. G., and P. BIONDETTI: Roentgenologic follow-up on 150 consecutive mitral commissurotomy patients. Amer. J. Roentgenol. **78**, 213 (1957).

MC COTTER, R. E.: On the occurrence of pulmonary arteries arising from the thoracic aorta. Anat. Rec. **4**, 291 (1910).

MC COY, H. I., I. STEINBERG and C. T. DOTTER: Angiocardiographic findings in thoracoplasty, artifical pneumoperitoneum and phreniclasia. J. thorac. Surg. **21**, 149 (1951).

MC KIM, J. S., and F. W. WIGGLESWORTH: Absence of the left pulmonary artery. Amer. Heart J. **47**, 845 (1954).

MC MICHAEL, J.: Circulatory failure studied by means of venous catheterization. Advanc. intern. Med. **2**, 64 (1947).

— Cardiac catheterization. Brit. med. J. **1948I**, 356.

—, and J. P. D. MOUNSEY: A complication following coronary sinus and cardiac vein catheterization in man. Brit. Heart J. **13**, 397 (1951).

MEANS, J. H., and T. B. MALLORY: Total occlusion of the right branch of the pulmonary artery by an organized thrombus. Ann. intern. Med. **5**, 417 (1931).

MEDLAR, E. M.: The behaviour of pulmonary tuberculous lesions. Amer. Rev. Tuberc. **71**, 1—244 (1955).

MEESEN, H.: Über experimentelle Lungenembolie durch Glasperlen. Arch. Kreisl.-Forsch. **6**, 117 (1940).

— Zur pathologischen Anatomie des Lungenkreislaufes. Verh. dtsch. Ges. Kreisl.-Forsch. **17**, 25 (1951).

— Pathologische Anatomie des Morbus coeruleus. Langenbecks Arch. klin. Chir. **279**, 474 (1954).

— Die Lunge bei Mitralstenose. Dtsch. med. Wschr. **1956**, 1445.

— Pathogenese, Progredienz und Anpassung der angeborenen Herz-Gefäßfehler. Verh. dtsch. Ges. Kreisl.-Forsch. **1957**, 188.

MEISSNER, W. A., R. H. OVERHOLT, N. J. WILSON and J. H. WALKER: The resected post-thoracoplasty lung. Amer. Rev. Tuberc. **60**, 406 (1949).

MELIN, K.: Elektroencephalographische Untersuchungen an angiocardiographierten Patienten. Z. Kinderheilk. **71**, 301—306 (1952).

MELNIKOFF, A.: Die chirurgische Anatomie der intrapulmonalen Gefäße und der Respirationswege. Langenbecks Arch. klin. Chir. **124**, 460 (1923).

— Die Varianten der intrapulmonalen Gefäße des Menschen. Z. Anat. Entwickl.-Gesch. **71**, 185 (1924).

MELOT, G., R. DE CLERCQ, A. BOLLAERT et C. DE COSTER: Applications actuelles de l'angiopneumographie. Acta tuberc. belg. **42**, 518 (1951); J. belge Radiol. **35**, 434 (1952).

MENDELSOHN, H., H. ZIMMERMANN and A. ADELMAN: A study of pulmonary hemodynamics during pulmonary resection. J. thorac. Surg. **20**, 366 (1950).

MERKEL, H.: Über die sogenannte primäre Pulmonalsklerose. Beitr. path. Anat. **109**, 437 (1947).

— Zur Struktur und Funktion des Lungenkreislaufes. Z. Kreisl.-Forsch. **38**, 705 (1949).

MERKEL, M.: Zur Histologie der Lungengefäße. Beitr. path. Anat. **105**, 176 (1941).

MERRILL, A. J., J. V. WARREN, E. A. STEAD and E. S. BRANNON: The circulation in penetrating wounds of the chest. A study by the method of right heart catheterization. Amer. Heart J. **31**, 413 (1946).

MEYER, A., J. M. DUBOIS DE MONTREYNAUD et J. SESTIER: Quelques aspects radiologiques des segments pulmonaires normaux et pathologiques. Poumon **5**, 257 (1949).

MEYER, W. W.: Zum Gewebsbild der Thrombangiitis obliterans, insbesondere über die entzündliche Entstehung und weitere Umwandlung der Fibrinablagerungen in der Intima. Virchows Arch. path. Anat. **314**, 681 (1947).

— Über die eigenartigen Beziehungen des elastischen Gerüstes zur glatten Muskulatur im extrapulmonalen Abschnitt der Lungenarterie des Menschen. Z. Zellforsch. **43**, 383 (1955).

— Zur Morphologie der hypertonischen Arteriosklerose im kleinen und im großen Kreislauf. Bull. schweiz. Akad. med. Wiss. **13**, 115 (1957).

—, u. H. RICHTER: Das Gewicht der Lungenschlagader als Gradmesser der Pulmonalarteriensklerose und als morphologisches Kriterium der pulmonalen Hypertonie. Virchows Arch. path. Anat. **328**, 121 (1956).

— — Gewichtsveränderungen in der A. pulmonalis mit fortschreitendem Alter und bei Blutdruckerhöhung im kleinen Kreislauf. Verh. dtsch. Ges. Path. **39**, 231 (1956).

MEYERSON, S.: Pulmonary arteriovenous fistula. Brit. J. Radiol. **25**, 614 (1952).

MICHEL, D., u. M. HERBST: Der diagnostische Wert der intrakardialen Decholininjektion mittels Herzkatheter. Z. Kreisl.-Forsch. **45**, 110 (1956).

MICHEL, J., A. D. JOHNSON, W. C. BRIDGES, J. H. LEHMAN, F. GREY, L. FIELD and D. M. GREEN: Arrhythmias during intracardiac catherization. Circulation **2**, 240 (1950).

MIDDELHOVEN, A.: Arteriovenous fistula in pulmonary arterial circulation. Maandschr. Kindergeneesk. **20**, 157 (1952).

MOELLER, H. CH.: Über das Cor pulmonale. Ärztl. Wschr. **10**, 521 (1955).

MÖNCKEBERG, J. G.: Über die genuine Atherosklerose der Lungenarterien. Dtsch. med. Wschr. **1907**, 1243.

MÖRL, F.: Studie über die Dilatation der zum Aneurysma arterio-venosum führenden Arterie. Brun's Beitr. klin. Chir. **181**, 109 (1950).

— Herzveränderungen durch arteriovenöse Aneurysmen. Dtsch. med. Wschr. **76**, 296 (1951).

MOIA, B., y A. R. ALBANESE: Fistula arterio-venosa pulmonar. Rev. argent. Cardiol. **17**, 176 (1950).

MOLDENHAUER, W., u. W. DIHLMANN: Röntgenologische Zeichen der Druckerhöhung im kleinen Kreislauf unter besonderer Berücksichtigung der Kerleyschen Linien. Ärztl. Wschr. **1958**, 28.

MONIZ, E., L. DE CARVALHO et A. LIMA: La visibilité des vaisseaux pulmonaires aux rayons X par injection dans l'oreillette droite, de fortes solutions d'iodure de sodium. Bull. Acad. Méd. (Paris) **105**, 627 (1931).

MONOD, O.: La place de l'angiographie en pneumologie. France méd. **4**, 6 (1950).

—, et E. KATEB: L'angiographie en pneumologie. Paris méd. **41**, 169 (1951).

— — Les renseignements cliniques fournis par l'angiopneumographie rapide. Presse méd. **59**, 574 (1951).

— — et P. JOLY: L'angiocardiographie en chirurgie thoracique. Poumon **6**, 329 (1950).

MOORE, R. L.: Volume of blood flow per minute through lungs following collapse of one lung by occlusion of its bronchus. Arch. Surg. **22**, 225 (1931).

MOSCHCOWITZ, D.: Hypertension of pulmonary circulation. Amer. J. med. Sci. **174**, 388 (1927).

MOTLEY, H., A. COURNAND, L. WERKÖ, A. HIMMELSTEIN and D. DRESDALE: The influence of short periods of induced acute anoxia upon pulmonary artery pressure in man. Amer. J. Physiol. **150**, 315 (1947).

—, and R. H. SMART: Pulmonary emphysema: Physiologic factors in diagnosis and advances in therapy. J. Amer. Geriat. Soc. **3**, 316 (1955).

MOUNSEY, J. P. D., L. W. RITZMANN, N. J. SELVERSTONE, W. A. BRISCOE and G. A. McLEMORE: Circulatory changes in severe pulmonary emphysema. Brit. Heart J. **14**, 153 (1952).

MOUQUIN, M., M. DURAND et P. Y. HATT: L'exploration du coeur droit et de la petite circulation par l'angiocardiographie. Sem. Hôp. Paris **25**, 1803 (1949).

— — — Etat actuel de l'angiocardiographie. Presse méd. **59**, 29 (1951).

— — — et J. PIÉQUET: Technique de l'angiocardiographie. Sem. Hôp. Paris **25**, 1801 (1949).

—, et J. FEFFER: L'angiocardiographie. Introduction. Sem. Hôp. Paris **25**, 1793 (1949).

— — et M. DURAND: A propos de l'angiocardiographie. Arch. Mal. Cœur **41**, 160 (1948).

MOYER, J. H., and A. ACKERMAN: Hereditary hemorrhagic telangiectases associated with pulmonary arteriovenous fistula in 2 members of family. Ann. intern. Med. **29**, 775 (1948).

MÜLLER, E.: Zur funktionellen Pathologie der Sperrarterien und der arterio-venösen Kurzschlüsse der Lunge am Beispiel der Geschwulstzellembolie. Frankfurt. Z. Path. **64**, 459 (1953).

MÜLLER, W. H., J. F. DAMMANN and W. H. HEAD: Changes in the pulmonary vessels produced by experimental pulmonary hypertension. Surgery **34**, 363 (1953).

MUELLER, H., G. GENSINI, A. E. PREVEDEL and S. G. BLOUNT: Retrograde transmission of left atrial pressure pulses across the pulmonary capillary bed in dogs. Circulat. Res. **2**, 426 (1954).

MURI, J. W.: Arterio-venous aneurysma of lung. Dis. Chest **24**, 49 (1953).

NABATOFF, R. A.: Contrast visualization of the pulmonary vessels as an aid in the early diagnosis of pulmonary neoplasms. Ann. Surg. **133**, 270 (1951).

NADAS, A. S., H. D. ROSENBAUM, M. H. WITTENBORG and A. M. RUDOLPH: Tetralogy of Fallot with unilateral pulmonary atresia. Circulation **8**, 328 (1953).

NAGASAWA, N., and M. YAMASHITA: The threedimensional and microscopic observations of lung injected with acrylicresin. Ann. Tuberc. (Yokohama) **3**, 94 (1952); ref. Ber. allg. spez. Path. **18**, 60 (1953).

NAGEL, A.: Über die sog. primäre Pulmonalsklerose. Z. Kreisl.-Forsch. **33**, 620 (1941).

NARATH, A.: Der Bronchialbaum der Säugetiere und des Menschen. Bibliotheca Med., Abt. A, Anatomie, H. 3, S. 1—380. Stuttgart: E. Nägele 1901.

NEIL, J. H., W. GILMOUR and F. J. GWYNNE: The bronchopulmonary segments: Radiological, pathological and bronchoscopic considerations. Med. J. Aust. **2**, 165 (1937).

— — — The anatomy of the bronchial tree. Brit. med. J. **1937**I, 495.

NEUBERT, B.: Die Gefäßveränderungen bei den verschiedenen Formen der Lungentuberkulose. Virchows Arch. path. Anat. **301**, 364 (1938).

NEUHAUS, G.: Eine Methode zur fortlaufenden, blutigen Registrierung intrakardialer und vaskulärer Drucke. Verh. dtsch. Ges. Kreisl.-Forsch. **16**, 201 (1952).

NEUHOF, H., and R. NABATOFF: An angiographic study of the form and function of the remaining lung after pneumonectomy. J. thorac. Surg. **17**, 799 (1948).

— M. L. SUSSMAN and R. A. NABATOFF: Angiocardiography in differential diagnosis of pulmonary neoplasms. Surgery **25**, 178 (1949).

NICK, J.: Zur Einmündungsweise der Lungenvenen in den linken Vorhof. Thoraxchirurgie **1**, 387 (1953/54).

NICOD, J. L.: Les lésions vasculaires dans le poumon silicotique et leur relations avec la tuberculose. Schweiz. Z. Path. **12**, 157 (1949).

NIGHTINGALE, J. A.: Case of pulmonary arteriovenous fistula. Brit. med. J. **1951**II, 402.

—, and B. L. WILLIAMS: Pulmonary artery thrombosis following cardiac catheterization. Brit. Heart J. **17**, 113 (1955).

NISELL, O.: The action of oxygen and carbon dioxide on the bronchioles and vessels of the isolated perfused lungs. Acta physiol. scand. **21**, Suppl. 73 (1950).

— The influence of blood gases on the pulmonary vessels of the cat. Acta physiol. scand. **23**, 85 (1951).

— Some aspects of the pulmonary circulation and ventilation. Int. Arch. Allergy **3**, 142 (1952).

NIXON, J. W., and J. F. PERRY: Arteriovenous fistula of lung and associated hemangioma of vertebra. Dis. Chest **21**, 108 (1952).

NORDENSTRÖM, B.: Pulmonary circulation time. Acta radiol. (Stockh.) **41**, 209 (1954).

— Temporary unilateral occlusion of the pulmonary artery. Acta radiol. (Stockh.) Suppl. 108 (1954).

— Intracardiac pressure changes with rapid fluid injection into the right heart. Acta radiol. (Stockh.) **47**, 89—96 (1957).

NORRIS, CH. M., J. LONG and M. J. OPPENHEIMER: Bronchospirography: Apparatus and technique. J. thorac. Surg. **17**, 357 (1948).

NORRIS, R. F.: Primary pulmonary arteriosclerosis. Bull. Johns Hopk. Hosp. **59**, 143 (1936).

NUTI, M., e G. RELLINI: Sulle alterazioni istologiche dell'arteria polmonare in varie forme di tuberculosi. Ann. Ist. Forlanini **12**, 275 (1950).

Nuti, M., e G. Rellini: Sulle alterazioni istologiche delle vene polmonari in varie forme di tuberculosi. Ann. Ist. Forlanini 13, 107 (1951).

Nuvoli, U.: Anatomia e radiologia nella tuberculosi polmonare. Roma: G. Abruzzini 1952.

Nylin, G.: Anwendung der Isotopen in der Kardiologie. Berl. med. Z. 1, 217 (1950).

Ohela, K., and H. Teir: Rupture of pulmonary artery. Report of 3 cases. Ann. Med. intern. Fenn. 43, 39 (1954).

Okkels, H., u. F. Therkelsen: Ein Fall von Atherosclerosis pulmonalis mit Aneurysma Arteriae pulmonalis bei offenem Foramen ovale. Acta path. microbiol. scand. 9, 214 (1932).

Olson, D. E., F. S. Jones and A. D. Murrag: Bronchial disease in lungs resected for pulmonary tuberculosis. Amer. Rev. Tuberc. 68, 657 (1952).

O'Neal, R., and W. A. Thomas: The role of pulmonary hypertension and thromboembolism in the production of pulmonary arteriosclerosis. Circulation 12, 370 (1955).

Opitz, E.: Über die Sauerstoffaufnahme in der Lunge. Beitr. klin. Tuberk. 110, 3 (1953).

Overholt, R. H., F. M. Woods and B. H. Ramsay: Segmental pulmonary resections. J. thorac. Surg. 19, 207 (1950).

Oyamada, A., B. M. Gasul and P. H. Holinger: Agenesis of the lung. Report of a case with a review of all previously reported cases. Amer. J. Dis. Child. 85, 182—201 (1953).

Pacheco, C. R., and H. del Castillo: Angiographic studies after pulmonary resection. J. thorac. Surg. 23, 262 (1952).

Packard, G. B., and J. J. Waring: Arteriovenous fistula of lung treated by ligation of pulmonary artery. Arch. Surg. 56,725 (1958).

Pagel, W., u. H. Henke: Lungentuberkulose. In: F. Henke u. O. Lubarsch: Handbuch der speziellen pathologischen Anatomie und Histologie. III, 2, S. 325: Veränderungen an den Gefäßen. Berlin:J. Springer 1930.

Pannier, R.: Les cardiopathies congenitales avec hypertension pulmonaire. Acta cardiol. (Brux.) 9, 407 (1954).

Pansch, I.: Aorto-pulmonaler Septumdefekt mit pulmonaler Hypertension. Z. Kreisl.-Forsch. 44, 729 (1955).

Papillon, J., J. C. Sournia et J. Chamberland: L'Anatomie radiologique des artères pulmonaires d'après l'angiopneumographie, ses applications à l'étude des tumeurs bronchiques. J. Radiol. Électrol. 33, 213 (1952).

Parker, E. F., and J. M. Stallworth: Arteriovenous fistula of lung treated by dissection and excision without pulmonary excision. Surgery 32, 31 (1952).

—, and S. Weiss: Nature and significance of structural changes in lungs in mitral stenosis. Amer. J. Path. 12, 573 (1936).

Parker, R. L.: Pulmonary emphysema. A study of its relations to the heart and pulmonary arterial system. Ann. intern. Med. 14, 795 (1940).

Parmley, L., and F. S. Jones: Primary pulmonary arteriosclerosis. Arch. intern. Med. 90, 157 (1952).

Parsons, H. G., A. Burdy and B. Jessup: Anomalies of the pulmonary veins and their surgical significance. Report of three cases of total anomalous pulmonary return. Pediatries 9, 152 (1952).

Pasargiklian, M.: Über die Methoden R. Margarias und H. W. Knippings beim Studium der Atemfunktion. Experimentelle Untersuchungen bei der Silikose und der Lungentuberkulose. Beitr. klin. Tuberk. 110, 351 (1953).

Peek, S. M.: The pathologic anatomy of syphilis of the pulmonary artery. Arch. Path. 4, 365 (1927).

Peel, A. A. F.: Anomalous venous drainage with death from cardiac catheterization. Scot. med. J. 1, 83 (1956).

Peirce, C. B., and B. W. Stocking: The roentgenological anatomy of the chest. Amer. Rev. Tuberc. 39, 516 (1939).

Pendergrass, E. P., G. W. Chamberlain, E. W. Godfrey and E. D. Burdick: Survey of death and unfavorable sequelae following the administration of contrast media. Amer. J. Roentgenol. 48, 741 (1942).

Petersen, H.: Beobachtungen über den Feinbau verschiedener Organe. Z. Zellforsch. 10, 511 (1930).

Pinner, M.: Pulmonary Tuberculosis in the Adult. Springfield, Ill.: Ch. C. Thomas 1945.

PIRANI, D. L., E. E. EWART and A. L. WILSON: Thromboendarteritis with multiple mycotic aneurysms of branches of the pulmonary artery. Amer. J. Dis. Child. 77, 460 (1949).

PITEL, M., and E. A. BOYDEN: Variations in the bronchovascular patterns of the left lower lobe of fifty lungs. J. thorac. Surg. 26, 633 (1953).

PLENGE, K.: Zur Frage der Syphilis der Lungenschlagader. Virchows Arch. path. Anat. 275, 572 (1930).

PLOEGER, A.: Das Aneurysma der Arteria pulmonalis. Frankfurt. Z. Path. 4, 286 (1910).

POLICARD, A.: Le Poumon. Structures et Mécanismes à l'Etat Normal et Pathologique. Paris: Masson & Cie 1955.

POSSELT, A.: Die Erkrankungen der Lungenschlagader. Ergebn. allg. Path. path. Anat. 13, 298 (1900).

POTH, W. J., and W. L. RIKER: Study of growth of aortic-pulmonary anastomoses. Surg. Gynec. Obstet. 94, 358 (1952).

POWELL, M. L., and H. G. HILLER: Pulmonary coarctation. Med. J. Aust. 1, 272 (1955).

PRINZ, F., u. W. KLINNER: Pathologisch-anatomische Untersuchungen zur Lungendekortikation. Langenbecks Arch. klin. Chir. 277, 245 (1953).

PRINZMETAL, M., E. CORDAY, H. C. HERGMAN, L. SCHWARTZ and R. J. SPRITZLER: Radiocardiography: A new method for studying the blood flow through the chambers of the heart in human beings. Science 108, 340 (1948).

— — R. SPRITZLER and W. FLIEG: Radiocirculography and its clinical applications. Amer. med. Ass. 139, 617 (1949).

PRYCE, D. M.: Lower accessory pulmonary artery with intralobar sequestration of lung. A report of seven cases. J. Path. Bact. 58, 457 (1946).

— T. H. SELLORS and L. G. BLAIR: Intralobar sequestration of lung associated with an abnormal pulmonary artery. Brit. J. Surg. 35, 18 (1947).

PUGSLEY, H. E., and R. M. JANES: Arteriovenous aneurysm of lung. Dis. Chest 20, 177 (1951).

RAMOS, J. G.: On the dynamics of the lungs capillary circulation. Amer. Rev. Tuberc. 71, 822 (1955).

RAMSEY, B. H.: The anatomic guide to the intersegmental plane. Surgery 25, 533 (1949).

RANGES, H. A.: Catheterization of the right auricle. Proc. Soc. exp. Biol. (N. Y.) 46, 462 (1941).

RAPAPORT, M. B.: A general discussion of optical "strain gauge" and capacitance manometry as applied to physiologic measurements. I. Congrès mondial de Cardiologie, Baillère et fils, Paris 1950, p. 79.

RAVIN, A., S. DRESSLER, G. BRONFIN and A. HURST: Cardiac arrythmias produced during right heart catheterization. Ann. intern. Med. 33, 174 (1950).

RAVINA, A.: L'exploration radiologique des vaisseaux pulmonaires par l'injection de substances de contraste. Progr. méd. (Paris) 2, 1701 (1934).

— P. COTTENOT, A. SOURICE et LESAUCE: L'angiographie pulmonaire. Bull. Soc. Méd. Paris 52, 770 (1936).

—, et A. SOURICE: Étude expérimentale de l'artériographie pulmonaire. Bull. radiol. méd. France 20, 129 (1932).

— — et L. BENZAQUEN: L'angiographie et l'angiopneumographie. Presse méd. 40, 287 (1932).

READ, J. L., E. G. BOND and R. R. PORTER: The hazard of unrecognized catheterization of the coronary sinus. Arch. intern. Med. 96, 176 (1955).

READING, B.: Case of congenital telangiectasis of lung complicated by brain abscess. Tex. St. J. Med. 28, 462 (1932).

REHBEIN, F., u. H. GELBKE: Die Empyemresthöhlen. Bruns' Beitr. klin. Chir. 182, 218 (1951).

REISCH, D., u. K. G. THEMEL: Zur Diagnose von Anomalien der Hauptpulmonalarterien. Dtsch. Arch. klin. Med. 202, 394 (1955).

REITTER, H.: Morphologie der Kollapslunge unter der Sicht der Resektionsbehandlung. Langenbecks Arch. klin. Chir. 281, 273 (1955).

REY, CH., et P. STUCKI: Le cathétérisme cardio-vasculaire dans les affections du coeur et des poumons. Praxis 43, 999 (1954).

REYNOLDS, G.: The electrocardiogram during angiocardiography. Brit. Heart J. 1, 74—82 (1953).

RIBBERT, H.: Über die Genese der arteriosklerotischen Veränderungen der Intima. Verh. dtsch. Ges. Path. 8, 168 (1904).

RILEY, R. L., and A. COURNAND: "Ideal" alveolar air and the analysis of ventilation perfusion relationships in the lungs. J. appl. Physiol. 1, 825 (1949).
— — Pulmonary function studies in relation to chest surgery. Advanc. Surg. 2, 1 (1949).
— — Analysis of factors affecting partial pressures of oxygen and carbon dioxide in gas and blood of lungs: Theory. J. appl. Physiol. 4, 77 (1951).
— — and K. W. DONALD: Analysis of factors affecting partial pressures of oxygen and carbon dioxide in gas and blood of lungs: Methods. J. appl. Physiol. 4, 102 (1951).
— A. HIMMELSTEIN, H. L. MOTLEY, H. M. WEINER and A. COURNAND: Studies of the pulmonary circulation at rest and during exercise in normal individuals and in patients with chronic pulmonary disease. Amer. J. Physiol. 152, 372 (1948).
RIMINI, R., G. DUOMARCO e R. BURGOS: La funzione respiratoria studiata nella tuberculosi polmonare per mezzo del l'angiopneumografia. Lotta c. Tuberc. 1952, Nr. 12.
—, y A. RODRIGUEZ: La Angioneumografia en la Tuberculosis Pleuropulmonar. Facultad de Medicina de Montevideo. Inst. Tisiol. „Prof. Dr. I. B. MORELLI". Monografia Nr. 6 (1952).
— — P. BURGOS, J. DUOMARCO, J. SAPRIZA and G. H. SURRACO: Estudio comparativo entre la angioneumografia y la bronchospirometria. Hoja tisiol. 10, 1 (1950).
— — — — — — Contribution of angiopneumography to some problems of pulmonary physio-pathology. Dis. Chest 22, 539 (1952).
RINK, H.: Zur Funktionsanalyse des kleinen Kreislaufes bei Lungentuberkulose. Tuberk.-Arzt 6, 526 (1952).
— Lungenkreislauf und Lungenkollaps. Beitr. klin. Tuberk. 110, 79 (1953).
— Dekortikation der Lunge. Tuberk.-Arzt 8, 269 u. 340 (1954).
— Lungenfunktion und Lungenchirurgie. Eine lungenangiographische Untersuchung. Z. Tuberk. 106, 11 (1955).
— Zum Problem der Resthöhle nach Lungenresektion. Tuberk.-Arzt 9, 398 (1955).
— Über die Ursachen des Recidivs nach Lungenresektion wegen Tuberkulose. Dtsch. med. Wschr. 81, 1302 (1956).
— H. VENRATH, H. VALENTIN u. TH. SCHMITZ: Diffusionsstörungen in den Lungen bei alten Insuffizienzen des li. Herzens und bei der Mitralstenose nebst einigen Bemerkungen zur Operation der Mitralfehler. Thoraxchirurgie 1, 403 (1954).
RIVIER, L. J., P. DESBAILLETS, B. BAUDRAZ et R. WEST: Le danger du cathétérisme du sinus coronarius. Cardiologia (Basel) 24, 101 (1954).
—, and C. GOTTLIEB: Report of case of pulmonary arteriovenous fistula in left lower pulmonary field. Exp. Med. Surg. 9, 431 (1951).
ROBB, G. P., and I. STEINBERG: Visualization of the chambers of the heart, pulmonary circulation and great vessels in man. J. clin. Invest. 17, 507 (1938); Amer. J. Roentgenol. 41, 1 (1939).
— — Visualization of the chambers of the heart and the thoracic blood vessels in pulmonary heart disease. A case study. Ann. intern. Med. 13, 12 (1939).
— — Visualization of the chambers of the heart, the pulmonary circulation and the great blood vessels in heart disease. Amer. J. Roentgenol. 42, 14 (1939).
— — Visualization of chambers of heart, pulmonary circulation and great blood vessels in man: Summary of method and results. J. Amer. med. Ass. 114, 474 (1940).
ROBBINS, L. L., and C. H. HALE: The roentgen appearance of lobar and segmental collapse of the lung. Radiology 44, 107, 120, 471, 543 (1945).
ROBERTS, D. J., and J. E. HUTCHISON: Symptomless pulmonary arteriovenous aneurysms or fistulas. Amer. J. Roentgenol. 66, 743 (1951).
ROBERTSON, C. K.: Arterio-venous aneurysm of lung with pulmonary tuberculosis. Brit. J. Tuberc. 44, 58 (1950).
ROCHE, C. E., J. H. HUMPHRIES, D. C. GREEN and E. D. BALDWIN: Cardio-pulmonary function studies in a patient with ligation of the left pulmonary artery. Amer. J. Med. 6, 95 (1949).
RODES, C. B.: Cavernous hemangioma of lung with secondary polycythemia. J. Amer. med. Ass. 110, 1914 (1938).

RÖSSLE, R.: Zum Formenkreis der rheumatischen Gewebsveränderungen mit besonderer Berücksichtigung der rheumatischen Gefäßentzündungen. Virchow's Arch. path. Anat. **288**, 780 (1933).

ROSACK, H. P., S. W. TRENCH and J. S. PAUL: Pulmonary arteriovenous fistula. Case report with treatment by basilar segmental resection. Amer. J. Surg. **87**, 883 (1954).

ROSENBLOOM, S. E.: Superior vena cava obstruction in primary cancer of lung. Ann. intern. Med. **31**, 470 (1949).

ROSSIER, P. H.: Lungenkreislauf und Lungenfunktion. Verh. dtsch. Ges. Kreisl.-Forsch. **17**, 67 (1951).

— Contribution à l'étude de la physiopathologie de l'emphysème. Rev. méd. Suisse rom. **72**, 671 (1952).

— Zur Pathophysiologie der Atmung. Beitr. klin. Tuberk. **110**, 13 (1953).

—, u. A. BÜHLMANN: Die Pathophysiologie der Atmung nach Lobektomie und Pneumonektomie. Schweiz. Z. Tuberk. **7**, 1 (1950).

— — Studien über die Pathophysiologie der Atmung bei der Silikose. Vjschr. Naturf. Ges. Zürich **95**, 51 (1950).

— — u. P. LUCHSINGER: Cor pulmonale und Silikose. Arch. Gewerbepath. Gewerbehyg. **13**, 486 (1955).

— — u. LUCHSINGER: Die Pathophysiologie der Atmung bei der Silikose und die Begutachtung der Arbeitsfähigkeit. Dtsch. med. Wschr. **80**, 608 (1955).

— — et H. R. MULLER: Espace mort respiratoire et clearance alvéolaire. Schweiz. med. Wschr. **83**, 577, 604 (1953).

— — F. SCHAUB u. P. LUCHSINGER: Pulmonale Hypertonie und chronisches Cor pulmonale. Ergebn. inn. Med. Kinderheilk. **6**, 580 (1955).

— — u. K. WIESINGER: Physiologie und Pathophysiologie der Atmung. Berlin-Göttingen-Heidelberg: Springer-Verlag 1956.

ROTH, H.: Nil nocere: Fehler, Gefahren und Mortalität bei der Kontrastdarstellung des Herzens und der Lungengefäße. Münch. med. Wschr. **96**, 421 (1954).

ROTTER, W.: Über die Bedeutung der Ernährungsstörung, insbesondere des Sauerstoffmangels für die Pathogenese der Gefäßwandveränderungen mit besonderer Berücksichtigung der „Endarteriitis obliterans" und der „Arteriosklerose". Zugleich ein Beitrag zum Entzündungsproblem. Beitr. pathnat. A. **110**, 46 (1949).

— Über den abnormen Abgang der linken Herzkranzarterie aus der Lungenschlagader. Zbl. allg. Path. path. Anat. **89**, 160 (1952).

ROUFOGALIS, S.: Lungenabszeß und Lungenabszedierungen im Kindesalter. Leipzig: J. A. Barth 1939.

ROUGHTON, F. J. W.: The average time spent by the blood in the human lung capillary and its relations to the rates of CO-uptake and elimination in man. Amer. J. Physiol. **143**, 609, 621 (1945).

RÜBBERDT, H.: Abnormer Abgang der linken Kranzarterie aus der Lungenschlagader. Beitr. path. Anat. **98**, 571 (1937).

RUNDLES, R. W.: Hemorrhagic telangiectasia with pulmonary artery aneurysm. Amer. J. med. Sci. **210**, 76 (1945).

RUNDSTRÖM, G., and K. SIGROTH: Two cases of vascular anomalies in lung. Acta med. scand. Suppl. **246**, 176 (1950).

SALVESEN, H. A., and F. MARSTRANDER: Arteriovenous fistula of lung. Report of 4 cases, including a cyanotic case. Acta med. scand. **139**, 167 (1951).

SAMLERT, H., u. R. GÄSSLER: Über röntgenologische und funktionelle Lungenveränderungen bei Mitralstenose. Z. Kreisl.-Forsch. **44**, 641 (1955).

SAMUELSSON, S.: Primary cor pulmonale. Chronic cor pulmonale resulting from pulmonary hypertension of unknown etiology. Review of literature. Report of 4 cases. Acta med. scand. **142**, 177 (1952).

SANCETTA, S. M., D. B. HACKEL and R. B. LYNN: Subendocardial trauma produced by right sided catheterization of the heart in man. Amer. Heart J. **45**, 491 (1953).

SANES, S., and F. E. KENNY: Anomalous origin of left coronary artery from pulmonary artery. Amer. J. Dis. Child. **48**, 113 (1934).

Sante, L. R.: Anatomy and physiology of lesser circulation as indicated by its behaviour in health and disease. Amer. J. Roentgenol. **61**, 1 (1949).

Santy, P., M. Bérard, I. Bret et M. Sournia: Anévrysmes pulmonaires artério-veineux. Mém. Acad. Chir. **76**, 314 (1950).

— J. Papillon et J. C. Sournia: Angiopneumographie et cancers du poumon. J. franç. Méd. Chir. thor. **5**, 1 (1951).

— — — Le diagnostique angiopneumographie des opacités arrondies du poumon. J. Radiol. Électrol. **34**, 12 (1953).

Saphir, O.: Bands and ridges in the pulmonary artery. Arch. Path. **14**, 10 (1932).

Sarot, I. A.: Pleuropulmonary resection. Excision of chronic empyema. Amer. J. Surg. **90**, 469 (1955).

Sauerbruch, F.: Chirurgie der Brustorgane. 3. Aufl. Bd. 1 u. 2. Berlin: Springer Verlag 1928—1930.

Sauvage, R., et P. Y. Hatt: Angiocardiographie et chirurgie pulmonaire. Sem. Hôp. Paris **28**, 91 (1952).

— P. S. Hatt et M. Merlier: Intérêt de l'angiocardiographie en chirurgie pulmonaire. Mém. Acad. Chir. **76**, 783 (1950).

Scannel, J. G.: A study of variations of the bronchopulmonary segments in the left upper lobe. J. thorac. Surg. **16**, 530 (1947).

— A study of variations of the bronchopulmonary segments in the right upper lobe. J. thorac. Surg. **17**, 232 (1948).

— An anatomic approach to segmental resection. J. thorac. Surg. **18**, 64 (1949).

—, and E. A. Boyden: A study of variations of the bronchopulmonary segments of the right upper lobe. J. thorac. Surg. **17**, 232 (1948).

Scarinci, C.: L'exploration angiopneumographique en pneumologie. Presse méd. **60**, 439 (1952).

— Les variations de la circulation artérielle dans les poumons bronchiectasiques étudiés par l'exploration angiopneumographique. J. Radiol. Électrol. **34**, 158 (1953).

— L'étude angiopneumographique de la circulation artérielle pulmonaire chez un sujet normal. Presse méd. **62**, 623 (1954).

— F. Galletto e E. Gianturco: Broncospirometria ed angiopneumografia. Arch. Tisiol. (Caramulo) **7**, 132 (1952).

— E. Gianturco et P. Notario: L'angiopneumographie pour l'exploration de la circulation artérielle pulmonaire chez l'homme, dans l'anoxie temporaire. Presse méd. **60**, 1550 (1952).

—, et C. Zucconi: L'étude angiopneumographique des variations de la circulation artérielle dans les poumons bronchiectasiques. Presse méd. **61**, 726 (1953).

Scebat, L., J. Renais, L. Meeus-Bithe et J. Lenègre: Accidents, indications et contre-indications du cathétérisme des cavités droites du coeur. Arch. Mal. Cœur **10**, 943 (1957).

Schaede, A., u. P. Thurn: Zur röntgenologischen Diagnose der angeborenen Herzfehler mit vorspringendem Pulmonalisbogen. Fortschr. Röntgenstr. **76**, 206 (1952).

Schaefer, H.: Der Lungenkreislauf. Darmstadt: Steinkopff 1951.

Schafer, H., J. M. Blain, R. Ceballos and R. J. Bing: Essential pulmonary hypertension: A report of clinical-physiologic studies in three patients with death following catheterization of the heart. Ann. intern. Med. **44**, 505 (1956).

Schaper, G.: Abgang der Arteria coronaria sinistra aus der Arteria pulmonalis (Bland-White-Garland-Syndrom). Kinderärztl. Prax. **24**, 1 (1956).

Schaub, F., u. P. Luchsinger: Die Hämodynamik des Lungenkreislaufes während Ruhe und körperlicher Arbeit beim Gesunden und bei den verschiedenen Formen der pulmonalen Hypertonie. Schweiz. med. Wschr. **1955**, 253.

Scherrer, M., u. F. Schmidt: Die Beurteilung des Risikos von lungenchirurgischen Eingriffen durch eine vorgängige umfassende Lungenfunktionsprüfung. Thoraxchirurgie **2**, 429 (1955).

Schirmer, H.: Über die arteriovenösen „Aneurysmen" in der Lunge. Bruns' Beitr. klin. Chir. **188**, 159 (1954).

Schissel, D. J., and Ph. G. Keil: Further observations on the diagnostic value of pulmonary angiography in bronchiogenic carcinoma. Amer. J. Roentgenol. **67**, 51 (1952).

Schley, J.: Abnormer Ursprung der rechten Kranzarterie aus der Pulmonalis bei einem 61-jährigen Mann. Frankfurt. Z. Path. **32**, 1 (1925).

Schlotter, H.: Zum Röntgenbild aneurysmatischer und ektatischer Erweiterungen der Pulmonalisgefäße. Thoraxchirurgie **3**, 376 (1956).

Schludermann, H.: Über kongenitale und erworbene periphere Aneurysmen der Arteria pulmonalis. Fortschr. Röntgenstr. **76**, 8 (1952).

Schmid, P. Ch.: Die topographische Darstellung der Lungensegmente im Röntgenbild. Fortschr. Röntgenstr. **73**, 318 (1950).

Schmidt, Ch. E.: Comparison of roentgenographic and surgical findings in tuberculosis. Amer. Rev. Tuberc. **71**, 452 (1955).

Schmidt, H.: Primäre und sekundäre pulmonale Hypertonie. Dtsch. Arch. klin. Med. **200**, 837 (1953).

— Die essentielle Hypertonie des Lungenkreislaufes und deren Beziehungen zur sog. primären Pulmonalsklerose. Arch. Kreisl.-Forsch. **19**, 91 (1953).

Schneider, P.: Die Mißbildungen der Atmungsorgane. Kap. 8, S. 763—857 in Teil III von E. Schwalbe: Die Morphologie der Mißbildungen des Menschen und der Thiere. Jena: G. Fischer 1912.

Schoengen, G.: Die Verwendung von Röntgenkontrastmitteln bei Korrosionsmethoden. Zbl. allg. Path. path. Anat. **96**, 400 (1957).

Schoenmackers, J.: Eine Methode zur röntgenologischen Darstellung des Gefäßsystems. Röntgen-Bl. **2**, 310 (1949).

—, u. H. Vieten: Über die Bedeutung der postmortalen Arteriendarstellung für die röntgenologische und pathologisch-anatomische Analyse angeborener Herz- und Gefäßfehler. Fortschr. Röntgenstr. **75**, 21 (1951).

— — Das Verhalten der Lungengefäße bei verändertem Luftgehalt der Lunge. Fortschr. Röntgenstr. **76**, 24 (1952).

— — Das postmortale Angiogramm der Lunge bei Tuberkulose, Silikose und Bronchialkarzinom. Fortschr. Röntgenstr. **77**, 13 (1952).

— — Atlas postmortaler Angiogramme. Fortschr. Röntgenstr. Erg.-Bd. 69. Stuttgart: G. Thieme-Verlag 1953.

— — Vergleichende pathologisch-anatomische und postmortal-angiographische Betrachtungen der Lunge. Ergebn. Tuberk.-Forsch. **14**, 347 (1958).

Scholte, A. J.: Über einen Fall von abnormer Abgangsstelle der linken Koronararterie aus der Pulmonalarterie. Zbl. allg. Path. path. Anat. **50**, 183 (1930).

Scholtze, H., H. H. Löhr u. W. Klinner: Vergleichende angiographische und morphologische Untersuchungen bei der Lungentuberkulose. Tuberk.-Arzt **11**, 129 (1957).

— — — Sind die im Angiogramm bei der chronischen Lungentuberkulose erkennbaren Veränderungen funktioneller oder morphologischer Art? Beitr. klin. Tuberk. **117**, 244 (1957).

Schorr, S., S. Z. Rosenberg, M. Eliakim and K. Braun: Relationship of roentgenographic findings to hemodynamics in mitral stenosis. Radiology **67**, 815 (1956).

Schroeter, W.: Kasuistischer Beitrag zur pulmonalen Form der Oslerschen Krankheit. Beitr. klin. Tuberk. **113**, 185 (1955).

Schubert, W., u. E. Ruickoldt: Ein Beitrag zu den Mißbildungen der Art. pulmonalis. Arch. Kinderheilk. **151**, 52 (1955).

Schulze, W.: Anwendung und diagnostische Bedeutung der Tomographie bei Gefäßanomalien und Erkrankungen im Brustraum. Fortschr. Röntgenstr. **84**, 164 (1956).

Schumaker, H., and P. Lurie: Pulmonary valvulotomy. J. thorac. Surg. **25**, 173 (1953).

Schwaiger, M.: Die Bedeutung der Lungenfunktionsprüfung für die Indikationsstellung zur Resektionstherapie der Lunge. Langenbecks Arch. klin. Chir. **276**, 397 (1953).

Schwalbe, E.: Morphologie der Mißbildungen. Jena: G. Fischer 1909.

Schwedel, J. B., D. W. Escher, R. S. Aaron and D. Young: Roentgenologic diagnosis of pulmonary hypertension in mitral stenosis. Amer. Heart J. **53**, 163 (1957).

Scott, R. B.: Aneurysm of the pulmonary artery with report of a case. Lancet **1934 I**, 567.

Scott, W. G., and J. R. Lionberger: Studies of pulmonary vessels by means of body section radiography. Radiology **39**, 157 (1942).

Seaman, W. B., and A. Goldman: Roentgen aspects of pulmonary arterio-venous fistula. A. Arch. intern. Med. **89**, 70 (1952).

Seely, H.: Primary obliterative pulmonary arteriolar sclerosis. Amer. med. Ass. **110**, 792 (1938).

SEGERS, M., M. REGNIER et H. DENOLIN: Tumeur pulmonaire pulsatile avec shunt artério-veineux. Acta cardiol. (Brux.) 5, 156 (1950).

SEMISCH, R., H. KÖLLING u. H. H. WITTIG: Der Herzkatheterismus und die selektive Angiographie der Lungengefäße in der präoperativen Funktionsdiagnostik der Lungenchirurgie. Langenbecks Arch. klin. Chir. 283, 193 (1956).

— — — Seltene lungenangiographische Befunde beim Bronchialcarcinom und ihre Bedeutung. Chirurg 29, 132 (1958).

SHENSTONE, N. S.: Report of a case of cavernous angioma of the lung. Medical Tributes to Harold Brunn. S. 503. University of California Press 1942.

SHORT, D. S.: Radiology of lung in severe mitral stenosis. Brit. Heart J. 17, 33 (1955).

SHUMACKER, H. B., and P. R. LURIE: Pulmonary valvulotomy. Description of a new operative approach with comments about diagnostic characteristics of pulmonic valvular stenosis. J. thorac. Surg. 25, 173 (1953).

SIEDEK, H., R. WENGER u. D. DONEFF: Kreislaufveränderungen während der Herzkatheteruntersuchung. Z. Kreisl.-Forsch. 41, 776 (1952).

SILVER, C. P.: The radiological pattern of injected pulmonary and bronchial arteries. Brit. J. Radiol. 25, 617 (1952).

SIMON, M.: Pulmonary veins in mitral stenosis. J. Fac. Radiol. (Lond.) 9, 25 (1958).

SIMONSON, E.: Transient right bundle branch block produced by heart catherization in man. Amer. Heart J. 41, 217 (1951).

SISSON, J. H., G. E. MURPHY and E. V. NEWMAN: Multiple congenital arterio-venous aneurysms of the pulmonary circulation. Bull. Johns Hopk. Hosp. 76, 93 (1945).

SLESSER, B. V., R. G. BRITT and J. L. FREER: Assessing inoperability of bronchial carcinoma by angiocardiography. Thorax 9, 91 (1954).

SLOAN, H.: Temporary unilateral occlusion of the pulmonary artery in the preoperative evaluation of thoracic patients. J. thorac. Surg. 30, 591 (1955).

SLOAN, R. D., and R. N. COOLEY: Congenital pulmonary arteriovenous aneurysm. Amer. J. Roentgenol. 70, 183 (1953).

SMART, J., and J. N. PATTINSON: Congenital absence of left pulmonary artery. Brit. med. J. 4965, 491 (1956).

SMITH, F. R., and E. A. BOYDEN: An analysis of variations of the segmental bronchi of the right lower lobe of fifty injected lungs. J. thorac. Surg. 18, 195 (1949).

SMITH, H. L., and B. T. HORTON: Arteriovenous fistula of lung associated with polycythemia vera. Report of case in which diagnosis was made clinically. Amer. Heart J. 18, 589 (1939).

SMITH, J. R., and M. HARA: Cardiovascular dynamics in experimental embolism of restricted portions of lungs. J. clin. Invest. 27, 556 (1948).

SMITH, R. C.: Pathology of the pulmonary vascular tree. Circulation 10, 801 (1954).

SMITH, W. G.: Pulmonary hypertension and a continuous murmur due to multiple peripheral stenoses of the pulmonary arteries. Thorax 13, 194 (1958).

SMITH, W. W., R. E. ALBERT and B. RADER: Myocardial damage following inadvertent deep cannulation of the coronary sinus during right heart catheterization. Amer. Heart J. 42, 661 (1951).

SNELLEN, H. A., and F. H. ALBERS: Clinical diagnosis of anomalous pulmonary venous drainage. Circulation 6, 801 (1952).

SOLOFF, L. A.: Anomalous coronary arteries arising from pulmonary artery. Amer. Heart J. 24, 118 (1942).

SOLTH, K., R. KÖHL, G. SCHETTLER u. A. WERTHEMANN: Zur Statistik der Arteriosklerose. Verh. dtsch. Ges. Path. 41, 64 (1958).

SONDERGAARD, T.: Coarctation of the pulmonary artery. Dan. med. Bull. 1, 46 (1954).

SOOROSAL, L. S., J. M. EIZAGUIRRE, F. JACA CRENDE y D. MENIZ: Modificaciones electrocardiograficas aparecidas después del cateterismo cardiaco; un estudio sobre veinte casos. An. méd.-quir. 1, 258 (1955).

SOSMAN, M. C.: Venous catheterization of the heart. Radiology 48, 441, 451 (1947).

SOURNIA, J. C.: L'angiopneumographie dans les indications d'exérèse pulmonaire. Lyon chir. 47, 953 (1952).

SOUSA, A. DE, L. DE CARVALHO u. C. VIDAL: Die Röntgenkymographie bei der Untersuchung des Lungenkreislaufes. Radiol. clin. (Basel) 18, 18 (1949).

Southworth, J. L., V. A. McKusick, E. C. Peirce and F. L. Rawson: Ventricular fibrillation precipitated by cardiac catheterization. J. Amer. med. Ass. 143, 717 (1950).

Spain, D. M.: Patterns of pulmonary fibrosis as related to pulmonary function. Ann. intern. Med. 33, 1150 (1950).

— Necrotizing and healing pulmonary arteritis with advanced mitral stenosis. Arch. Path. 60, 489 (1955).

Spang, K.: Die primär pulmonale Rechtsinsuffizienz. Dtsch. med. Wschr. 79, 9 (1954).

Spangenberg, W. W.: Zur spirographischen Bestimmung des Atemgrenzwertes. Z. ges. inn. Med. 10, 815 (1955).

Spitzbarth, H., E. F. Gersmeyer, H. Weyland u. K. H. Gasteyer: Der Pulmonalarteriendruck des Menschen bei Kreislaufveränderungen im Phenothiazin-Schlaf. Klin. Wschr. 35, 87 (1957).

Staemmler, M.: Die Kreislauforgane. In: Kaufmann: Lehrbuch der spez. pathologischen Anatomie Bd. I, 1. Hälfte. Berlin: Walter de Gruyter 1955.

Stamm, W.: Probleme des Gasaustausches in der Lunge. Helv. physiol. pharmacol. Acta 14, 154 (1956).

Starkey, G. W. B., and B. B. Milstein: Report of death following selective angiocardiography. Guy's Hosp. Rep. 102, 240 (1953).

Staubensand, I.: Zur Morphologie der arteriovenösen Anastomosen-Kapillaren und Interstitium. Morphologie-Funktion-Klinik. Stuttgart: G. Thieme 1955.

Stecken, A.: Über Varizen der Lunge. Fortschr. Röntgenstr. 82, 54 (1955).

Steinbach, H. L.: The roentgen appearance of the pulmonary veins in heart disease. Radiology 65, 157 (1955).

Steinberg, I.: Angiocardiography in pulmonary disease. Amer. J. Surg. 89, 215 (1955).

— Congenital absence of a main branch of the pulmonary artery. Amer. J. Med. 34, 559 (1958).

—, and C. T. Dotter: Lung cancer. Angiocardiographic findings in 100 consecutive proved cases. Arch. Surg. 64, 10 (1952).

— — and W. D. Andrus: Angiocardiography in thoracic surgery. Surg. Gynec. Obstet. 90, 45 (1950).

— — and D. S. Lukas: Congenital absence of a main branch of the pulmonary artery. J. Amer. med. Ass. 152, 1216 (1953).

—, and N. Finby: Clinical and angiocardiographic features of congenital anomalies of the pulmonary circulation. A classification and review. Angiology 7, 378 (1956).

— H. I. McCoy and Ch. T. Dotter: Angiocardiography in artificial pneumothorax. Amer. Rev. Tuberc. 62, 353 (1950).

— — — Angiocardiographic findings in pulmonary tuberculosis. Dis. Chest. 19, 510 (1951).

—, and G. P. Robb: Mediastinal and hilar angiography in pulmonayr disease. Amer. Rev. Tuberc. 38, 557 (1938).

— — A visualization study of fibrothorax: Identification of the cardiovascular structures. Radiology 33, 291 (1939).

Steinberg, U.: Systematische Untersuchungen über die Arteriosklerose der Lungenschlagader. II. Zur Frage der primären Pulmonalsklerose. Beitr. path. Anat. 82, 443 (1929).

Steiner, R. E.: Radiological appearances of the pulmonary vessels in pulmonary hypertension. Brit. J. Radiol. 31, 188 (1958).

Stender, H. St.: Die Röntgensymptomatologie der Arteriitis pulmonalis und ihre Folgezustände. Fortschr. Röntgenstr. 76, 316 (1952).

— Ein Beitrag zum Krankheitsbild des Cor pulmonale chronicum. Fortschr. Röntgenstr. 76, 324 (1952).

Stern, T. N., H. S. Tacket and E. G. Zachary: Penetration into pericardial cavity during cardiac catheterization. Amer. Heart J. 44, 448 (1952).

Sterz, H., u. H. Stolzer: Kritischer Vergleich zwischen Bronchusblockadetest und Pulmonalarterienblockadetest. Z. Kreisl.-Forsch. 45, 667 (1956).

Stevenson, F. H.: Infected arteriovenous fistula in lung. Lancet 1953 I, 626.

Stiller, H.: Zur Frage der Mediastinalverziehung nach Pneumonektomie. Langenbecks Arch. klin. Chir. 276, 417 (1953).

— Angiographische Untersuchungen als diagnostische Maßnahme in der Thoraxchirurgie. Fortschr. Röntgenstr. 80, 214 (1954).

Stork, W. J.: Pulmonary arteriovenous fistulas. Amer. J. Roentgenol. **74**, 441 (1955).

Strahberger, E.: Über die Dekortikation beim chronischen Pleuraempyem. Wien. klin. Wschr. **66**, 448 (1954).

Stringer, J. , A. L. Steinley, R. C. Bates and J. E. Summers: Pulmonary arteriovenous fistula. Amer. J. Surg. **89**, 1054 (1955).

Stuhl, L., P. Y. Hatt et J. Sébillotte: La circulation artérielle pulmonaire dans les troubles segmentaires de la ventilation. Exploration angiographique. Presse méd. **59**, 393 (1951).

— — P. Merle et J. Sébillotte: L'angiocardiopneumographie dans les maladies broncho-pulmonaires chroniques. 6e Congr. Internat. Radiol., Londres 1950.

— P. Maurice, L. Scebat, P. Y. Hatt et J. P. Sébillotte: La circulation artérielle pulmonaire chez les asthmatiques sous l'angle de l'angiocardiographie. Sem. Hôp. Paris **28**, 84 (1952).

Stumpf, P., H. Weber u. G. A. Weltz: Röntgenkymographische Bewegungslehre innerer Organe. Leipzig: G. Thieme 1936.

Stutz, E., u. H. Vieten: Die Bronchographie. Stuttgart: G. Thieme 1955.

Süsse, H. J., W. Oelssner, M. Herbst u. G. Kunde: Das arteriovenöse Aneurysma der Lunge und die Darstellung seiner Kreislaufdynamik durch kinematographische Pneumangiographie. Fortschr. Röntgenstr. **79**, 498 (1953).

Sussman, M. L.: The differentiation of mediastinal tumor and aneurysm by angiocardiography. Amer. J. Roentgenol. **58**, 584 (1947).

— H. Neuhof and R. Nabatoff: Angiocardiography in the differential diagnosis of pulmonary neoplasmas. Surgery **25**, 178 (1949).

— M. F. Steinberg and A. Grishman: Contrast visualization of the heart and great vessels in emphysema. Amer. J. Roentgenol. **47**, 368 (1942).

Sutherland, A.: A case of congenital aneurysm of the pulmonary artery. Brit. J. Child. Dis. **20**, 27 (1923).

Svanberg, L.: Clinical value of analysis of lung function in some intrathoracic diseases. A spirometric, bronchospirometric and angiopneumographic investigation. Acta chir. scand. **111**, Fasc. 3 (1956).

Swann, W. C., and S. Werthammer: Aberrant coronary arteries. Ann. intern. Med. **42**, 873 (1955).

Sweany, H. O., and H. H. Seiler: The pathology and bacteriology of resected lesions in pulmonary tuberculosis. Dis. Chest. **29**, 119 (1956).

Talbot, T. J., and J. J. Silverman: Asymptomatic arteriovenous fistula of lung. Report of case with surgical cure. Arch. intern. Med. **90**, 569 (1952).

Taufic, M., and J. J. Asta: Experimental transbronchial cardioangiography. J. thorac. Surg. **29**, 676 (1955).

Taylor, W. J.: Pulmonary function before and after resection of tuberculous lung segments. Amer. Rev. Tuberc. **72**, 453 (1955).

Tedeschi, C. G., and M. M. Helpern: Heterotopic origin of both coronay arteries from pulmonary artery. Review of literature and report of case not complicated by associated defects. Pediatrics **14**, 53 (1954).

Temple, L. J.: A clinico-pathological study of atelectasis in pulmonary tuberculosis. Thorax **10**, 220 (1955); ref. Zbl. ges. Tuberk.-Forsch. **71**, 192 (1956).

Terplan, K.: Anatomical studies on human tuberculosis. Amer. Rev. Tuberc. **51**, 321 (1945).

Teschendorf, W.: Über Lungenatelektasen. Ergebn. med. Strahlenforsch. **7**, 32 (1936).

Thoenies, H., u. P. Scheid: Das arteriovenöse Aneurysma der Lunge. Z. Kreisl.-Forsch. **41**, 824 (1952).

Thoma, R.: Über die Histomechanik des Gefäßsystems und die Pathogenese der Angiosklerose. Virchows Arch. path. Anat. **204**, 1 (1911).

— Über die Genese und Lokalisation der Arteriosklerose. Virchows Arch. path. Anat. **245**, 78 (1923).

Thomas, L. B., and E. A. Boyden: Agenesis of the right lung. Surgery **31**, 429 (1952).

Thompson, S. A.: Differential diagnosis by means of intravenous contrast medium of two cases simulating aneurysm of the pulmonary artery. Amer. J. Roentgenol. **46**, 646 (1941).

—, u. B. Gerstl: Thromboangiitis obliterans of pulmonary vessels associated with aneurysm of pulmonary artery. Arch. intern. Med. **77**, 614 (1946).

Thoyer-Rozat, P., M. Durand, P. Y. Hatt et J. Piéquet: Technique de l'angiocardiographie. Sem. Hôp. Paris **25**, 1796 (1949).

—, et J. Piéquet: Le rôle de l'angiocardiographie dans le diagnostic des opacités médiastinales et paramédiastinales. J. Radiol. Électrol. **31**, 525 (1950).

Tiffeneau, R., et A. Pinelli: Air circulant et air captif dans l'exploration de la fonction ventilatrice pulmonaire. Paris méd. **37**, 624 (1947).

— — Régulation bronchique de la ventilation pulmonaire. J. franç. Méd. Chir. thor. **2**, 221 (1948).

Tillander, H.: Magnetic guidance of a catheter with articulated steel tip. Acta radiol. (Stockh.) **35**, 62 (1951).

Tobin, Ch. E.: The bronchial arteries and their connections with other vessels in the human lung. Surg. Gynec. Obstet. **95**, 741 (1952).

—, and M. O. Zariquiey: An injection method to demonstrate the bronchopulmonary segments and blood supply of the human lung. Anat. Rec. **103**, 513 (1949).

— — Arteriovenous shunts in the human lung. Proc. Soc. exp. Biol. (N. Y.) **75**, 827 (1950).

— — Bronchopulmonary segments and blood supply of the human lung. A radiographic and anatomic study. Med. Radiogr. Photogr. **26**, 38 (1950).

— — Some observations on the blood supply of the human lung. Med. Radiogr. Photogr. **29**, 9 (1953).

Tobin, J. R., and T. C. Wilder: Pulmonary arteriovenous fistula associated with hereditary hemorrhagic telangiectasis. Report of their occurrence in father and son. Ann. intern. Med. **38**, 868 (1953).

Töndury, G.: Anatomie der Lunge. Handbuch Inn. Med. IV/1, 9. Berlin-Göttingen-Heidelberg: Springer 1956.

—, u. E. Weibel: Über das Vorkommen von Blutgefäßanastomosen in der menschlichen Lunge. Schweiz. med. Wschr. **86**, 265 (1956).

— — Anatomie der Lungengefäße. Ergebn. ges. Tuberk.-Forsch. Bd. **14**, 59 (1958).

Togni, G.: I rami dell'arteria polmonare in rapporto al concetto di zone e alle applicazioni chirurgiche. Riv. Anat. pat. **2**, 557 (1949).

Tomiselle, M.: L'angiopneumostratigrafia multipla simultanea. Progr. med. (Napoli) **9**, 458 (1953); ref. Zbl. Radiol. **44**, 150 (1954).

Tompsett, D. H.: A new method for the preparation of bronchopulmonary casts. Thorax **7**, 78 (1952).

Torhorst, H.: Die histologischen Veränderungen bei der Sklerose der Pulmonalarterie. Beitr. path. Anat. **36**, 210 (1904).

Tori, G., e R. Camerini: Sul contributo della pneumoangiografia nella diagnostica dei tumori polmonari. Clinica (Bologna) **13**, 126 (1951).

Tosetti, R., A. A. Dato et P. F. Angelino: Histo-pathologie des petits vaisseaux pulmonaires dans les sténoses congénitales de l'artère pulmonaire. Arch. Mal. Cœur **46**, 780 (1953).

Trocomé, P., et P. Soulié: Un cas d'angiome du poumon avec cyanose. Arch. Mal. Cœur **43**, 161 (1950).

Turner, D. D., and S. C. Sommers: Accidental passage of a polyethylene catheter from cubital vein to right atrium. Report of a fatal case. New Engl. J. Med. **251**, 744 (1954).

Uggla, L. G.: Bedeutung der pulmonalen Druckmessung bei Kollaps- und Resektionsbehandlung. Beitr. Klin. Tuberk. **110**, 61 (1953).

Vaccarezza, R. F., A. J. Soubrié, Ch. F. Lanari, M. E. Molins et A. P. Barousse: Valeur comparée de la bronchospirometrie et de l'angiopneumographie dans l'exploration fonctionnelle de chaque poumon. Poumon **12**, 13 (1956).

Valentin, H.: Die Spiroergometrie nach Brauer und Knipping, ein objektiver und quantitativer Test für die Beurteilung der Leistungsfähigkeit des Herzens und der Lungen. S. 90. IV. Congr. Int. Med. d'Assur. sur la Vie, Stockholm 1952. Stockholm: I. Haeggströms Boktryckeri 1953.

—, u. H. Venrath: Über das spirographische und das arterielle O_2-Defizit in der Herz- und Lungenklinik. Ärztl. Forsch. **6**, I/431 (1952).

— — Die Differenzierung der respiratorischen Arbeitsinsuffizienz von der kardialen Arbeitsinsuffizienz unter besonderer Berücksichtigung der Links- und Rechtsinsuffizienz des Herzens. Beitr. klin. Tuberk. **107**, 35 (1952).

VALENTIN, H., u. H. VENRATH: Zur Klinik und Beurteilung der Silikose. Münch. med. Wschr. **96**, 404 (1954).
— — Eine Bemerkung zu den Herzfunktionsprüfungen im Bereich der Vita maxima. Münch. med. Wschr. **97**, 695 (1955).
— — J. BALODIMOS u. G. GIOVANNELLI: Die maximale Sauerstoffaufnahme. Z. Kreisl.-Forsch. **44**, 770 (1955).
VALENZUELA, C. T., J. TORIELLO and W. A. THOMAS: Structural changes in intrapulmonary arteries exposed to systemic pressures from birth. Arch. Path. **57**, 51 (1954).
VAUCHER, E., A. G. WEISS et J. WITZ: Étude de la vascularisation pulmonaire par l'angiopneumographie. Bull. Soc. Méd. Paris **66**, 1761 (1950).
VEEN, G. VAN, N. G. M. ORIE and J. J. HIRDES: Spirometric lung function investigations. Acta tuberc. scand. **26**, 251, 264 u. 279 (1952).
VENRATH, H.: Die Spiroergometrie nach BRAUER und KNIPPING, ein objektiver und quantitativer Test für die Beurteilung der Leistungsfähigkeit des Herzens und der Lungen. S. 95. IV. Congr. Int. Med. d'Ass. sur la Vie, Stockholm 1952. Stockholm: I. Haeggströms Boktryckeri 1953.
— H. LECHTENBÖRGER, H. VALENTIN u. W. BOLT: Zur praktischen Bedeutung der Blutgasanalyse als Atemfunktionsprüfung. Z. Kreisl.-Forsch. **44**, 544 (1955).
— F. ROTTHOF, H. VALENTIN u. W. BOLT: Bronchospirographische Untersuchungen bei Durchblutungsstörungen im kleinen Kreislauf. Beitr. klin. Tuberk. **107**, 291 (1952).
— H. VALENTIN u. W. HOLLMANN: Anwendung und Grenzen der Oxymetrie in der Herz- und Lungenklinik. Ärztl. Wschr. **10**, 526 (1955).
VERLOOP, M. C.: The arteriae bronchiales and their anastomoses with the arteria pulmonalis in the human lung. A micro-anatomical study. Acta anat. (Basel) **5**, 171 (1948).
VERSÉ, M.: Röntgenbefund und pathologisch-anatomischer Befund bei Lungenkrankheiten. Berlin: O. Elsner Verlagsgesellschaft 1935.
VIALLET, P., J. FERRAND, L. CHEVROT, L. SENDRA et P. COMBÉ: Angiocardiopneumographie «élargie». Afr. franç. chir. (Suppl. Algérie méd.) **13**, 373 (1955).
VIDOR, J.: Über die Röntgenformen der primären und sekundären Lungentumoren. Fortschr. Röntgenstr. **45**, 612 (1932).
VIETEN, H.: Möglichkeiten einer funktionellen Röntgendiagnostik bei Erkrankungen der Lunge. Langenbecks Arch. klin. Chir. **276**, 413 (1953).
— Angiographische Funktionsdiagnostik im Bereiche des Thorax. Langenbecks Arch. klin. Chir. **282**, 388 (1955).
—, u. K. H. WILLMANN: Röntgenuntersuchungen mit schneller Bildfolge bei Tumoren im Brustraum. Thoraxchirurgie **3**, 393 (1956).
VILLÉON, P. DE LA: Note sur le hile et les gros vaisseaux des poumons. Topographie radio-opératoire. Mém. Acad. Chir. **65**, 589 (1939).
VLEET, M. E. VAN, and J. E. EDWARDS: Histologic study of intrapulmonary vessels in tuberculosis. Arch. Pathol. **58**, 168 (1954).
WAHL, H. R., and R. I. GARD: Aneurysm of the pulmonary artery. Surg. Gynec. Obstet. **52**, 1129 (1931).
WAITE, W. W.: Aneurysm of the pulmonary artery. Tex. St. J. Med. **34**, 535 (1938/39).
WARBURG, E.: A method of determining the undamped natural frequency and the damping in overdamped and slightly underdamped systems of one degree of freedom by means of a square-wave impact. Acta physiol. scand. **19**, 344 (1950).
WARENBOURG, H., et P. GRAUX: Pathologie et Structure Pulmonaires. Paris: Masson 1956.
WARREN, J. V., E. S. BRANNON, E. A. STEAD and A. J. MERRILL: Pericardial tamponade from stab wound of the heart and pericardial effusion of empyema. A study utilizing the method of right heart catheterization. Amer. Heart J. **31**, 418 (1946).
WARTHIN, A. S.: Syphilis of the pulmonary artery. Amer. J. Syph. **1**, 693 (1917).
WASER, P., u. W. HUNZINGER: Bestimmung von Kreislaufgrößen mit radioaktiven Substanzen. (Radiocirculographie) Schweiz. med. Wschr. **81**, 216 (1951).
WATSON, W. L.: Pulmonary arteriovenous aneurysm. Surgery **22**, 919 (1947).
WEARN, J. T., A. C. ERNSTENE, A. W. BROMER, J. S. BARR, W. J. GERMAN and L. J. ZSCHIESCHE: The normal behaviour of the pulmonary blood vessels with observations on the intermittence of the flow of blood in the arterioles and capillaries. Amer. J. Physiol. **109**, 236 (1934).

WEICKSEL, P., u. H. BRAUN: Zur Differentialdiagnose solitärer Rundschatten. Z. Tuberk. **107**, 227 (1956).

WEISE, H.: Beitrag zur Röntgendiagnostik multipler Aneurysmen der Pulmonalarterien. Fortschr. Röntgenstr. **72**, 345 (1950).

WEISS, A. G., G. SCHMIDT, J. WITZ, L. HOLLENDER et F. KOEBELE: Intérêt de l'angiocardiographie dans l'étude des tumeurs thoraciques. Presse méd. **57**, 1189 (1949).

— E. VAUCHER et J. WITZ: Étude de la vascularisation pulmonaire par l'angiopneumographie. Bull. Soc. méd. Paris **66**, 1761 (1950).

—, et J. WITZ: L'angiopneumographie dans les affections chirurgicales du thorax. Mém. Acad. Chir. **76**, 953 (1950).

— — Étude angiopneumographique de 60 cas de cancer bronchique. Diagnostic, opérabilité. Sem. Hôp. Paris **27**, 3834 (1951).

— — L. HOLLENDER, C. SCHMIDT et F. KOEBELE: L'angiocardiographie dans les affections chirurgicales du thorax. J. Radiol. Électrol. **31**, 616 (1950).

— — J. HUTT et R. PETITJEAN: Angiopneumographie et tuberculose. J. Radiol. Électrol. **32**, 848 (1951).

— — et F. KOEBELE: L'angiopneumographie dans les silicoses et les dilatations bronchiques. Presse méd. **58**, 1437 (1950).

— — — et L. HOLLENDER: Étude angiopneumographique des silicoses et des dilatations bronchiques. J. Radiol. Électrol. **32**, 413 (1951).

WEISS, R.: Über die Durchblutung der Kollapslunge bei experimentellem Pneumothorax. Z. exp. Med. **53**, 138 (1926).

WELIN, S., C. A. HAMBERGER and C. CRAFOORD: Surgically removed foreign body embolus in the pulmonary artery. J. thorac. Surg. **15**, 302 (1946).

WENGER, R.: Zur Technik der Herzkatheteruntersuchung. Z. Kreisl.-Forsch. **42**, 764 (1953).

WERBER, M.: Die operative Behandlung der Empyemresthöhle und der Bronchialfistel. Thoraxchirurgie **2**, 182 (1954).

WERKÖ, L., and H. ELIASCH: Circulatory studies in a case of primary pulmonary hypertension. Cardiologia (Basel) **21**, 403 (1952).

— H. LAGERLÖF, H. BUCHT, B. WEHLE and A. HOLMGREN: Comparison of the Fick and Hamilton methods for the determination of cardiac output in man. Scand. J. clin. Lab. Invest. **1**, 109 (1949).

WEST, J. R., E. DE F. BALDWIN, A. COURNAND and D. W. RICHARDS: Physiopathologic aspects of chronic pulmonary emphysema. Amer. J. Med. **10**, 481 (1951).

WESTERMARK, N.: On the circulation through the heart, the big vessels and the pulmonary circulation, simultaneously recorded by cinematography and electrocardiography. Acta radiol. (Stockh.) **23**, 473 (1942).

WETZEL, V., u. F. HEUCK: Ein Beitrag zur Kenntnis des arteriovenösen Aneurysmas der Lunge und ähnlicher Fehlbildungen. Fortschr. Röntgenstr. **77**, 335 (1952).

WHITAKER, W.: Cavernous hemangioma of the lung. Thorax **2**, 58 (1947).

—, and T. LODGE: Radiological manifestations of pulmonary hypertension in patients with mitral stenosis. J. Fac. Radiol. (Lond.) **5**, 182 (1945).

WIESE, F.: Über Thrombendarteriitis obliterans der Lungenarterien. Ein Beitrag zur Pathogenese autochthoner Lungenarterienthrombosen. Frankfurt. Z. Path. **49**, 155 (1936).

WILKENS, G. D.: Ein Fall von multiplen Pulmonalisaneurysmen. Beitr. klin. Tuberk. **38**, 1 (1918).

WILLIAMS, C. F., and E. B. FLINK: Hereditary hemorrhagic telangiectasia in association with cerebral manifestations and pulmonary arteriovenous aneurysm. Proc. Central Soc. clin. Res. **20**, 10 (1947); J. Lab. clin. Med. **32**, 1401 (1947).

WILLIAMS, J. W., W. S. JOHNSON and J. W. BOULWARE: Case of tetralogy of Fallot with both coronary arteries arising from pulmonary artery. J. Fla med. Ass. **37**, 561 (1951).

WILSON, R. H., R. V. EBERT, C. W. BORDEN, R. T. PEARSON, R. S. JOHNSON, A. FALK and M. E. DEMPSEY: The determination of blood flow through nonventilated portions of the normal and diseased lung. Amer. Rev. Tuberc. **68**, 177 (1953).

WINCHEL, P.: Infectious endocarditis as a result of contamination during cardiac catheterization. New Engl. J. Med. **248**, 245 (1953).

WITTENBORG, M. H.: Anomalous course of left pulmonary artery with respiratory obstruction. Radiology 67, 339 (1956).

WITZ, J. P.: Recherches cliniques sur l'angiopneumographie. Thèse Strasbourg 1951. Straßburg: Imprimerie des Dernières Nouvelles 1951.

— L'angiopneumographie, moyen d'étude de la function respiratoire chez les silicotiques. Rev. méd. Nancy 72, 137 (1951).

— Recherches cliniques sur l'angiopneumographie. Fac. méd. (Strasbourg) 6, 1 (1952).

WODEHOUSE, G. E.: Hemangioma of lung. J. thorac. Surg. 17, 408 (1948).

WOLTER, H. H., u. W. SCHAUB: Koordinationsstörungen zwischen Vorhof- und Kammeraktion. Z. Kreisl.-Forsch. 45, 933 (1956).

WOOD, D. A., J. CREVER and M. MILLER: Changes in dual circulation of human beings in various pathological condition. J. techn. Meth. 17, 78 (1937).

—, and M. MILLER: The role of the dual pulmonary circulation in various pathologic conditions of the lungs. J. thorac. Surg. 7, 649 (1938).

WOOD, E. H.: Special technics of value in the cardiac catheterization laboratory. Proc. Mayo Clin. 28, 58 (1953).

— J. E. GERACI, A. A. POLLACK, D. GROOM, B. E. TAYLOR, J. W. PENDER and D. G. PUGH: General and special technics in cardiac catheterization. Proc. Mayo Clin. 23, 494 (1948).

WOOD, P.: Congenital heart disease. Brit. med. J. 1950 II, 639.

— Pulmonary hypertension. Brit. med. Bull. 8, 348 (1952).

— Diseases of the Heart and Circulation. London: Eyre and Spottiswoode 1956.

WOODRUFF, W., C. G. MERKEL and G. W. WRIGHT: Decisions in thoracic surgery as influenced by the knowledge of pulmonary physiology. J. thorac. Surg. 26, 156 (1953).

WORTH, G., u. E. SCHILLER: Die Pneumokoniosen. Köln: Staufen-Verlag 1954.

WRIGHT, G. W., L. B. YEE, G. F. FILLEY and A. STRANAHAN: Physiologic observations concerning decortication of lung. J. thorac. Surg. 18, 372 (1949).

WRIGHT, R. D.: The blood supply of abnormal tissues in the lungs. J. Path. Bact. 47, 489 (1938).

WÜTHRICH, R.: Über den Abgang der Arteria coronaria sinistra aus der Arteria pulmonalis. Cardiologia (Basel) 18, 193 (1951).

WYMAN, S. M., and E. W. WILKINS: Angiocardiography as an aid to identification of nonresectable pulmonary carcinomas. J. thorac. Surg. 35, 452 (1958).

WYMAN, S. W.: Congenital absence of a pulmonary artery: Its demonstration by roentgenography. Radiology 62, 321 (1954).

YATER, W. M., J. FINNEGRAN and H. M. GIFFIN: Pulmonary arteriovenous fistula (varix). Review of literature and report of 2 cases. J. Amer. med. Ass. 141, 581 (1949).

YUSKIS, A. S.: Aneurysm of the right pulmonary artery. Calif. west. Med. 58, 272 (1943).

ZACKS, A.: Experimental and clinical studies in radiocardiography. Amer. J. Roentgenol. 77, 493 (1957).

ZAMBELLI, E., e F. SACCO: L'angiopneumografia nella tuberculosi pulmonare. Minerva med. 43, 43 (1952).

ZDANSKY, E.: Röntgendiagnostik des Herzens und der großen Gefäße. Wien: Springer 1949.

— Röntgenologie des Lungenkreislaufes. Verh. dtsch. Ges. Kreisl.-Forsch. 17, 139 (1951).

— Über die herdförmige, karnifizierende und abszedierende Pneumonie und ihre diagnostische Abgrenzung gegen das Bronchialkarzinom. Radiol. clin. (Basel) 25, 193 (1956).

ZENKER, R.: Zur Dekortikation der Lunge bei Tuberkulose. Thoraxchirurgie 1, 40 (1953).

— Zur Resektionsbehandlung bei doppelseitiger Lungentuberkulose. Langenbecks Arch. klin. Chir. 282, 509 (1955).

— G. HEBERER u. H. H. LÖHR: Die Lungenresektionen. Anatomie, Technik, Indikationen. Berlin-Göttingen-Heidelberg: Springer-Verlag 1954.

— — u. H. SCHOLTZE: Abgrenzung der Indikationen zur Segmentresektion bei der Lungentuberkulose. Thoraxchirurgie 3, 194 (1955).

ZIMDAHL, W. T.: Disorders of the cardiovascular system occurring with catheterization of the right side of the heart. Amer. Heart J. 41, 204 (1951).

ZIMMERMAN, H. A.: A study of the pulmonary circulation in man. J. thorac. Surg. 20, 46 (1951).

— R. W. SCOTT and N. O. BECKER: Catheterization of left side of heart in man. Circulation 1, 357 (1950).

ZIPP, H.: Beitrag zu den Strömungsverhältnissen im Lungenkreislauf beim chronischen Cor pulmonale. Münch. med. Wschr. **98**, 994 (1956).

ZORN, O.: Über das Cor pulmonale und den Lungenkreislauf bei Silikosen. Verh. dtsch. Ges. Kreisl.-Forsch. **1951**, 99.

—, u. G. WORTH: Staublungen im Röntgenbild. Köln: Staufen-Verlag 1952.

ZSEBÖK, Z.: Röntgenanatomie der Neugeborenen- und Säuglingslunge. Stuttgart: G. Thieme 1958.

— R. GERGELY u. M. GERGELY: Experimentelle Untersuchungen bei der Angiokardiographie. Fortschr. Röntgenstr. **81**, 9 (1954).

ZUKSCHWERDT, L., u. H. ZETTEL: Das Pleuraempyem und seine Folgezustände mit besonderer Berücksichtigung der Dekortikation. Dtsch. med. Wschr. **77**, 896 (1952).

ZWEIFACH, B. W.: The distribution of blood perfusates in capillary circulation. Amer. J. Physiol. **130**, 512 (1940).

Namenverzeichnis

Die kursiven Seitenzahlen beziehen sich auf das Literaturverzeichnis.

Sachverzeichnis